上海市职业教育"十四五"规划教材

"岗课赛证"融通新形态教材

学前儿童健康照护

微课版

主　编　杨　明

副主编　张　懿

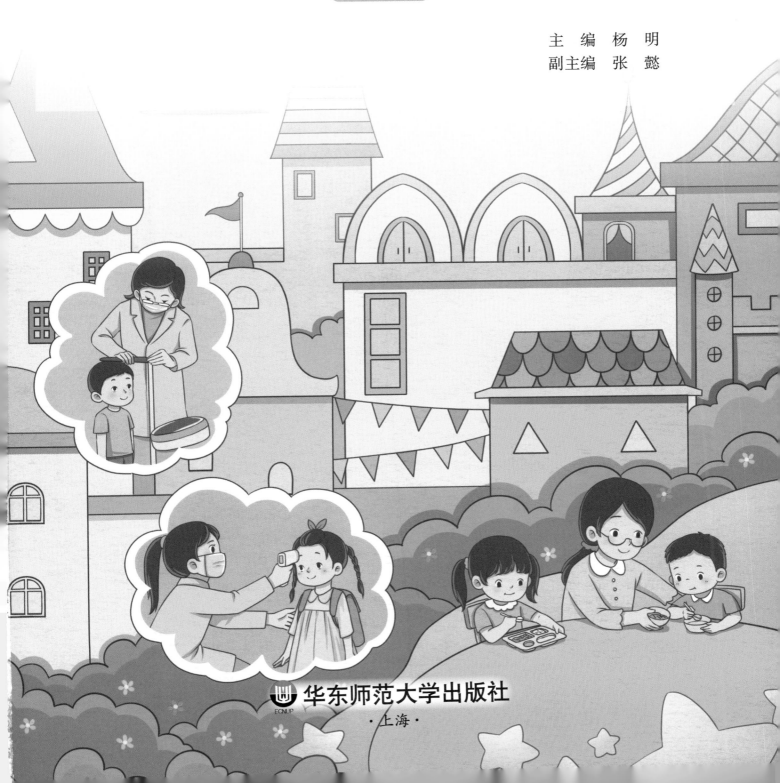

华东师范大学出版社

·上海·

图书在版编目（CIP）数据

学前儿童健康照护 / 杨明主编. —上海：华东师
范大学出版社，2023
ISBN 978-7-5675-7144-0

Ⅰ.①学… Ⅱ.①杨… Ⅲ.①小儿疾病—常见病—诊
疗 Ⅳ.①R72

中国国家版本馆CIP数据核字（2023）第034625号

学前儿童健康照护

主　　编　杨　明
责任编辑　罗　彦
责任校对　时东明
插　　画　王延强
装帧设计　庄玉侠

出版发行　华东师范大学出版社
社　　址　上海市中山北路3663号　邮编 200062
网　　址　www.ecnupress.com.cn
电　　话　021-60821666　行政传真 021-62572105
客服电话　021-62865537　门市（邮购）电话 021-62869887
地　　址　上海市中山北路3663号华东师范大学校内先锋路口
网　　店　http://hdsdcbs.tmall.com

印 刷 者　上海四维数字图文有限公司
开　　本　890毫米×1240毫米　1/16
印　　张　16
字　　数　493千字
版　　次　2023年6月第1版
印　　次　2024年5月第2次
书　　号　ISBN 978-7-5675-7144-0
定　　价　49.80元

出 版 人　王　焰

（如发现本版图书有印订质量问题,请寄回本社客服中心调换或电话021-62865537联系）

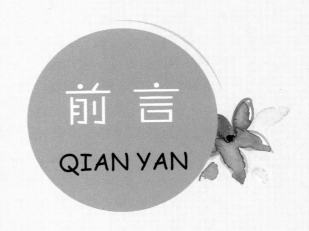

前言
QIAN YAN

　　学前儿童正处于身心发育与发展的最初阶段和重要时期，他们各器官、系统及全身的生理功能尚未完善，适应环境的能力和对各种病菌的免疫力也较弱，身体容易因受外界各种因素（如环境、营养、疾病等）的干扰而出现异常。托幼机构是学前儿童集体生活的场所，也是易感人群集中的地方，因此，维护和促进学前儿童的健康是托幼机构的首要工作任务。

　　党的二十大报告提出，要办好人民满意的教育，全面贯彻党的教育方针，落实立德树人根本任务，培养德智体美劳全面发展的社会主义建设者和接班人，加快建设高质量教育体系，发展素质教育，促进教育公平。学前教育是高质量教育体系中最基础的和起始的环节，其高质量发展最核心的标志是学前儿童的全面和谐发展，而保护儿童的生命和促进儿童的健康则是全面和谐发展的前提。

　　托幼机构保教人员是在园儿童的健康守护者与照护者。为了让生病或身体发育出现异常的儿童得到及早诊断与治疗，同时避免传染病在托幼机构内扩散，保教人员需具备初步识别儿童健康异常表现的能力，以及根据具体情况及时做好健康观察记录、初步照护、与家长沟通、隔离观察、清洁消毒等相关工作的能力。由此，本教材设立了学前儿童健康检查与异常情况应对、学前儿童体格监测与发育障碍应对、托幼机构传染病预防与应对、学前儿童常见病症识别与照护4个模块，共19个任务。

　　本教材自2014年10月完成初稿后便进入校本教材试用阶段。由于保教人才培养需求、职业技能标准及教材编写理念等在不断革新，故教材在经过了8年多的教学实践、反复修改、多次调研与论证之后才最终定稿。本教材主要体现了以下特点：

1. 对接职业标准，注重职业能力养成

　　本教材的内容选取紧密围绕托幼机构保教工作岗位需求，重点聚焦学前儿童健康照护所需要的知识、技能与情感态度，并与《保育师国家职业技能标准》（2021年版）、《保育员国家职业技能标准》（2019年版）、《育婴员国家职业技能标准》（2019年版）等职业标准对接，体现了行业发展的新要求、新趋势。同时，教材内容的组织与设计注重理论学习与实训操作相结合，并在小组讨论、案例分析、实训评价、学习提示等环节融入关爱儿童、规范操作、团队协作、人际沟通等保教职业素养要求，为学生未来的职业发展打下基础。

2．创新教材体例，以问题情境引领学习

本教材在编写体例上积极创新，有较鲜明的职业教育特点。具体表现在两个方面：其一，教材知识点的呈现打破了传统学科知识体系，由具体的学前儿童卫生保健案例或问题情境引出学习任务，引导学生在解决问题的过程中，进行有关理论知识的学习与实践操作的练习，让学生在"做中学""做中用""做中练"中，有效提高学习能力，激发学习兴趣。其二，本教材中模块4"学前儿童常见病症识别与照护"的编写不同于同类教材多以"疾病"为知识逻辑的编写思路，而将"病症"作为教材内容的组织逻辑，为保教人员处理儿童健康异常问题提供了具体的操作指导。这样构建知识逻辑更符合保教工作的实际需求，因为当托幼机构中的儿童出现健康异常情况时，保教人员的工作重点在于及早发现（识别）儿童的病症，并对其进行初步的健康评估和恰当的照护，同时与保健教师及家长进行有效沟通，而对儿童疾病的诊断与治疗则不属于他们的工作范畴。

3．园校合作编写，贴近保教工作实际

教材由上海闵行职业技术学院学前教育骨干教师与中国福利会托儿所资深保健教师合作编写。院校作者基于职业教育教材"实用、够用"的编写原则，确保了教材内容的难易程度符合学生的认知发展特点；园所作者则保证了教材内容贴近托幼机构保教工作的实际需求。此外，教材内容的组织逻辑还与国家职业技能标准对接，体现"岗课赛证"融通的综合育人理念。

4．配套教学资源丰富，便于实施混合式教学

为了适应"互联网＋教育"的时代潮流，便于授课教师开展线上线下混合式教学，本教材同步开发了丰富的配套数字教学资源，包括微课视频、多媒体课件、电子教案、自测题库等。资源呈现方式灵活多样，为课程的信息化教学提供了便利。

本教材在编写过程中，得到了中国福利会托儿所的大力支持。园所专家及其团队不仅以认真负责、专业严谨的态度完成了编写、审稿任务，同时为本教材提供了实拍照片及微课拍摄场地和相关素材。上海市群益职业技术学校学前教育专业部原主任、中国教育学会学前教育专业委员会副秘书长宋彩虹老师长期以来对本教材的编写与使用给予了具体的指导与支持。儿科专家、上海交通大学医学院附属同仁医院董小燕主任医师对本教材进行了审核。在此，对所有支持本教材编写的领导、专家、老师表示衷心的感谢！

由于编者的实践经验和知识储备有限，教材难免存在诸多不足，欢迎各位专家、同行、幼儿保教工作者不吝指正。

编　者

2023 年 5 月

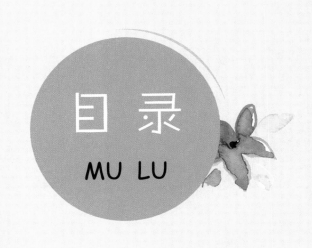

目 录

MU LU

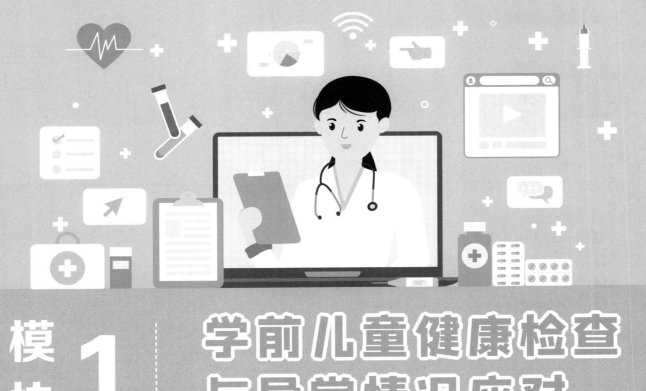

模块 1 学前儿童健康检查与异常情况应对

　　学前儿童正处于快速生长发育的过程中，各器官、系统的功能尚不完善，容易受到营养、疾病等因素的影响而出现各种健康异常情况。由此，确保儿童的健康发展是托幼机构保教工作中的重要任务。保教人员应熟悉学前儿童各类健康检查的意义、主要内容及方法等，并严格按照相关要求，在保健教师的指导下做好儿童的各项健康检查工作，掌握儿童的身体健康状况，了解儿童的生长发育水平，做到儿童健康异常的早发现、早干预。

　　本模块主要介绍托幼机构中的儿童入园体检与定期体检、晨间检查、午间检查与全日健康观察的主要意义、内容及方法，同时就各类健康检查中常见的异常情况给出详细的处理建议，为保教人员开展相关工作提供科学参考。

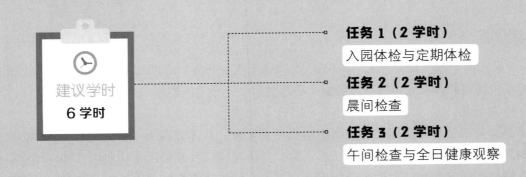

建议学时 **6 学时**

任务 1（2 学时）
入园体检与定期体检

任务 2（2 学时）
晨间检查

任务 3（2 学时）
午间检查与全日健康观察

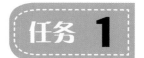

入园体检与定期体检

○ **学习目标** ○

☑ 知晓学前儿童健康的标志及主要内容。
☑ 熟悉儿童入园体检的意义、内容及异常情况的处理措施。
☑ 熟悉儿童定期体检的意义、内容及异常情况的处理措施。
☑ 能根据儿童入园体检与定期体检中发现的异常问题与家长进行有效沟通。
☑ 能认同儿童入园体检、定期体检的重要价值，积极参与相关知识的学习。

○ **学习准备** ○

☑ 预习本任务内容，完成预习测试。
☑ 结合预习内容，完成各探索活动中的思考题。

预习测试

探索 1 健康的儿童是什么样的？如何了解儿童的健康状况？

　　我们希望每一个儿童都能健康地成长。那么，身体没有疾病是否就是健康的？保教人员可通过什么方式来了解儿童的健康状况呢？

_____

_____

学习支持 1

★ 健康的标志

　　《3—6岁儿童学习与发展指南》提出："健康是指人在身体、心理和社会适应方面的良好状态。"基于此，学前儿童健康的标志应包括身体健康、心理健康、社会适应良好三个方面。

　　一、身体健康

　　身体健康是指儿童的身体各器官组织生长发育正常。具体表现为：体形正常，身体姿势端正，无体格生长偏离现象；身体各器官的生理功能正常，身体无疾病和缺陷；机体对内、外环境有一定的适应能力，有良好的生活习惯和基本的生活能力，具有一定的抵抗疾病的能力，较少得病；体质强健，动作协调；食欲良好，睡眠良好，精力较充沛；等等。

二、心理健康

心理健康是指儿童的心理发展达到相应年龄组儿童的正常水平。具体表现为：动作发展正常；认知发展正常；情绪积极向上；乐于与人交往，人际关系融洽；性格特征良好；无心理问题或障碍；等等。

三、社会适应良好

社会适应是指个体为了适应社会生活环境而调整自己的行为习惯或态度的过程。良好的社会适应能力应包括：能较快地适应季节和环境的变化；有良好的人际交往能力，能较快地适应新的人际关系环境；能主动积极地应对各种压力，具有一定的自我调控能力；等等。

学前儿童身体发育和机能发展非常迅速，但他们身体各个器官、系统的发育仍不够成熟，机体组织比较柔嫩，机能不够完善，且机体对自然环境影响的调节和适应能力较差，对疾病的抵抗能力较弱，易受损伤和感染各种疾病。因而，保证学前儿童生长发育正常，促使其身心健康发展，是实现学前儿童全面、和谐发展的基础和重要条件，也是托幼机构保教人员的重要工作任务。

本书聚焦学前儿童的生理健康，因此书中所指的"健康"主要是指"身体健康"，"心理健康"与"社会适应良好"不在本书的讨论范围之内。

★ 儿童健康检查

托幼机构儿童健康检查是针对准备进入托幼机构和在托幼机构中的全体儿童所进行的定期或不定期的健康检查，以系统了解儿童的生长发育情况和身心健康状态，做到健康异常情况的早发现、早干预。

根据《托儿所幼儿园卫生保健管理办法》及《托儿所幼儿园卫生保健工作规范》中的要求，托幼机构应建立儿童健康检查制度，为在园儿童开展健康检查工作，同时还应及时将儿童的健康检查结果进行记录、归档及统计分析，以掌握儿童的生长发育及身心健康状况。其中，儿童健康检查记录及健康档案应当真实、完整、字迹清晰，要求至少保存3年。

托幼机构儿童健康检查的类型主要包括入园体检、定期体检、晨间检查、午间检查、全日健康观察等。各班保教人员应在保健教师的指导下，认真做好各项儿童健康检查工作，以确保儿童身心的健康发展。

探索 2　儿童入园前为何要体检？健康有异常该怎么办？

豆豆马上要上幼儿园小班了，班主任张老师通知妈妈带豆豆去社区卫生服务中心做好入园健康检查。妈妈对入园体检不太理解："为什么要做入园体检呢？难道身体不好的小朋友还不让上幼儿园了吗？"由于豆豆对牛奶、鸡蛋有过敏反应，妈妈很担心幼儿园会因此拒绝豆豆入园。

儿童在入园前为什么要进行体检？对于豆豆的健康状况，保教人员该如何处理？

学习支持 2

入园体检

入园体检是儿童在进入托幼机构前必须进行的健康检查，其目的在于了解儿童生长发育及健康状况，及早发现传染病和其他疾病，防止传染病进入托幼机构，同时判断儿童能否进入托幼机构。对患有非病理性营养性疾病的儿童，托幼机构还应对其进行科学的健康管理。

一、内容与要求

根据相关要求，儿童应在入园前的 1 个月内到指定的医疗卫生机构进行健康检查，体检合格后方可入园。入园健康检查的主要内容包括：儿童个人情况、既往病史、预防接种史、传染病接触史、体格测量等。体检人员应按照《托儿所幼儿园卫生保健管理办法》中所规定的项目为儿童开展健康检查，并规范填写“儿童入园健康检查表”，不得擅自改变健康检查项目。

当儿童完成健康检查后，托幼机构的保健教师应仔细检查每个新入园儿童的“儿童入园健康检查表”“儿童预防接种证”“0—6 岁儿童保健手册”等材料。此外，如果在园就读儿童离开托幼机构 3 个月以上，需重新按照入园检查项目进行健康检查。如果儿童在读期间需要转园，需持原托幼机构提供的“儿童转园健康证明”和“0—6 岁儿童保健手册”，其中“儿童转园健康证明”的有效期为 3 个月。

儿童入园健康检查表

姓名			性别		年龄		出生日期	年 月 日		
既往病史	1. 先天性心脏病 2. 癫痫 3. 高热惊厥 4. 哮喘 5. 其他									
过敏史						儿童家长确认签名				
体格检查	体重	kg	评价		身高(长)	cm	评价		皮肤	
	眼	左	视力	左	耳	左	口腔	牙齿数		
		右		右		右		龋齿数		
	头颅		胸廓			脊柱四肢		咽部		
	心肺		肝脾		外生殖器		其他			
辅助检查	血红蛋白(HB)				丙氨酸氨基转移酶(ALT)					
	其他									
检查结果				医生意见						
医生签名： 体检日期： 年 月 日					检查单位： （检查单位盖章）					

图 1-1-1 儿童入园健康检查表

二、异常情况处理

在入园体检中，如发现有健康异常的儿童，保教人员应采取相应的处理措施。具体的异常情况处理措施如下：

- 对患有严重的先天性心脏病、癫痫、中度以上智力障碍等疾患的儿童，在其未矫治前不宜入园。
- 对曾有不明原因的昏厥、抽搐等症状的儿童，应要求家长查明病因并根据医生诊断结果来判断其是否可以入园。
- 对患有传染性疾病的儿童，应让其暂缓入园，待其治愈后，持医疗单位痊愈证明方可入园。
- 对有急性传染病接触史的儿童，应让其暂缓入园，需经过医学观察期，即待隔离期满且无症状后再做检查，经检查无异常者方可入园。
- 对患有龋齿、视力异常、听力异常、缺铁性贫血、单纯性肥胖、蛋白质-能量营养不良等疾病及有过敏病史的儿童，应做好登记，并按要求对中重度贫血、肥胖、蛋白质-能量营养不良的儿童进行专案管理。

此外，保教人员如果发现儿童没有“儿童预防接种证”或未依照国家免疫计划接种，应当在 30 日内向托幼机构所在地的接种单位或县级疾病预防控制机构报告，督促监护人带儿童到当地规定的接种单位补证或补种。托幼机构应当在儿童补证或补种后复验“儿童预防接种证”。

探索 3　儿童入园后为何还要体检？发现异常该如何处理？

　　小班第一个学期末的时候，豆豆妈妈又收到了班主任张老师发来的"儿童定期体检家长告知书"。妈妈感到很奇怪，因为豆豆在入园时已做过一次体检了，为何在学期末又要体检呢？在体检结束后，张老师反馈说，豆豆的身体很健康，只是在他的一颗磨牙内侧表面有一个较浅的龋洞。

　　在园儿童为何要定期进行健康检查？根据豆豆目前的健康状况，保教人员该如何处理？

学习支持 3

★ 定期体检

　　托幼机构儿童定期体检是指对在园全体儿童的生长发育情况进行定期的检查、监测。定期体检对保护儿童健康、预防疾病、监测儿童的生长发育和营养状况有着重要的意义。具体包括：了解在园儿童体格和神经精神发育状况，以及儿童日常喂养、护理、教养等情况，从而及时清除不利于儿童生长发育的因素；检查儿童有无营养性疾病、生长缺陷和遗传性疾病，从而及时给予矫治；了解儿童的预防接种情况并督促家长按国家规定的免疫程序为儿童进行计划免疫，同时对家长进行科学教养的宣传和指导。

一、内容与要求

　　通常，儿童定期体检多在托幼机构内进行。检查人员为具备相应资格的专门的医疗卫生机构工作人员，且无发热、咳嗽、腹泻等异常症状，无传染病接触史。经过儿童保健专业培训的托幼机构保健教师，可以配合医务人员做好儿童体格测量、视力检查等项目。

　　在开展健康检查前，保健教师应做好相关准备工作。首先，应提前统计出勤率，及时通知经常缺勤儿童的家长，尽量保证儿童体检当天出勤。其次，应安排通风良好、相对独立的室内空间作为检查场所，并准备好体检所需用品，如桌椅若干、各班级儿童的体检表、身高（长）/体重测量工具、压舌板、酒精棉球等。最后，还要提前通知班级教师，让其与儿童及家长做好沟通，以减少儿童的焦虑或恐惧感。

　　根据《托儿所幼儿园卫生保健工作规范》中的规定，儿童定期体检的项目主要包括：测量身高（长）、体重，检查口腔、皮肤、心肺、肝脾、脊柱、四肢等，测查视力、听力，检测血红蛋白或血常规，等等。不同年龄的儿

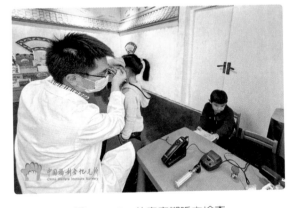

图 1-1-2　儿童定期听力检查

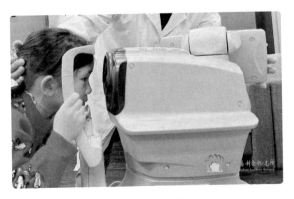

图 1-1-3　儿童定期视力检查

童在检查频率及检查项目上有所差异。其中，1—3岁儿童每年进行2次健康检查，每次间隔6个月，宜安排在每年的5月和11月；3岁以上儿童每年进行1次健康检查，宜安排在每年的5—6月。所有儿童每年进行1次血红蛋白或血常规检测。1—3岁儿童每年进行1次听力筛查；4岁以上儿童每年检查1次视力。

除以上要求外，在每次定期体检后，保健教师应及时将儿童的健康检查结果反馈给班主任，然后由班主任反馈给家长。

二、异常情况处理

在定期体检中如发现有儿童存在异常情况，保教人员应做好登记，必要时填写疾病矫治通知单并发放给家长，提醒家长及时将儿童送医诊治。这项工作主要由托幼机构中的保健教师负责，同时需要其他保教人员及家长共同参与配合。具体的异常情况处理措施列举如下：

- 对患有缺铁性贫血、蛋白质–能量营养不良、单纯性肥胖等营养性疾病的儿童，应对其进行登记管理，并督促家长及时将孩子送医诊断与矫治。
- 对患有视力异常、听力异常、龋齿等五官或口腔疾病的儿童，也应对其进行登记管理，并督促家长及时带孩子至专科医院诊断与矫治。
- 对曾患有先天性心脏病、支气管哮喘、癫痫等疾病，或有食物、药物过敏史的儿童，应对其病情发展状况进行登记管理，并加强日常健康观察和保育护理工作。
- 对有心理行为问题的儿童，应进行个案辅导，并建立转诊制度，必要时寻求专业人员的支持。

此外，在定期体检中如发现儿童患有传染性疾病，应立即按要求做好传染病的报告，并对该儿童进行隔离和送医治疗，对该儿童活动的场所及接触的物品进行消毒。该儿童治愈后须凭医疗机构的证明方可返回托幼机构。若发现有传染病接触史的儿童，必须按要求对其进行医学观察，观察期满且无症状，经检查正常者方可进入托幼机构。

保健教师在定期体检结束后，还需整理未参加体检的儿童名单，通知其家长近期带儿童补检。同时，还需统计儿童的体检率、患病率、矫治率等数据，上报给当地妇幼保健院或社区卫生服务中心等相关单位。

○ **课后练习** ○

在线自测

1. 下列选项中，不属于学前儿童健康标志的是（　　）。
   A. 身体健康　　　　B. 心理健康　　　　C. 体能良好　　　　D. 社会适应良好

2. 在入园体检中，张老师发现班上的豆豆对牛奶、鸡蛋等食物有过敏反应。下列处理方式中恰当的是（　　）。
   A. 直接拒绝豆豆入园　　　　　　　　B. 要求家长待豆豆的过敏疾病治愈后再入园
   C. 等豆豆的过敏反应缓解或减轻了再入园　　D. 做好疾病登记，避免豆豆接触过敏原

3. 如果在园就读儿童离开托幼机构（　　）个月以上，需重新按照入园检查项目进行健康检查。
   A. 3　　　　　　　B. 4　　　　　　　C. 5　　　　　　　D. 6

4. 4岁以上儿童每（　　）由托幼机构保健教师测量身高、体重、视力一次。
   A. 3个月　　　　　B. 6个月　　　　　C. 12个月　　　　　D. 18个月

5. 托幼机构儿童定期体检工作应由（　　）来完成。
   A. 专业的医务人员或儿童保健人员　　　B. 托幼机构保健教师
   C. 班级保教人员　　　　　　　　　　　D. 幼儿家长

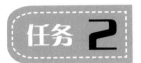

任务 **2** 晨间检查

○ **学习目标** ○

- ☑ 知晓托幼机构晨间检查工作的意义、主要内容及操作方法。
- ☑ 能在晨间检查中，根据儿童的体征及表现识别其健康异常情况。
- ☑ 能针对晨间检查中发现的儿童常见健康异常情况，选择恰当的处理方法。
- ☑ 能在晨间检查中按照要求如实记录儿童的异常情况。
- ☑ 能就晨间检查中的异常情况，与相关人员（如儿童、家长、其他保教人员）做好沟通。
- ☑ 能以严谨的态度对待儿童每日的晨间检查工作，增强对儿童安全和疾病的预防意识。

○ **学习准备** ○

- ☑ 预习本任务内容，完成预习测试。
- ☑ 结合预习内容，完成各探索活动中的思考题。

预习测试　　微课
晨间检查

探索 **1** 儿童为何每天都要接受晨间检查？

托幼机构中的儿童每天入园时都须接受严格的晨间检查，而小学、中学却没有这样的规定。请结合学前儿童发展的特点思考以下问题：儿童每天入园时为何都要接受晨间检查？晨间检查的目的仅仅是检查儿童是否健康吗？

....

....

学习支持 **1**

★ **晨间检查的意义**

晨间检查是指对每天晨间进入托幼机构的所有儿童进行的检查，简称晨检。晨检是托幼机构中儿童健康检查的重要内容，在儿童卫生保健工作中起着举足轻重的作用。当天所有来园儿童必须在晨检无异常后方可进入班级，晚到的儿童应由门卫、保健教师、带班教师、保育员共同把关，避免儿童漏检。晨检工作看似简单，但对儿童的身心健康发展却有着非常重要的意义。具体如下：

（1）托幼机构是儿童聚集的场所，而儿童的免疫系统尚未发育完善，对各种病菌的抵抗力较弱，因此一旦发生传染性疾病极易造成快速传播。保健教师通过晨检可以掌握每个儿童入园时的健康状态，以尽早发现儿童的某些疾病或疾病的先兆，做到传染病的"五早"，即早发现、早报告、早隔离、早诊断、早治疗。

（2）通过晨检可以及时发现儿童携带的危险物品（包括可能引发过敏或中毒的食物、药物），避免在园儿童发生意外伤害。同时，晨检时还可以了解儿童的个人卫生状况，如是否剪指甲、按时刷牙、勤洗澡、勤换衣等，以引导儿童养成良好的卫生习惯。由此可见，晨检不是一种形式而是一种责任，它既能预防疾病的传播，又能消除事故隐患，是维护儿童健康、保障儿童安全的一项不可缺少的保健措施。

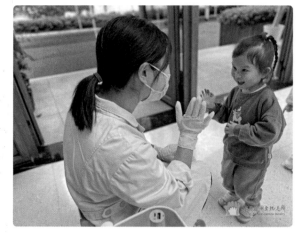

图1-2-1　保健教师与儿童相互问候

（3）晨检是儿童入园后一日生活的开始环节，保健教师在晨检中可以为儿童创设良好的精神环境，让儿童在轻松、愉悦的状态中开始新的一天。例如，保健教师可以在晨检时给儿童一个亲切的微笑、温暖的问候、热切的鼓励、由衷的赞扬，这不仅能增强儿童的自信心，还能使他们从入园开始就感受到家庭般的温暖。

探索 2　在晨间检查前需做好哪些准备工作？

托幼机构晨间检查工作需要由保健教师、班级保教人员、儿童、家长等共同参与。那么，不同的人员在晨间检查前各需做好哪些准备工作？

学习支持 2

★ **晨间检查的准备**

晨检的场所通常设置在托幼机构室内的入口处，且靠近保健室的地方，应做到宽敞、通风、光线充足。如果当天气温适宜、空气质量良好，也可将晨检的场所设置在室外。

一、物品准备

保健教师应在儿童入园前提前到岗，清洁好晨检车，并准备好晨检所需物品，主要包括以下几类：

（1）晨检牌：一般分为红、黄、绿三种颜色，分别代表不同的晨检结果[①]。例如，红色代表儿童晨检

---

① 说明：不同地区、不同托幼机构所使用的晨检牌颜色（如有些为红、黄、蓝三种颜色）及其所代表的含义可能有所差异，不做统一要求。

合格，无异常；黄色代表儿童卫生有待加强，需要及时引导；绿色代表儿童生病，需要用药，并需加强观察和护理。晨检牌在晨检中具有重要作用，一方面可以提醒保教人员当天本班出勤儿童的人数，另一方面还可了解儿童的身体健康及卫生状况，以更好地对儿童进行个性化的保育和教育。需要注意的是，晨检牌在每日使用前需使用消毒液浸泡消毒，冲洗、晾干后方可使用。

（2）压舌板：推荐使用一次性压舌板。如果是重复使用的压舌板，应在煮沸消毒20分钟后方可使用，且需做到"一用一消毒"。

（3）手电筒：通常用来查看儿童的口腔卫生及健康状况，建议选用聚光手电筒，不要使用散光手电筒或手机自带的手电筒。在使用手电筒前，应确保其电量充足，保证效果。

（4）体温计：建议同时准备红外额温枪和电子体温计两种体温计[1]。其中，红外额温枪常用于儿童体温的快速筛查，而电子体温计则用于儿童体温异常时的复测。体温计需要消毒，但不同类型体温计的消毒要求不同，详见模块3的任务2"托幼机构传染病的监测、报告与应对"。

（5）敷料：包括无菌纱布、绷带、创可贴、消毒棉签、棉球等，主要用于儿童皮肤小外伤的清洁、包扎、止血等处理。

（6）外用药品：包括75%酒精、碘伏、双氧水等，主要用于儿童皮肤小外伤或物品的消毒处理。保健教师需经常检查外用药品的有效期，并及时更换过期的药品。

此外，保健教师还需准备各班级的晨检记录本、用药登记本、笔、快速手部消毒液、废弃物垃圾桶等。

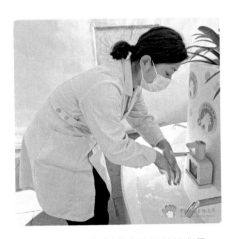

图1-2-2 保健教师上岗前的准备

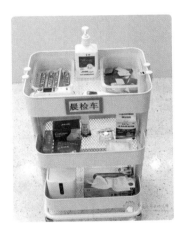

图1-2-3 晨检车及所需物品

二、人员准备

晨检工作主要由保健教师负责完成，各班级保教人员参与协助。在准备好晨检场所及物品后，保健教师应用肥皂（洗手液）、流动水洗净双手，再戴上一次性医用口罩，更换平整、干净的工作服[2]。为了给来园儿童带来良好的情绪体验，保健教师还要调整好自己的情绪，以平易近人、和蔼可亲的状态迎接儿童的到来。

此外，晨检工作的顺利开展还需要家长和儿童的共同配合。对家长而言，有必要在来园前对儿童进行初步的检查，如果儿童已患有确诊的疾病，或有疑似疾病的症状、体征，或有传染病接触史，都要主动、提前告知保健教师或班级保教人员，不得隐瞒。家长还要检查儿童的卫生情况，并提醒儿童不要携带危险物品到托幼机构。对儿童而言，保教人员应对他们开展健康教育，帮助他们理解晨检的目的，引导他们积极主动地参与晨检。其中，小班、中班儿童应做到主动向教师问好，并高兴地接受晨检；大班儿童应做到有礼貌地和教师、同伴打招呼，并在晨检中主动告诉教师自己身体有无不舒服的感觉。

---

① 说明：目前水银体温计仍被广泛用于托幼机构儿童的体温测量，但此类体温计将逐渐被淘汰，故本书不推荐使用。详见模块4的任务1"急性发热的识别与照护"。

② 说明：保健教师的工作服每周至少换洗两次，保持平整、干净。

探索 3 儿童体温正常就是健康的吗？晨检还需检查什么？

晨检时，保健教师先给贝贝测了体温，结果无异常，然后又仔细地这里看看、那里摸摸。一旁的贝贝妈妈感到很好奇，便问道："张老师，贝贝没有发热，她很健康，您是在看什么、摸什么呢？"

除了检查体温外，保教人员还可通过哪些方面来了解儿童的健康状况？

....

....

学习支持 3

★ 晨检的内容与方法

在儿童入园后，保教人员应组织、监督儿童先洗手，再进行晨检。晨检时，保健教师应采用坐姿，主动亲切地问候儿童，热情地接待家长，并按"一问、二看、三摸、四查"的方法实施晨检。

（1）一问：询问家长，了解儿童在家的饮食、睡眠、大小便等情况，以及有无疾病症状和传染病接触史等异常情况。

（2）二看：观察儿童的精神状态、面色、情绪、口腔、五官及裸露在外的皮肤等，有无精神不佳或情绪不佳、面色苍白（或发黄、通红）、眼结膜充血、咽部充血、扁桃体肿大、皮肤或口腔黏膜出疹等异常情况。

（3）三摸：用手触摸儿童两侧耳下腮部、耳后及颌下淋巴结[①]，检查有无肿大或疼痛。

（4）四查：主要是指检查儿童有无安全、卫生、健康异常等情况。具体包括：检查儿童的安全情况，

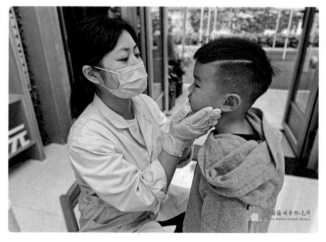
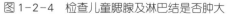
图1-2-4　检查儿童腮腺及淋巴结是否肿大

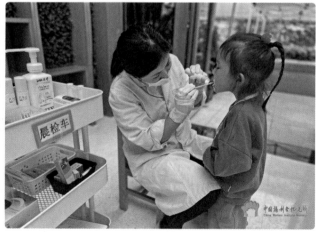
图1-2-5　检查儿童口腔有无异常

---

① 说明：通常，儿童耳下腮部、耳后及颌下淋巴结肿大或有触痛感，多由感染、炎症等引起，如上呼吸道感染、中耳炎、腮腺炎等。

如书包、衣服口袋内有无小刀、打火机、硬币等危险物品；检查儿童的卫生情况，如衣着是否洁净整齐，双手和指甲是否干净卫生；检查儿童的体温情况及其他传染性疾病的早期症状和体征，尤其是在传染病流行的季节。

● 学习提示 I ●

（1）为避免疾病的交叉感染，儿童在接受晨检时，保健教师需引导被检儿童与其他儿童保持一定的距离。

（2）在使用手电筒检查儿童口腔时，应注意避免光线照射到儿童眼睛。

（3）在检查儿童口腔时，应按照从左到右、从上到下、从里到外的方式查看口腔内各部分是否有异常。检查时，为避免某些食物（如巧克力、芝麻、果酱等）影响晨检准确率，应让儿童保持口腔清洁。

（4）保健教师在晨检中应与儿童进行恰当的互动，如夸奖儿童讲文明、懂礼貌，表扬儿童的衣着整洁、美观等。

探索 4 如何正确处理晨检中发现的异常情况？

情境 1：保健教师发现晨晨身体没有什么异常，只是看起来情绪较低落，好像不开心的样子。

情境 2：保健教师测得豆豆的额温为 37.8℃，但又无其他异常症状或体征。

情境 3：保健教师发现宁宁的手指甲好久没剪了，里面还藏了好多污垢。

情境 4：悠悠感冒了，悠悠妈妈委托保健教师在午餐后给孩子用药。

情境 5：晨检结束了，保健教师向大一班的李老师反馈，今日有 3 名儿童缺勤。

在晨检中，儿童还可能出现什么异常情况？针对以上情境，保教人员该如何处理？请小组合作，讨论晨检中不同情境的处理方法。

学习支持 4

★ 晨检中异常情况的处理

对于晨检中无异常的儿童，保健教师应向其发放表示"健康"的晨检牌，然后提醒儿童将晨检牌放入教室门口的晨检栏中。而针对有异常情况的儿童，保健教师应根据具体情况采取相应的措施，并做好晨检异常情况记录（见表 1-2-1）。晨检结束后，保健教师再将晨检记录表送至各班保教人员手中，并提醒保教人员在一日活动中加强对"有异常记录"儿童的健康观察。如果有儿童因健康异常被家长接回，或个别家长对儿童有特别关照或保育护理要求，保健教师还应与班级保教人员单独沟通。

表1-2-1　晨间检查及全日观察异常情况记录表

日期	姓名	班级	晨间检查情况								全日观察情况							交班签名	
			体温	精神	皮肤	口腔	五官	其他	家长代诉	处理	体温	精神	食欲	大小便	睡眠	其他	处理	班级教师	保健教师

一、儿童健康异常

儿童在健康出现异常时，多伴有精神状态不佳、情绪低落、食欲不好、活动量减少等表现，或伴有不同程度的发热、咽部疼痛、皮肤或口腔黏膜出疹、呕吐、腹泻、咳嗽等疾病症状。其中，发热是判断儿童健康异常的重要参考依据。如果儿童额部体温异常，应使用体温计再次测量儿童的腋下温度，并检查其皮肤、口腔等处有无疑似疾病症状。若儿童在安静、清醒的状态下腋温 ≥ 37.5℃，则属于发热。此时，无论儿童有无其他疑似疾病症状，保健教师都应联系家长将儿童带回家观察休息或送医诊治。即使儿童体温无异常，但若出现眼结膜充血、咽部红肿或疼痛、扁桃体肿大、皮肤或口腔黏膜出疹、腮腺肿大等较明显的疾病症状，保健教师也应联系家长将儿童带回家观察休息或送医诊治。

如果儿童在来园前曾有传染病接触史，保健教师应联系家长将其带回，待医学观察期满且无症状后方可来园。此外，在发现儿童有疑似疾病症状需要回家观察时，如家长已离园，应先将儿童送至观察室休息，同时安抚儿童情绪，且避免该名儿童与其他儿童接触，然后等待家长将其接回。

二、儿童卫生、安全问题

在晨检中，如果发现儿童个人卫生不合格，或发现儿童在书包、衣服口袋中携带了危险物品、贵重物品（如首饰），保健教师应对儿童进行教育和引导，并做好晨检异常情况记录。保健教师在交接时还应提醒班级保教人员加强对儿童在卫生、安全方面的教育和引导，以及对家长的宣教。此外，儿童带来的危险物品、贵重物品等应当面交由家长带回。有时，儿童在来园的路上可能会因跌倒而轻微受伤，保健教师应给予儿童安慰，对其伤口进行简单处理，并做好异常情况记录，加强全日观察。

学习提示2

有的儿童可能会因卫生不合格领到黄色晨检牌而情绪低落，这时保教人员应及时对其进行正面引导。

三、家长委托用药

托幼机构不是医疗机构，在没有征得家长的同意和授权的情况下，托幼机构不得违规给儿童使用各类药物，包括处方药和非处方药。按照相关规定，当儿童身体不适且经正规医院确诊为非传染性疾病时，托幼机构可以接受家长的用药委托，并由保健教师专门负责药品接收、信息核对、药品保管及儿童用药工作。家长不得通过口头委托，或将药品交由其他保教人员来给儿童用药。

1. 药品接收

保健教师应要求家长提交儿童就诊病历本及处方复印件，并严格按医嘱接受家长的用药委托。家长提供的药品应与儿童就诊病历本或处方上医生开具的药品保持一致，且所有药品的包装应该是完整的，并在有效期内。

如果家长无法提供儿童的就诊信息，或提供的是不属于医生处方内的药品（如自行购买的药品、保健品）、缺少完整的包装及必要信息的药品（如熬制的中药汤药、缺少有效使用期等信息的药品）、包装破损的药品、精神类药品等，为确保儿童的用药安全，保健教师应拒绝家长的用药委托，或建议家长自行喂服，同时向家长说明原因。

2. 信息核对

在药品接收无问题后，保健教师应请家长填写"儿童在园用药委托单"（见表 1-2-2）及"儿童带药用药记录表"（见表 1-2-3），重点登记班级、儿童姓名、药物名称、用药时间、剂量及方法等内容。然后，保健教师需再次核对相关信息，确保无误后填入班级"晨间检查及全日观察异常情况记录表"（见表 1-2-1）中。

表 1-2-2 儿童在园用药委托单

亲爱的家长：

　　您好！

　　如果您的孩子因病需要在幼儿园用药，**为确保孩子在园用药的安全**，请您如实填写以下有关信息。在早上来园时请将**儿童就诊的病历本及处方复印件**交给保健教师，保健教师会根据您提供的用药委托信息做好儿童用药工作。谢谢您的配合！

×××幼儿园

1. 儿童姓名：_____　　　　班级：_____

2. 就诊医院：_____　　　　就诊结果：_____　　　　药品来源：_____

3. 今天是用药第____天，目前（有、无）用药不良反应，如有不良反应，具体为：_____

_____

4. 药物名称、用药剂量、用药方法（如外用、内服）：

_____

_____

_____

5. 用药时间：午餐前□　　　午餐后□　　　午点后□　　　其他：_____

6. 委托人声明：

本人对上述用药委托事宜（包括药品质量）负责，若儿童根据上述用药委托信息用药后出现意外或损伤，后果由本人负责。

委托日期：_____
委托人：_____
保健教师：_____

说明：该表一式两份，家长及保健室各留一份。

表 1-2-3 儿童带药用药记录表

日期	班级	姓名	药物名称	用药剂量和时间	家长签字	用药时间	用药签字（保健教师）

3. 药品保管

保健教师应将家长委托的药品按儿童的姓名分开存放，可将药品、用药委托单放入独立的密封袋或药箱中，并贴上标签，由保健室统一保管。如儿童需连续数天服用药物，家长也只能带当天的药物，不能由保健教师代为保管药物。

4. 儿童用药

在家长要求的用药时间内，保健教师应准备好儿童的药品、用药委托单等材料，到儿童所在班级中单独指导儿童用药。在给儿童用药的过程中，保健教师应在场指导和监督儿童，不得转交其他保教人员替代完成，也不得让儿童单独自行用药。如同一班级有多名儿童需用药，应依次逐个为其用药，不可多人同时用药，以免出现用药混淆的情况。

同时，保健教师需严格按照"三查四对"的操作规范给儿童用药。"三查"是指拿药前、服药时、服药后查；"四对"是指核对儿童姓名（包括班级）、药品名称、用药剂量、用药时间等信息。基于"三查四对"的操作规范，保健教师需多次核对用药信息，以免出现儿童因用错药物而引发药物中毒或影响治疗效果的情况。

保健教师在给儿童用药后，应提醒班级保教人员与家长及时沟通，告知家长用药情况。同时，班级保教人员还要关注儿童用药后的反应，如果出现过敏、呕吐、腹痛等不良反应，应及时联系保健教师、家长，必要时拨打 120 急救电话或将儿童送医诊治。此外，保健教师有必要将儿童用药后的空药瓶、药袋保留至少 3 天。

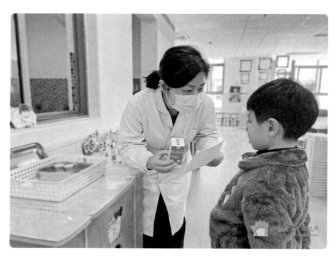　　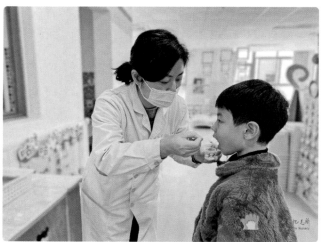

图 1-2-6　保健教师核对用药信息　　　　　　图 1-2-7　保健教师指导儿童用药

四、儿童缺勤

晨检结束后，保健教师应对当日发放的晨检牌数量与各班级出勤总人数进行核对。若发现有儿童缺勤，应在做好每日儿童出勤记录（见表 1-2-4）的同时，提醒班级保教人员及时与家长联系，了解儿童缺勤的原因，并及时反馈。

如果儿童是因病缺勤，需落实缺勤病因追踪制度。带班教师应掌握儿童具体的诊断结果及治疗情况，在对生病的儿童表达关心的同时，还需及时将信息反馈给保健教师登记。一旦缺勤儿童被确诊为传染性疾病，托幼机构应启动传染病防控机制，重点加强对该儿童所在班级的清洁消毒及密切接触者（包括儿童和教师）的健康观察。如发现儿童中有新的疑似病例，应及时将该儿童隔离并联系家长将其送医治疗。

表 1-2-4 儿童出勤登记表

班级：_____   _____年_____月

姓 名	日 期							备注
	1	2	3	4	5	……	31	

说明：

1. "√" 代表出勤，"○" 代表缺勤。
2. 待查明儿童的缺勤原因后，在 "○" 内补全相应的符号："×" 代表病假，"—" 代表事假。
3. 儿童因病缺勤，需在备注栏注明疾病名称。

实训练习 1-2-1

托幼机构晨间检查

1. 实训准备

晨检车、晨检牌、压舌板、手电筒、体温计、带药用药登记本、晨检记录本等物品。

2. 实训步骤与评价

请结合本任务所学知识，以小组为单位，自拟情境和角色，模拟儿童晨间检查的过程。小组实训结束后，请使用表 1-2-5 对展示组进行评价，并对本小组的操作进行小结与反思。

表 1-2-5 托幼机构晨间检查操作评价表

评价项目	评价要点	分值（分）	得分（分）
1. 晨检前的准备	① 选择并说出晨检所需材料	5	
	② 洗净双手，戴上口罩，换好工作服	5	
2. 晨检过程	① 与儿童及家长有礼貌地打招呼	5	
	② 一问：向家长询问儿童的健康状况、传染病接触史等	10	
	③ 二看：观察儿童的精神状态、面色、情绪、口腔、五官及皮肤有无异常	10	
	④ 三摸：摸儿童两侧耳下腮部、耳后及颌下淋巴结，检查有无肿大或疼痛	10	
	⑤ 四查：检查儿童的安全、卫生、健康等情况，尤其是有无传染病体征	10	
3. 异常情况处理	① 儿童健康异常的处理	15（任选一种）	
	② 儿童卫生、安全问题的处理		
	③ 家长委托用药的处理		
	④ 儿童缺勤的处理		
	⑤ 给儿童发放相应的晨检牌	5	
	⑥ 根据异常情况做好晨检记录	5	

续　表

评价项目	评 价 要 点	分值（分）	得分（分）
4.有效沟通	① 关心、鼓励、表扬儿童并进行适当的引导	10	
	② 与晨检异常儿童的家长进行及时、有效的沟通	10	
总　　分		100	

操作小结与反思：

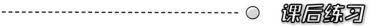 ◎ 课后练习 ◎

在线自测

1. 晨检内容中的"四查"主要是指检查儿童有无（　　）异常等情况。

　　A. 安全、卫生、健康　　　　　　　　　B. 健康、卫生、体温

　　C. 卫生、安全、皮肤　　　　　　　　　D. 健康、安全、口腔

2. 在晨检时，若发现某儿童的额头体表温度为 37.5℃，保健教师应采取的正确处理措施为（　　）。

　　A. 要求家长及时将儿童接回家观察休息

　　B. 让儿童先进教室，要求教师加强观察

　　C. 再次测量儿童的腋下温度，确定为发热后要求家长接回

　　D. 给儿童喂服退热药，然后让其进班休息

3. 晨检时，宁宁妈妈请保健教师给孩子喂药。保健教师要求家长提供病历本及医生的处方复印件，并填写"儿童在园用药委托单"。宁宁妈妈填写完委托单后表示，病历本忘记带了，明天再将复印件送过来。此时，保健教师正确的处理方法是（　　）。

　　A. 接受宁宁妈妈的用药委托，并叮嘱其明天补上材料

　　B. 拒绝宁宁妈妈的用药委托，委婉地说明理由，建议她自己来园喂药

　　C. 让宁宁妈妈把药品交给宁宁的班主任喂服

　　D. 接受宁宁妈妈的用药委托，并提醒她下次不要忘记带材料

4. 在晨检中，若发现儿童有（　　）的情况，保健教师须及时要求家长将孩子接回。

　　A. 早餐食欲不佳　　　　　　　　　　　B. 腋下体温 ≥ 37.5℃

　　C. 偶尔咳嗽　　　　　　　　　　　　　D. 手指甲太长

5. 张老师发现宁宁今天缺勤了，联系家长后才知道他生病了，需请假在家休息。此时，张老师不恰当的做法是（　　）。

　　A. 了解宁宁的具体病因，并反馈给保健教师

　　B. 对宁宁表达关心

　　C. 向宁宁妈妈提供健康护理的建议

　　D. 建议宁宁病情好转后早日来园

任务 3 午间检查与全日健康观察

---○ **学习目标** ○---

☑ 熟悉托幼机构午间检查与全日健康观察的意义、主要内容及方法。

☑ 能在午间检查与全日健康观察中，根据儿童的体征及表现识别其健康异常情况。

☑ 能针对在午间检查与全日健康观察中发现的儿童常见健康异常情况，选择恰当的处理方法。

☑ 能就午间检查与全日健康观察中的异常情况，与相关人员（如儿童、家长、保教人员）做好沟通。

☑ 增强在午睡、全日活动过程中对儿童进行健康观察的意识，积极参与相关知识的学习。

---○ **学习准备** ○---

☑ 预习本任务内容，完成预习测试。

☑ 结合预习内容，完成各探索活动中的思考题。

预习测试

探索 1 为何要对儿童进行午间检查？需检查什么内容？

保健教师在晨检时已检查了所有来园儿童的健康状况，那为何还要进行午间检查呢？保教人员在开展午间检查时，主要检查哪些内容呢？

_____

_____

学习支持 1 💡

⭐ **午间检查的意义**

午间检查简称午检，主要是指在午睡环节对儿童的健康、卫生及安全等方面进行的检查，是托幼机构日常健康管理中的重要工作。午睡是托幼机构儿童一日活动的重要环节，儿童在午睡时虽处于安静休息的状态，但仍可能出现疾病或意外伤害，而此时他们又往往不能主动表达或寻求帮助，因而，保教人员应通过午检及早发现儿童的异常情况，并采取恰当的应对措施，以确保儿童在午睡环节的健康与安全。

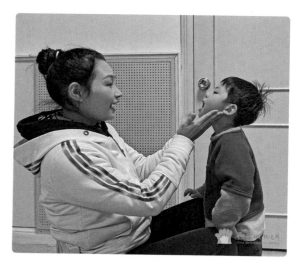

图 1-3-1 午睡前的健康检查

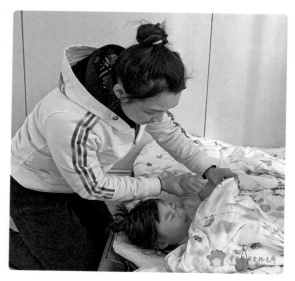

图 1-3-2 午睡中的健康巡视

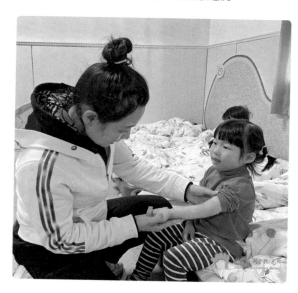

图 1-3-3 午睡后的健康检查

★ 午间检查的内容及方法

午检应由各班保教人员和保健教师共同完成。通常，保健教师应在午睡环节到各班级进行午睡巡视至少 1 次，主要检查各班级的午睡环境，了解班级保教人员午睡管理情况及儿童午检情况，并做好午睡巡视记录。而各班保教人员则负责本班儿童午睡环节的检查工作，主要包括儿童在午睡前、午睡中、午睡后三个环节的检查，每个环节检查的内容与要求有所不同。

一、午睡前

（1）检查儿童午睡的环境，确保室内通风、温度和光线适宜（以拉上窗帘后能看清楚每个儿童的脸部为宜）。寒冷季节应在午睡前半小时关窗，以保持卧室温度；其他季节应全天开窗通风。

（2）测量儿童的体温，观察儿童的精神、脸色、皮肤等有无健康异常迹象或疑似疾病症状。同时，还需检查儿童的口腔，如是否有未吞咽的食物，饭后有无漱口，以确保口腔的清洁卫生。

（3）检查儿童的衣服口袋，确认其有无携带可能导致危险的物品。例如，儿童从室外捡拾的小石子、小树枝，从活动室中拿的玩具、材料等。女孩头上的各类发卡、皮筋等饰品应由保教人员统一收取保管。儿童衣物上的饰物（如拉链、扣子）若松动了，也应及时取下单独存放，防止儿童在午睡过程中将异物放入鼻腔、口腔等处，避免引发意外伤害。

（4）根据儿童的健康状况合理安排好午睡的床位。例如：全体儿童头脚交叉睡；将体弱的儿童安排在背风处；将咳嗽的儿童与其他儿童的床位保持一定距离；等等。

二、午睡中

在午睡中，保教人员需做好儿童午睡的看护和巡视工作，每 15 分钟巡视一次，每次巡视都要确保观察到每个儿童的情况。在巡视的过程中，保教人员应重点关注儿童的睡姿、脸色、表情、呼吸、睡眠状态等是否有异常，尤其需对正在生病、用药的儿童或体弱的儿童加强观察。通常，健康的儿童在睡眠时入睡快、脸色红润、表情自然、呼吸顺畅。

三、午睡后

在儿童起床前，若是寒冷季节应提前关好窗户，以免其着凉；若是夏天，也要避免儿童吹对流风。儿童起床后，保教人员应再次观察所有儿童的健康状态有无异常，尤其是有无发热和皮肤出疹的情况。通常，健康的儿童在充分睡眠后精神状态良好、情绪稳定、脸色红润。

探索 2　如何处理午检中发现的异常情况？

情境 1：午睡前，张老师发现蓓蓓的口袋里有几个玩具小零件。

情境 2：午睡中，张老师发现成成突然咳嗽起来，还出现了轻微呕吐。

情境 3：午睡后，张老师发现豆豆小脸通红，额头发烫，小手上还有几个红疹子。

在午检中，儿童还可能会出现什么异常情况？针对以上情境，保教人员该如何处理？请小组合作，讨论午检中不同情境的处理方法。

....

....

学习支持 2

★ 午检中异常情况的处理

在午检过程中，如果发现儿童出现异常情况，保教人员应根据具体情况及时采取相应措施，并在"晨间检查及全日观察异常情况记录表"（见表 1-2-1）中做好记录。若在午睡前发现儿童有疑似疾病的症状或体征，应将儿童带至保健室做进一步评估和观察，必要时可联系家长将儿童接回送医。若在午睡中发现儿童有异常情况，应视具体情况采取相应措施：

- 儿童有不良睡姿（如蒙头睡、趴着睡）、踢被子等情况，应及时纠正。
- 儿童做噩梦、惊醒哭闹，应给予安慰。
- 儿童入睡困难，应进一步检查其健康状况，了解原因。
- 儿童尿床，应帮助其换洗衣裤、床单，然后安抚儿童入睡。
- 儿童（尤其是体弱儿童、肥胖儿童）出汗较多，应及时检查体温，并帮助擦汗。
- 儿童出现发热、呕吐、咳嗽、腹痛、惊厥等症状，应及时送至保健室对其进行健康评估，然后联系家长，并为其提供初步的健康照护[①]。

在某些极端情况下，儿童在午睡中可能会因突发疾病（如支气管哮喘）或急症（如呕吐物引发窒息）而出现自主呼吸停止、丧失意识反应等紧急情况。此时，保教人员应立即为儿童实施心肺复苏，并让身边同事马上联系 120 急救中心、保健教师及家长等相关人员。

总之，保教人员应重视对儿童午睡环节的检查工作，并认识到午睡中潜在的危机和自身肩负的职责，在加强午睡看护和巡视的同时，随时准备应对儿童在午睡中可能出现的各种突发状况。

◆ 学习提示 1 ◆

（1）保教人员在看护儿童午睡期间，不得擅自离岗、串岗，不得睡觉，不得做其他与看护、巡视无关的工作。如负责看护的教师临时有事需离开，应与其他保教人员做好交接工作。

———————————

① 说明：具体处理措施参考模块 4 中的相关内容。

（2）为了防止儿童在午睡中因胃内食物反流或呕吐而引发窒息的情况发生，应避免儿童午餐吃得过饱，或午餐后立即入睡。

（3）保教人员在儿童午睡前可对其进行健康和安全教育，引导儿童在身体不适时主动告知教师。

探索 3　保教人员应如何开展全日健康观察？

一天，保健教师正在给园内的保教人员开展主题为"儿童全日健康观察"的培训。保育员杨老师在心里嘀咕着：我们每天的工作都很忙，儿童全日健康观察的工作应该由保健教师和两位带班教师负责，自己根本没有时间来完成这项工作，而且自己也没有医学知识背景，很难做到及时发现儿童的健康异常情况，保健教师的要求完全是"脱离实际"的。

杨老师的观点是否正确？保教人员在日常工作中该如何做好儿童全日健康观察？

学习支持 3

★ 全日健康观察的意义

全日健康观察是对在园儿童一日活动中的健康状况进行的观察，是托幼机构中儿童日常健康检查的重要内容。尽管儿童在入园时已接受过晨检，但晨检中的部分儿童（如生病、用药、精神不佳的儿童）需要被加强关注，而且其他儿童也可能在一日活动中出现疾病或安全问题，所以做好全日健康观察工作也是保障在园儿童健康与安全的重要举措。

★ 全日健康观察的内容与方法

全日健康观察的主要内容为儿童的饮食、睡眠、大小便、精神状态、情绪及行为等。保教人员在关注到每一个儿童的同时应有所侧重，重点观察刚病愈、有轻微疾病症状（如轻度的咳嗽、流涕）、正生病需用药、刚接种过疫苗的儿童，以及挑食、体弱、有特殊照护需要（如自闭症、智力障碍）的儿童等。针对上述不同类型的儿童，其健康观察要点如下：

- 针对刚病愈的儿童，观察其有无再次出现病症，如咳嗽、发热等症状。
- 针对有轻微疾病症状的儿童，观察其症状是否改善或加重。
- 针对正生病需用药的儿童，了解其是否按时按量用药，用药后有无异常反应等。
- 针对刚接种过疫苗的儿童，观察其身体局部（如皮疹）或全身（如发热）有无异常反应。
- 针对挑食、偏食的儿童，要关注其食欲及饭量等。
- 针对有蛋白质-能量营养不良、缺铁性贫血、支气管哮喘等体弱儿童，以及单纯性肥胖儿童，要多关注其食欲、活动量、睡眠及出汗等情况。

● 针对有特殊照护需要的儿童，可通过关注儿童的情绪、行为变化来了解其健康状况或需求。

此外，在传染性疾病高发季节，保教人员还应重点留意儿童是否出现传染病的典型体征。

全日健康观察需要保健教师和各班保教人员共同完成。其中，保健教师主要是通过在巡视时询问各班保教人员、进班观察儿童活动等方式来进行全日健康观察的；各班保教人员是儿童一日活动的组织者，是全日健康观察的主要实施者，他们主要是通过一日保教活动来完成对儿童的全日健康观察的。换言之，儿童全日健康观察并非一项单独的工作，而是儿童一日保教活动中的一部分。这就需要保教人员在组织儿童一日活动的同时，仔细观察身边的每一个儿童，确保他们都是健康、安全、愉快的。

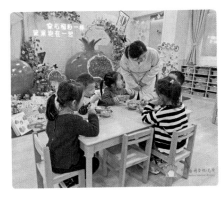
图 1-3-4 保健教师进班观察儿童

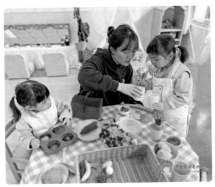
图 1-3-5 教师观察游戏中的儿童

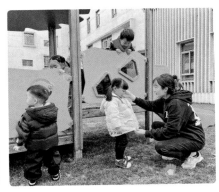
图 1-3-6 教师观察运动中的儿童

探索 4 如何处理全日健康观察中发现的异常情况？

情境 1：在集体教学活动中，张老师发现豆豆皱着眉头，看似无精打采的样子。

情境 2：户外运动结束后，张老师发现贝贝突然癫痫发作，倒在地上抽搐起来。

情境 3：午点后，张老师发现感冒刚病愈的晨晨再次发热了。

在全日健康观察中，儿童还可能出现什么异常情况？针对以上情境，保教人员该如何处理？请小组合作，讨论全日健康观察中不同情境的处理方法。

学习支持 4

★ 全日健康观察中异常情况的处理

当保教人员在全日健康观察中发现儿童出现健康异常情况时，如有疑似疾病症状或体征、精神状态不佳、情绪低落、不愿活动等，应先初步评估儿童的健康状况，再将儿童送到保健室做进一步检查，必要时联系家长将儿童接回。

当患有特殊疾病（如先天性心脏病、支气管哮喘、癫痫等）的儿童在一日活动中突发疾病时，保教人员应立即联系保健教师、家长等相关人员，必要时拨打 120 急救电话或将儿童紧急送医诊治。如果班级中有此类儿童，为确保儿童在突发疾病时能得到及时、正确的处理，保教人员有必要要求家长填写"儿童特殊疾病史信息登记表"（见表 1-3-1）和"儿童紧急情况送医处理委托书"（见表 1-3-2），以作为应对紧急情况时的参考，并将表格存放于班级教室中。

表 1-3-1　儿童特殊疾病史信息登记表

班级：_____

序号	姓名	所患疾病名称	典型症状	日常注意事项	紧急发病处理措施

表 1-3-2　儿童紧急情况送医处理委托书

各位家长：

　　本委托书系儿童在园内因突发疾病或意外事故需紧急送医，**且无法立即联络到您，或您无法按时赶到现场处理的情况下**，委托本园代为处理并将儿童送往最近医疗机构就医诊治的依据。相关人员将尽早告知家属处理结果。以下为甲、乙两种处理方式，请您确认委托意愿，于□中打"√"并如实填妥相关资料，以作为本园处理的依据。谢谢您的合作！

×× 幼儿园

1. 儿童姓名：_____　　　　　　班级：_____
2. 紧急联络人 1：_____　　　　与儿童关系：_____
　　联系电话 1：_____　　　　　联系电话 2：_____
3. 紧急联系人 2：_____　　　　与儿童关系：_____
　　联系电话 1：_____　　　　　联系电话 2：_____

□ **甲、不同意委托（请务必填写希望本园如何配合处理）**
_____
_____
◎委托人（儿童家长／监护人）：_____（签名或盖章）　　日期：_____

□ **乙、同意委托本园代为处理，并送往最近医疗机构就医诊治**
◎委托人（儿童家长／监护人）：_____（签名或盖章）　　日期：_____

注意事项

1. 请务必由家长或监护人亲自填写。
2. 若勾选不同意委托者，请务必填写原因及希望本园如何配合处理。
3. 上述最近医疗机构为 ×× 医院，如您无异议，本园会将儿童送至该机构诊治。
4. **原则上儿童应由家长自行送医，仅当无法立即联系到家长或家长无法立即赶到时，本园才代为处理。**

学习提示 2

为了提高应对效率，托幼机构还可根据当地的医疗条件，与附近的医疗机构（如社区医院）建立"医校联合"的服务模式，并在每个班级中提供该医疗机构的地址、急诊室电话、责任医生电话等信息。

---- ○ 课后练习 ○ ----

在线自测

1. 根据相关要求，保教人员应每（ ）巡视一次儿童午睡情况。

　　A. 15 分钟　　　　　　B. 20 分钟　　　　　C. 25 分钟　　　　　D. 30 分钟

2. 在午睡检查的过程中，保教人员恰当的做法是（ ）。

　　A. 午睡前，李老师给每个儿童测体温

　　B. 午睡中，张老师在看护的同时阅读保教书籍

　　C. 午睡前，陈老师要求儿童自己收好发卡、头饰等物品

　　D. 午睡中，老师们都在隔壁教室讨论工作

3. 中一班的贝贝有惊厥病史。在某天午睡中，贝贝突然抽搐起来。经过初步评估，张老师发现贝贝没有意识反应，且有发烧的迹象。此时，张老师不恰当的处理措施是（ ）。

　　A. 先请同事负责其他儿童的午睡看护，然后再采取后续措施

　　B. 立即通知保健教师及贝贝的家长，并拨打 120 急救电话

　　C. 将贝贝抱至保健室，由保健教师做进一步评估，并通知贝贝的家长

　　D. 先观察贝贝的病情发展情况，待抽搐结束后再通知家长将贝贝送医诊治

4. 下列关于托幼机构儿童全日健康观察的表述中，正确的是（ ）。

　　A. 全日健康观察是保健教师的主要工作，其他保教人员只需辅助

　　B. 全日健康观察只需重点观察生病儿童、用药儿童、体弱儿童等即可

　　C. 全日健康观察是一项单独的工作，不可与其他工作同时进行

　　D. 各班级保教人员是全日健康观察的主要实施者

5. 贝贝在户外运动时突发急性腹痛，经保健教师初步评估后，建议家长紧急将孩子接回送医，但此时贝贝家长的电话无法接通。面对这样的情况，张老师应该（ ）。

　　A. 让贝贝先在观察室休息，等会再联系家长来接

　　B. 立即拨打 120 急救电话或将贝贝送医诊治，并继续联系贝贝的家长

　　C. 先给贝贝服用止痛药，以缓解疼痛

　　D. 直接把贝贝送回家

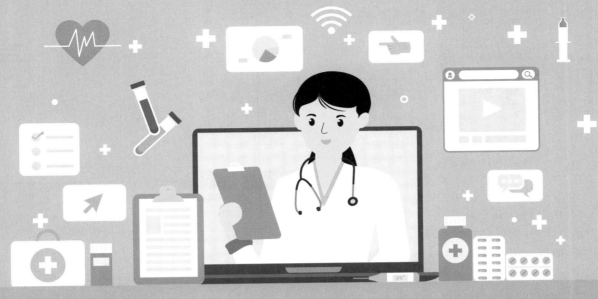

模块 2 | 学前儿童体格监测与发育障碍应对

　　体格发育是人体整体发育的重要方面，也是了解儿童生长发育状况的重要内容。通常情况下，儿童的生长发育有其既定的规律，即健康的儿童会按照其"生长轨道"不断发展、成熟，但儿童的生长发育过程又受到遗传、营养、疾病、环境等多种内外因素的影响，这些因素可能使儿童的生长速度出现异常，导致体格生长水平与匀称度偏离了原有的"生长轨道"。

　　为了掌握儿童体格生长发育状况，了解儿童近期、远期的营养水平，及早排查、干预儿童潜在的营养性疾病或发育障碍，保教人员定期对学前儿童的体格生长情况进行监测与评价就显得尤为必要。本模块主要介绍学前儿童生长发育的基本规律及影响因素、儿童体格生长指标的测量方法、儿童体格生长的评价方法、儿童体格生长偏离与营养异常应对等内容。

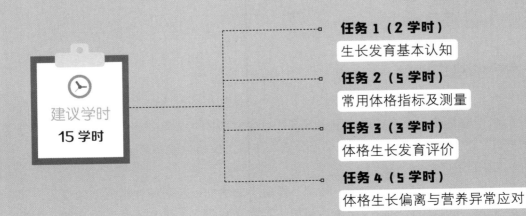

建议学时 15 学时

任务 1（2 学时）
生长发育基本认知

任务 2（5 学时）
常用体格指标及测量

任务 3（3 学时）
体格生长发育评价

任务 4（5 学时）
体格生长偏离与营养异常应对

任务 1 生长发育基本认知

○ **学习目标** ○

- ☑ 了解儿童早期生长发育的主要阶段及其特点。
- ☑ 熟悉儿童生长发育的内涵及一般发展规律。
- ☑ 能根据儿童生长发育的主要影响因素，从多个角度分析儿童的生长发育过程。
- ☑ 知晓儿童生长发育的指标体系及其主要内容。
- ☑ 能认识到先天遗传与后天环境对儿童生长发育的重要影响，积极参与相关知识的学习。

○ **学习准备** ○

- ☑ 预习本任务内容，完成预习测试。
- ☑ 结合预习内容，完成各探索活动中的思考题。

预习测试

探索 1 "生长"与"发育"的含义相同吗？

在日常生活中，人们常常将"生长发育"连起来使用，似乎"生长"与"发育"并没有很大的区别，那么它们的含义相同吗？请结合所学知识，概括二者的区别与联系。

_____

_____

学习支持 1

⭐ **生长发育的基本概念**

生长和发育是儿童不同于成人的重要特点。儿童个体的生长发育水平是其自身健康状况的反映，群体的生长发育水平则是社会经济发展、卫生保健和社会文明的一个重要标志。儿童是人类的未来，人类社会的向前发展、国家和民族的伟大复兴都需要依靠体格生长和心理发育良好的儿童。

一、生长和发育的区别与联系

生长是指身体各部分和全身在大小、长短、重量上的增加以及身体化学成分的变化，即生长包含形态生长和化学生长。形态生长主要指细胞、组织、器官在数量、大小和重量上的增加，化学生长主要指细胞、组织、器官、系统的化学成分变化。生长是量的改变，通常多用于形态方面的生长，如身高（长）生长、体重生长、骨骼生长等。

发育是指身体组织、器官、各系统在功能上不断分化与完善的过程，包括身（体格、体力）、心（心理、情绪、行为等）两个密不可分的方面。发育在心理学、教育学上也被称为"发展"[①]。发育是质的改变，通常多用于生理功能和心理行为方面的发育，如心肺功能发育、运动功能发育、学习能力发育、语言发育、智力发育、思维发育等。

生长和发育紧密相关，生长是发育的物质基础和前提，而发育又寓于生长之中，两者共同表示机体在量和质上的动态变化过程。对细胞、组织、器官和系统而言，在量变（生长）的同时也伴随着功能的分化、增强，因而，身体组织、器官在形态上的变化也可在一定程度上反映机体的成熟状况。

二、成熟的含义

成熟是指生长和发育达到一个相对完备的阶段，标志着个体在形态、生理功能、心理素质等方面都已经达到成人水平，具备独立生活和生殖养育下一代的能力。成熟意味着个体身心发育过程的完成。个体在生理上的成熟时间一般以性发育的完成为标志，而心理上的成熟并没有明确的时间。身心成熟意味着儿童期的结束，成年期的开始，或继续向成年期过渡。

探索 2　儿童如何从受精卵成长为现在的样子？

请结合所学知识，分别使用几个关键词来描述儿童早期以下五个阶段的生长发育特点。

产前发育期：
....

新生儿期：
....

婴儿期：
....

幼儿期：
....

学龄前期：
....

学习支持 2

★ 儿童生长发育分期

儿童的生长发育是一个连续渐进的动态过程。在这一过程中，随着年龄的增长，儿童将发生量和质的变化，形成不同的发育阶段。根据各阶段的特点，可将 7 岁以下儿童的生长发育过程分为五个阶段，即产前发育期、新生儿期、婴儿期、幼儿期、学龄前期。

一、产前发育期

产前发育期是指从受精卵形成开始计算到胎儿娩出的发育过程，一般需要 38—40 周的时间。在这个过程中，胎儿从微小的单细胞生物开始，直至发育成完整的人体，最终从母体出生，需经历受精卵期、

---

① 陶芳标.儿童少年卫生学（第 8 版）[M].北京：人民卫生出版社，2017：19.

胚胎期、胎儿期三个阶段[①]。

1. 受精卵期

受精卵期是指从受孕开始的 2 周孕期。受孕大约 12 小时后，受精卵进行第一次分裂，形成 2 个相同的细胞。此后，细胞按等比级数迅速分裂，约在受精后的 8—12 天，受精卵嵌入母体子宫内膜（即着床）。受精卵在子宫内膜着床后，胎盘、羊膜囊、脐带和其他支持受精卵发育的结构开始生长。一旦这些结构开始形成，该有机体便成为胚胎。

2. 胚胎期

怀孕后第 3 周到第 8 周为胚胎期。这个时期细胞发展极为迅速，胚胎分化出三个细胞层：外胚层、中胚层、内胚层。人体各个器官就是在这三个胚层的基础上分化而成的。其中，外胚层是细胞群的外层，在胚胎期内形成皮肤外层、感觉器官和神经系统（包括大脑和脊髓）；中胚层进一步分化成为肌肉、骨骼、排泄系统、生殖系统、循环系统、消化道外层、皮肤内层等；而内胚层则将最终发育成呼吸系统及消化系统的其余部分。

在此阶段，胚胎的形成和成长呈现出头尾原则和近远原则。头尾原则是指头部、上半身的形成和生长早于尾部或下半身生长的趋势，即胚胎的大脑和眼睛的形成早于前臂，前臂早于腿部。近远原则是指胚胎距离身体中线较近的心脏组织的形成早于距离中线较远的前臂。

孕后第 8 周，器官发育完成。此时，胚胎的四肢已得到相当的发育，有了手指与足趾，脸、耳朵、眼睛、嘴都已清晰可见，心脏在跳动，神经系统显示出最初的反应。尽管胚胎中的大多数重要器官还不能发挥应有的功能，但已经出现了机体所有的主要结构。器官发生完成意味着胚胎期的结束，此时该有机体被称为胎儿。

3. 胎儿期

怀孕后的第 9 周到孩子出生（一般为第 38—40 周）是胎儿期，是产前发育过程中最长的一个阶段。在这个阶段，胎儿的各组织和器官进一步分化，并逐渐开始发挥作用，胎儿的大小和体重也大幅增加。在第 9—12 周，胎儿会出现第一次手脚活动和反射活动（如惊吓反射和吸吮反射）；胎儿的性器官也不断发育，通过超声检查可确定胎儿的性别。在第 28—40 周，胎儿的体重通常会增加 2 千克以上；主要器官系统的功能发展得更完善，大脑迅速发育。到正常妊娠结束时（第 38—40 周），新生儿平均体重达 3.40 千克，身长约为 50.0 厘米。

产前发育期是个体出生前身体结构和功能在母体子宫内发育的重要时期，它对儿童一生的发展都有重要意义。在母亲妊娠期间，包括遗传、年龄、感染、放射性物质、化学物质、外伤、营养缺乏、疾病和心理创伤等在内的各种不利因素都可能影响胎儿的正常生长发育。尤其是妊娠的早期（前 12 周）最为关键，大约有四分之三的流产[②]发生在这一阶段。因而，孕妇在妊娠早期，应重点避免受到感染，避免接

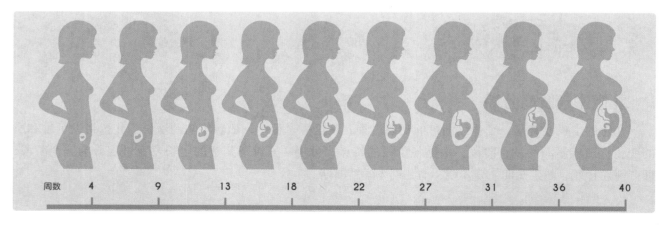

周数　4　　9　　13　　18　　22　　27　　31　　36　　40

图 2-1-1　人类胚胎的发育过程

① 琼·利特菲尔德·库克，格雷格·库克.儿童发展心理学［M］.和静，张益菲，译.北京：中信出版社，2020：79.
② 说明：流产是指在怀孕前 20 周出现的任何自然妊娠终止。

触有毒有害物品，并注意休息，确保营养均衡，预防流产和胎儿畸形。

二、新生儿期

新生儿期是指自胎儿娩出脐带结扎开始，至出生后 28 天内。若按年龄划分，新生儿期实际包含在婴儿期内。但由于新生儿期对婴儿的生长发育和疾病的发生、发展等方面具有明显的特殊性，即婴儿脱离母体转而独立生存，所处的内外环境发生了根本变化，而此时婴儿的适应能力尚不完善，发病率和死亡率高，因此将该阶段单独列为婴儿期中的一个特殊时期。根据新生儿分娩时的孕周，胎龄满 37—42 周的为足月儿；胎龄满 28 周但不满 37 周的为早产儿；胎龄超过 42 周的为过期产儿。

三、婴儿期

婴儿期是指个体自出生至 1 周岁的阶段。这是儿童生长发育最迅速的阶段，该阶段儿童对营养的需求量相对较高。在这一时期，婴儿各器官和系统的生长发育还不够成熟和完善，尤其是消化系统的功能，所以容易发生消化道功能紊乱。同时，由于婴儿体内来自母体的抗体逐渐减少，而自身免疫系统又尚未完全成熟，抵抗各种病原体的能力较弱，因此容易发生各种感染和传染性疾病。

四、幼儿期

幼儿期是指个体自 1 周岁至 3 周岁的阶段。在这个时期，儿童体格生长发育速度较前阶段稍减慢，而智能发育迅速，语言、思维和社交能力的发展日渐增速，同时活动范围也逐渐扩大，接触的社会事物逐渐增多。幼儿期儿童的消化系统功能仍不完善，对营养的需求量仍然相对较高，因此，适宜的喂养是保持儿童正常生长发育的重要条件。此外，这个阶段的儿童对于危险事物的识别能力和自我保护能力十分有限，因而容易发生各类意外伤害，成人应加强看护，并对其进行预防教育。

五、学龄前期

学龄前期是指个体自 3 周岁至入小学前的阶段。此阶段儿童体格生长发育速度已经减慢，处于稳步增长状态；智能发育更加迅速，理解力逐渐加强，好奇心和模仿能力都很强；与同龄儿童和社会事物有了广泛的接触，知识面得以扩大，自理能力和初步社交能力得到锻炼；各类感觉功能已渐趋完善，空间知觉和时间知觉逐渐发育；可用语言表达自己的思维和感情，思维发展特点主要是直观形象性；神经系统兴奋过程占优势，抑制力量相对较弱，容易激动，喜欢喧闹，注意力易分散；对自己的性别有初步认识。同时，此阶段的儿童已经具备进入托幼机构进行集体生活和学习的能力。

探索 3　儿童的生长发育遵循哪些规律？

张老师从小班到大班一直陪伴着小朋友们成长。她发现班级中的"小可爱们"一年一个样，变化可大了：所有孩子都长高了，但有的身高增长快，有的增长慢；小脑袋更聪明了，学会了好多知识和本领，还能用许多新的词汇进行表达；身体越来越灵活，小手也更灵巧了，不仅筷子用得更熟练了，而且能绘制各种复杂的图画；免疫力明显提升了，不再那么容易感冒……

儿童在园三年的变化，反映了他们生长发育的哪些特点或规律？

学习支持 3

★ 儿童生长发育规律

儿童生长发育规律是指群体儿童在生长发育过程中所具有的一般现象。虽然在遗传和环境等因素的综合影响下，每个儿童的生长发育都存在个体差异，但还是具有一定的规律。

一、连续性与阶段性

从受精卵到长大成人，儿童的生长发育是一个动态的连续过程。在连续的生长过程中，随着人体质和量的变化，又形成了几个具有不同特征的生长阶段。学前儿童生长发育的连续性与阶段性是相统一的：不同的生长阶段按顺序衔接，前一阶段的生长发育为后一阶段奠定基础，后一阶段又是前一阶段的延伸；任一阶段的发育都不能跳跃，若某一阶段的生长发育出现障碍，便会影响到后一阶段的生长发育。

二、程序性

基因在人类进化中起着重要作用，使人的生长发育按照一定的程序进行。整体上，人身体各部分的生长发育基本遵循着由上到下、由近到远、由粗到细、由简单到复杂、由低级到高级的规律。例如，胎儿的形态发育规律是"头部—躯干—四肢"，出生后的运动发育规律是"抬头—抬胸—坐—立—行"（由上到下）；四肢活动从臂到手，从腿到脚（由近到远）；从全手掌抓握到手指抓握（由粗到细）；先画直线后画圈、图形（由简单到复杂）；从看、听、感觉事物和认识事物，发展到有记忆、思维、分析和判断能力（由低级到高级）。

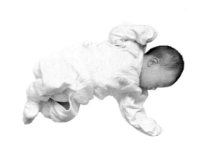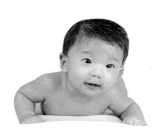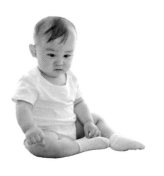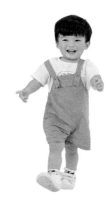

图 2-1-2   儿童的运动发育顺序

三、不均衡性

儿童不同的组织、器官和系统在生长发育的速度、时间及增长幅度等方面都是不均衡的。具体而言，在生长发育速度上，儿童整体的生长发育速度不是直线上升，而是快慢交替进行的，因此生长发育的曲线呈现波浪式。例如，儿童的身长、体重在出生后的第一年增长速度最快，身长比出生时增长约 50%，体重是出生时的 3 倍左右，系第一个生长高峰；第二年以后，身高（长）、体重的增长速度逐渐缓慢下来，进入青春期后出现第二个增长高峰。

在生长发育时间上，儿童的神经系统发育较早，出生后两年内发育较快，2.5—3 岁时脑重已达到成人脑重的 75% 左右，6—7 岁时脑重已达到成人脑重的 90% 左右。淋巴系统的发育也较早，到青春期前达顶峰，以后逐渐降至成人水平。生殖系统在青春期前几乎处于静止状态，进入青春期后才开始迅速发育。其他系统，如呼吸、循环、消化、泌尿等的发育与体格生长速度平行（见图 2-1-3）。

此外，在生长发育的过程中，儿童身体各部分的增长幅度也不一样。例如，健康的儿童在身体发育成熟的过程中，头颅增长了约 1 倍，躯干增长了约 2 倍，上肢增长了约 3 倍，下肢增长了约 4 倍（见图

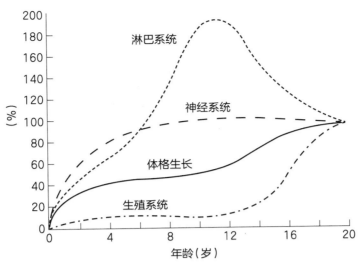

图 2-1-3 各器官系统生长发育情况

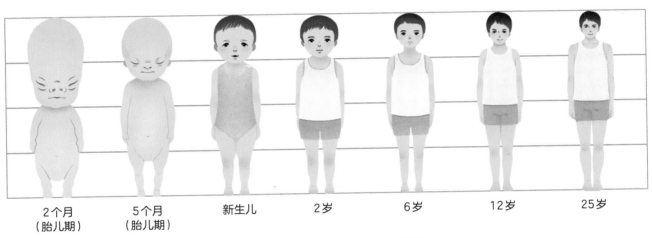

2个月（胎儿期）　5个月（胎儿期）　新生儿　2岁　6岁　12岁　25岁

图 2-1-4 头部与躯干的发展变化图

2-1-4）。从人体整个形态上看，儿童从新生儿时期的较大头颅、较长躯干和短小双腿，逐步发展为成人时的较小头颅、较短躯干和较长双腿。

尽管人体各系统的生长发育存在不均衡性，但是各器官系统的发育并不是孤立进行的，而是在神经系统的支配下相互关联、相互影响、协调统一的。

四、个体差异性

生长发育虽然是按照一定规律发展的，但是在一定范围内还受遗传及先天、后天环境因素的影响，使个体的生长发育状况存在差异。这种差异不仅表现在生长发育的水平方面，而且反映在生长发育的速度、体形特点、达到成熟的时间等方面。因此，每个儿童的生长轨迹都不尽相同，即使在一对同卵双生子之间也存在着微小的差别。由此，连续性观察对于全面了解儿童的生长状况非常有帮助，应避免将"正常值"作为评价的依据，在评价时考虑个体差异才能做出正确判断。

五、高度可塑性

生长发育的每个阶段都有高度的可塑性，生长发育的可塑性与儿童的年龄、环境和干预的敏感期关系密切。可塑性表现在生长发育的许多方面，例如：早产儿的追赶性生长；神经可塑性为神经发育障碍（如孤独症谱系障碍、注意缺陷多动障碍等）儿童的早期康复提供理论依据，也是神经损伤功能性康复的生物学基础。一般认为，儿童年龄越小、干预处在敏感期以及环境支持因素越丰富，儿童的发育可塑性就越大。反之，儿童年龄越大，变化潜能与机会就越少。

探索 4　儿童的生长发育过程会受到哪些因素的影响？

据报道，有一名7岁男童长期生活在一辆三轮车上，乱蓬蓬的头发长至脖子，穿着一身破旧的衣服，身上全是污垢，与一只被拴的小猪待在一起。根据邻居反馈，该男童除了待在三轮车里和小猪同吃同住之外，还遭到父母的长期虐待，至今不会说话。原来，男童的母亲患有精神障碍，常打骂和虐待他，大大小小的伤疤布满了他的身体，而父亲则整天忙于生计，很少有时间照顾他。

某机构对该男童进行了发展评估，发现其自我控制能力、配合意识都比较差，因此情绪较暴躁，行为较错乱，无法安静地与人协作，而且智力发育迟缓，估计只有两三岁孩子的智商水平，语言、行为需要矫正。

案例中男童出现发展落后情况的原因是什么？这个案例给你带来了哪些启示？

......

......

学习支持 4

★ 儿童生长发育的影响因素

儿童的生长发育是在先天遗传因素和复杂环境因素的相互作用中实现的，因此影响儿童生长发育的因素可归纳为遗传因素、环境因素及其二者的交互作用。

一、遗传因素

遗传是生物和人类的生命在世代之间的延续，并且表现出子代与亲代之间的相似或类同的现象。遗传因素在个体身上体现为遗传素质，主要包括机体的构造、形态、感官和神经系统的特征等。遗传素质为个体心理的发展提供了生物前提和自然条件，为个体的发展提供了可能性；同时其发展过程也制约着个体身心发展的年龄特征，对个体差异的形成具有一定的影响。

虽然遗传素质在精子和卵子结合的瞬间就已经决定了，但遗传素质并非固定不变的，在环境的影响下具有一定的可塑性。例如，当我们学习一项运动技能时，大脑会受到持续的刺激，在不断的重复练习中，大脑神经纤维外面会形成更厚的髓鞘，髓鞘能够提高信号发送的质量和速度，继而提高大脑神经回路的效率[1]。也就是说，运动可以让大脑神经细胞发生改变。

所有的遗传生物特征都是由细胞染色体所载基因决定的，基因是染色体上具有控制生物性状的DNA（脱氧核糖核酸）片段。在个体生长发育的过程中，基因是遗传变异的主要物质，支持着生命的基本构造和性能，存储着生命的种族、血型，以及孕育、生长、凋亡过程的全部信息。由于基因的传递，子女会继承父母的某些遗传特征，如皮肤和头发的颜色、体形、面部特征、性成熟早晚、对传染性疾病的易感性等。个体的智力、个性与气质等也深受基因的影响。

此外，如果遗传基因发生突变或染色体出现异常，则可引发遗传疾病，如苯丙酮尿症、唐氏综合征

---

[1] 约翰·瑞迪，埃里克·哈格曼.运动改造大脑［M］.浦溶，译.杭州：浙江人民出版社，2013：48.

等，这将直接影响儿童正常的生长发育过程。

二、环境因素

任何一种人类性状[1] 都不是基因遗传单一作用的结果。环境对于人类性状的生长和发展也起着必不可少的作用。这里的环境代指所有非遗传影响的因素，包括在出生前、出生时、出生后三个阶段中，所有与儿童生长发育过程发生相互作用的人、事物及情境，包括物理暴露（如辐射、温度）、化学暴露（如重金属）、生物暴露（如病毒、细菌）、营养、生活事件（如生病、受伤）、家庭、社会经济水平、医疗卫生状况、文化与习俗等。下面将从营养、疾病、母亲孕期情况、自然环境、社会环境、家庭环境等方面做具体介绍。

1. 营养

营养是儿童生长发育的物质基础，儿童年龄越小，受营养的影响就越大。营养供给充足且比例适当，加上适宜的生活环境，可使儿童的生长潜力得到充分的发挥。宫内或出生后营养不良不仅影响儿童体格的生长发育，同时也可影响重要器官（如脑）的发育。例如，在胎儿期，若母亲严重营养不良，可致胎儿生长受限，导致早产、低出生体重、神经系统疾病等；出生后的头两年营养不足，可严重影响儿童体重、身长的增长及各器官的发育，特别是大脑和骨骼系统；学龄前期及学龄期长期营养低下，会影响儿童骨的长度及骨皮质的厚度，并推迟青春期生长突增开始的年龄，造成体格矮小；青春期缺乏足够的营养和热量，可引起突增幅度减小、开始突增的年龄推迟等情况。

2. 疾病

疾病因素对儿童生长发育的阻碍作用十分明显。任何影响生理功能的急、慢性疾病均可直接影响儿童的体格生长。例如，急性腹泻、肺炎可导致儿童体重下降；生长激素缺乏症、甲状腺功能减退等内分泌疾病及先天性心脏病可严重影响儿童的体格生长。

3. 母亲孕期情况

胎儿在宫内的生长发育与母亲的生育年龄、生活环境、营养状况、疾病、情绪等密切相关。母亲在妊娠期身体健康、营养丰富、心情愉快、环境舒适，胎儿发育也会良好。但是，如果母亲生育年龄过小（低于18岁），那么胎儿体重过轻、神经缺陷的可能性便会增加；而母亲年龄偏大，尤其是35岁以上生育，则易出现分娩困难和死胎的情况，出现唐氏综合征的可能性也会大大增加。此外，在妊娠早期，母亲若感染风疹、带状疱疹、巨细胞病毒等，则易致胎儿先天畸形；妊娠期若严重营养不良，可引起流产、早产，胎儿体格生长及脑发育迟缓；若吸烟、酗酒等可致流产、胎儿畸形或患先天性疾病；若受到药物、辐射等环境毒物污染或精神创伤等，也可使胎儿发育受阻。

4. 自然环境

良好的自然环境，如充足的阳光、新鲜的空气、清洁的水源等有利于儿童健康生长。反之，不良的自然环境会破坏、阻碍儿童的生长发育。例如，儿童可通过消化道、呼吸道及皮肤接触等形式吸收环境中（如被污染的空气、水源等）的铅，使之进入血液循环，从而损伤大脑、胃肠道、生殖系统、肾脏等。

5. 社会环境

社会环境对儿童的生长发育有着重要的影响，主要包括社会经济发展水平、医疗保健服务、文化与习俗、学校教育、同伴影响、政治与教育制度等因素。较高的经济发展水平、完善的医疗保健服务及良好的教育体制等对儿童的生长发育有着积极的作用。国内研究者于2015年对我国九个城市的儿童体格发育情况进行调查后发现：从横向比较来看，城区儿童在体重、身高的发育水平上要优于郊区儿童；从纵向比较来看，在2005年至2015年间，九个城市的儿童以身高和体重为主要指标的生长水平都有不同程度的增长，且各年龄组儿童的身高、体重的城郊差异明显缩小[2]。这一调查结果表明，不同的社会环境影响着儿童的生长发育状况。

---

[1] 说明：遗传学中，性状是指生物的形态结构、生理特征、行为习惯等具有的各种特征。
[2] 首都儿科研究所，九市儿童体格发育调查协作组.2015年中国九市七岁以下儿童体格发育调查［J］.中华儿科杂志，2018，56（03）：192—199.

6. 家庭环境

家庭是儿童成长的第一环境。家庭环境不仅会通过儿童的心理和行为来直接影响儿童健康，还会通过减少对儿童健康和发展的投入来影响其健康。影响儿童健康与发展的家庭因素非常复杂，既包括家庭成员的结构及关系、家庭经济条件、居住卫生环境、监护人文化程度等客观因素，也包含抚养者的主观因素（如教养态度、性别偏好等）。研究表明，困境家庭儿童[①]的生长迟缓率要显著高于普通家庭儿童的生长迟缓率；在儿童认知发展方面，普通家庭儿童学业总体成绩也要明显优于困境家庭儿童[②]。因此，保持良好的家庭氛围、营造良好的家庭环境有利于儿童的健康发展。

三、遗传与环境的交互作用

儿童的生长发育既取决于遗传因素（先天因素）和环境因素（后天因素），也取决于二者之间的交互作用。研究者运用多种策略对动物和人类本身进行研究，发现几乎所有特质、特征和行为都是先天与后天因素共同交互作用的结果，也就是遗传与环境因素交互作用的结果，即遗传因素与环境因素对儿童发展的作用并不是孤立的，而是相互作用、相互依存的，一个因素（遗传或环境）作用的大小、性质依赖于另一个因素。同时，遗传与环境的作用又是相互渗透、相互转化的，即遗传可以影响或改变环境，而环境也可以影响或改变遗传。也就是说，人类在利用环境、适应环境、改变环境的过程中创造着更有利于自身发展的环境，而被改造、被创造的环境又反过来影响、塑造着人类的发展。发展心理学家将遗传因素与环境因素之间的相互作用称为"基因—环境交互作用"。

为促进儿童的生长发育，提前识别遗传基因缺陷，并采取有效措施积极预防各种遗传代谢性疾病、各类先天性疾病及发育障碍的发生十分重要。此外，科学合理的孕期保健、胎教及早期发现异常并干预，也是降低各类疾病及发育障碍发生率的有效途径。总之，加强对儿童早期生长发育不同时期的指导和科学干预，创造适宜儿童生长发育的环境，避免不良环境因素的干扰，对儿童的身心发育和健康都有重要的意义。

探索 5　如何才能了解儿童的生长发育状况？

儿童的生长发育是各个组织、器官和系统逐渐"量变"与"质变"的复杂过程。如果我们想了解某个儿童的生长发育状况，应该从哪些方面来了解呢？

....

....

学习支持 5

★ 生长发育指标体系

为了了解儿童的生长发育状况，需要通过对生长发育的典型现象和特征进行描述。这些反映生长发育典型现象和特征的指标被称为生长发育指标，主要分为体格发育指标、体能发育指标、生化指标和心

---

① 说明：研究中的困境家庭儿童是指父母重度残疾或患重病的儿童、父母长期服刑在押或被强制戒毒的儿童、父母一方死亡另一方因其他情况无法履行抚养义务和监护职责的儿童以及贫困家庭的儿童。
② 杜本峰，王翾，耿蕊. 困境家庭环境与儿童健康状况的影响因素［J］. 人口研究，2020，44（01）：70—84.

理行为发育指标四大类。

一、体格发育指标

体格发育是指身体外部形态的发育，是人体整体发育的重要方面。体格发育指标主要可分为纵向测量指标、横向测量指标、重量测量指标三种。其中，纵向测量指标包括 3 岁前的身长、顶臀长、坐高，3 岁后的身高、坐高、上肢长、下肢长、手长、足长等。横向测量指标包括围度（如头围、胸围、腰围、腹围、上臂围、大腿围和小腿围等）和径长（如肩宽、骨盆宽、胸廓前后径及左右径等）。重量测量指标主要是指体重。

在选择体格发育测量指标时应遵循以下原则：第一，应有明确的领域属性（如纵向、横向、重量）。第二，应选择对该领域的发育现象或典型特征有代表性的指标，如身高（长）是儿童骨骼发育的代表性指标。第三，该指标应得到学界公认，测量简便，可操作性良好，精确性和重复性都较高。第四，选择测量指标时还应充分考虑年龄因素，例如：测量婴幼儿的头围可反映其颅脑发育状况，筛查小头畸形和脑积水等疾病；测量青春期儿童的肩宽和骨盆宽可分析男女体形特征。第五，由于身高（长）、体重（包括出生体重）的综合代表性最强，常被作为体格发育的基本指标和"标杆"指标使用。

二、体能发育指标

体能发育指标主要分为生理功能指标和运动能力指标两种类型。生理功能指标整体上反映的是身体各器官、系统所表现的生命活动水平。常用的生理功能测量指标有：心血管功能指标（如心率、脉搏、动脉血压等）、肺功能指标（如呼吸频率、肺活量、最大通气量、最大吸氧量等）、肌力发育指标（如握力、背肌力等）。运动能力指标是指人体通过运动，可有效完成专门动作的能力。人的运动能力主要通过相应的运动成绩来反映，包括力量指标（如俯卧撑、引体向上、立定跳远、仰卧起坐）、速度指标（如短跑、球类、游泳）、耐力指标（如 20 米折返跑、800 米跑、台阶运动试验）、灵敏性指标（如反复横跳、蛇形运球）等。

三、生化指标

生化指标主要是指反映儿童身体内部生物化学组成成分含量的有关指标。例如，血液中的红细胞、白细胞、血小板、血红蛋白等含量。

四、心理行为发育指标

心理行为发育大体分为认知与情绪发育、个性发育和社会行为发育。心理行为发育指标通常与心理测验联系在一起，主要包括认知能力指标、情绪状态指标、个性发育指标、社会适应能力指标等。其中，认知能力指标主要包括感知能力、记忆能力、思维能力、注意能力、执行能力等。情绪状态指标包括焦虑、抑郁、恐惧等常见的不良情绪状态指标，可通过观察、他人评价、自我评价等方式来界定有无某种不良情绪状态。个性发育指标常用需要、动机、兴趣、理想等来反映人的个性倾向，用能力、气质、性格等来反映人的个性心理特征。社会适应能力指标是反映人在社会上生存和发展所需要的身心上的各种适应性改变并对改变做出相应行动等方面能力的指标，如社交能力、人际关系能力等。

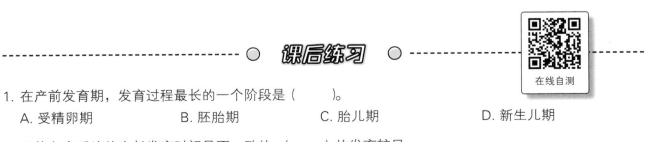

○　**课后练习**　○

在线自测

1. 在产前发育期，发育过程最长的一个阶段是（　　　）。
   A. 受精卵期　　　　　B. 胚胎期　　　　　C. 胎儿期　　　　　D. 新生儿期

2. 人体各个系统的生长发育时间是不一致的，（　　　）的发育较早。
   A. 神经系统　　　　　B. 淋巴系统　　　　　C. 消化系统　　　　　D. 生殖系统

3. 婴幼儿从全手掌抓握到手指抓握的发展过程体现了（　　　）的动作发展规律。

  A. 从上到下   B. 从简单到复杂   C. 从粗到细   D. 从近到远

4. 下列关于儿童生长发育影响因素的表述中，正确的是（　　　）。

  A. 儿童的生长发育主要由父母的遗传基因决定

  B. 儿童的生长发育主要由出生后的环境因素决定

  C. 儿童的生长发育是遗传和环境交互作用的结果

  D. 儿童的生长发育过程有其自然规律，不受环境的影响

5. 在下列体格发育指标中，最具综合代表性的是（　　　）。

  A. 身高（长）与体重 B. 坐高   C. 头围   D. 胸围

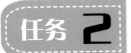 **常用体格指标及测量**

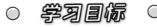

---○ **学习目标** ○---

☑ 知晓学前儿童体格测量的意义和一般要求。

☑ 了解学前儿童主要的体格发育特点及体格指标所反映的内容。

☑ 能规范地完成学前儿童体重、身高（长）、头围、胸围的测量和记录。

☑ 能使用操作评价表对同伴及自己的操作过程进行评价，并不断改进操作的规范度。

☑ 能在操作中逐步养成规范意识，感受组内评价与交流的乐趣。

---○ **学习准备** ○---

☑ 预习本任务内容，完成预习测试。

☑ 学习微课"儿童体重的测量""儿童身高（长）的测量""儿童头围的测量""儿童胸围的测量"，熟悉操作步骤与要求。

☑ 结合预习内容，完成各探索活动中的思考题。

预习测试

微课
儿童体重的测量

微课
儿童身高（长）的测量

微课
儿童头围的测量

微课
儿童胸围的测量

探索 1　儿童体格测量有什么意义与要求？

一天，张老师负责协助保健教师组织儿童参与体格测量。对此，她有一些疑惑：第一，每个孩子的生长速度都不一样，而且他们看上去都挺高的，长得也挺结实，为什么还要定期进行体格测量呢？第二，保健教师为何选择台式体重秤，而不选择家用的小型电子体重秤？自己在家常用小型电子秤测体重，这样既方便又高效。

请结合所学知识，尝试帮助张老师解答她的两个疑惑。

....

....

....

....

学习支持 1

★ 体格测量的意义

儿童体格的生长发育从受精卵形成开始，一直持续至整个妊娠期、儿童期及青春期，部分可能延续至成年时期。在遗传、环境及其交互作用的影响下，儿童体格的生长发育过程既表现出明显的个体差异，同时又遵循着特定的发展规律。在生长发育的过程中，某些干扰因素（如疾病、营养、代谢等）可能导致儿童体格生长出现偏离[①] 现象，如生长迟缓、低体重、肥胖等。如果能在早期发现儿童体格生长问题，尽早进行干预，将有助于促进儿童的健康成长。

儿童体格的生长发育状况可通过特定时间点或是一段特定时间内的测量值来反映。通过与横向或纵向研究获得的参考标准值相比较，儿童体格生长的测量值不仅可以反映个体某一时间点的营养及生长情况，也可以体现个体在一段时间内的生长动态变化和趋势。因此，体格测量是保教人员评价和比较儿童生长发育基本状况的基础。

★ 体格测量的一般要求

为了获得准确、可靠的测量值，保教人员需使用标准且精确的测量工具、准确的人体测量解剖位点、规范统一的测量方法，并准确记录测量值。

一、标准且精确的测量工具

标准且精确的测量工具为获得准确的人体测量值提供了可能。在托幼机构的健康检查工作中，常用的儿童体格测量工具包括儿童体重计（盘式秤、台式秤）、身长测量床或身高测量计（仪）、塑料软尺等。测量者在选择和使用这些测量工具前应接受充分的培训，并需定期检查所有测量工具的准确性与精密度。此外，测量工具选择的恰当与否还取决于测量所需要的精确度。例如，相较于年长儿童，婴儿在体格测量时需要更为精密的测量工具。值得注意的是，即便使用具有良好精密度的工具，在测量时也需要被测者的通力配合才能获得准确的测量数据。因而，保教人员应在测量前对儿童进行必要的提示，以确保测量数据的准确性。

二、准确的人体测量解剖位点

在为儿童进行体格测量时，为了保证测量的一致性，常常会使用统一固定的人体解剖标志，如枕骨粗隆、肩胛骨下角等。这些标志是人体骨性结构的表面标志，能够较容易通过皮肤触及。

三、规范统一的测量方法

测量者在为儿童进行体格测量时，还应使用规范统一的测量方法，以确保测量数据的准确无误。

四、准确记录测量值

体格测量结束后，测量者需准确记录测量数据，包括被测者的姓名、性别、年龄、测量项目、测量值、测量时间及测量者的姓名等。如果测量者发现所测得的数据有异常，如与其他儿童所测得的数据相差太大，应及时复测一次，然后再做记录。

---

① 说明：偏离是指体格生长发育偏离了正常发展规律或轨道。

探索 2 儿童体重发育有何特点？如何为儿童测量体重？

请结合微课"儿童体重的测量"与"学习支持2"，尝试"儿童体重的测量"自主操作练习，熟悉操作步骤与规范，然后将学习收获记录下来。

....

....

学习支持 2

★ 儿童体重的发育特点与测量

体重是各器官、系统、体液的综合重量，其中以骨骼、肌肉、内脏、体脂、体液为主要成分。儿童的体重与近、远期的营养状况均相关。在能量和营养素供给不足，以及因器官功能受损或慢性疾病引起营养摄入障碍或吸收异常等因素的影响下，儿童的体重增长可出现异常。因此，体重是评价儿童营养与健康状况最常用的指标之一。

青春期前，儿童体重的增长速度随着年龄的增加而逐渐减慢，是一个非匀速的过程（见图2-2-1）。出生后的前半年是儿童体重增长最快速的时期，体重每月平均增加250—300 g，后半年增长速度有所下降，体重每月平均增加200—250 g，至1岁时体重约为出生时的3倍。1岁以后体重增长速度变慢，1—2岁全年体重增长2.50—3.00 kg，2—10岁每年体重增长约2.00 kg。青春期体重增长较快，男孩每年增长约5.00 kg，女孩约4.00 kg。

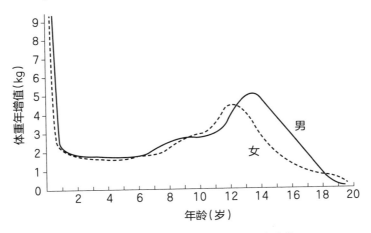

图 2-2-1　儿童及青少年体重增长速度曲线

 实训练习 2-2-1

儿童体重的测量

1. 实训准备
儿童体重计（盘式秤、台式秤）、儿童模型、儿童体格测量记录表和笔。

2. 实训步骤与评价
在教师的指导下，完成"儿童体重的测量"练习，然后使用表2-2-1对小组成员的操作过程进行组内评价，并对自己的操作进行小结与反思。

表 2-2-1　"儿童体重的测量"操作步骤、要求及评价[1]

评价项目	操作步骤与要求	分值（分）	得分（分）
1. 选择测量工具	① 1岁以下儿童选用盘式体重秤，分度值 ≤ 0.01 kg[2]。每次移动后需以 1 kg 标准砝码为参考物校准体重计，误差不得超过 ±0.01 kg	5	
	② 1岁以上儿童选用台式体重秤，分度值 ≤ 0.1 kg。每次使用前应以 20 kg 标准砝码为参考物校准体重计，误差不得超过 ±0.1 kg	5	
2. 测量前的准备	① 选择在儿童饭前、便后、空腹时测量	5	
	② 先将体重计平稳置于桌面或地面上，再校准体重计的"零"点	5	
	③ 将室温控制在 25℃ 左右	5	
	④ 脱去儿童的外衣裤、鞋袜，只留单衣裤，婴儿还需去除尿布	5	
3. 测量时的要求	① 1岁以下儿童取仰卧位，1—3岁儿童取坐位，学龄前期儿童可取坐位或立位	10	
	② 要求儿童在测量时避免摇晃或接触其他物体	10	
	③ 如所选体重计为指针式或电子式，则待被测儿童安静时，读出指针所指刻度数或电子显示屏上的数值，即为该儿童体重	10	
	④ 如所选体重计为杠杆式，则待被测儿童安静时，先调整砝码至杠杆平衡，再读出砝码所指刻度数，即为该儿童体重	10	
4. 测量后的记录	① 记录被测儿童的姓名、体重数值（以 kg 为单位，保留小数点后 2 位[3]）、测量时间等信息	5	
	② 如果对所测数值有疑问，应复测一次	5	
5. 综合素养	① 积极与被测儿童友好互动，表达关怀	10	
	② 测量后将物品归位，摆放整齐	10	
总　分		100	

操作小结与反思：

---

[1] 首都儿科研究所，等.人群健康监测人体测量方法：WS/T 424-2013［S］北京：中华人民共和国国家卫生和计划生育委员会，2013.
[2] 说明：分度值是指在测量仪器上所能读出的最小值，具体指测量工具上相邻的两个刻度之间的最小格的数值。
[3] 在记录体重测量结果时，即便所选体重秤的最小分度值为 0.1 kg，测量值也需保留两位小数，如 15.20 kg。

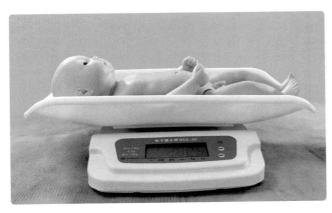

图 2-2-2 1 岁以下儿童体重的测量方法

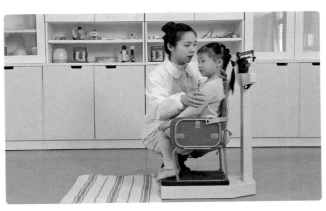

图 2-2-3 1 岁以上儿童体重的测量方法

探索 3 儿童身高（长）发育有何特点？如何为儿童测量身高（长）？

请结合微课"儿童身高（长）的测量"与"学习支持3"，尝试"儿童身高（长）的测量"自主操作练习，熟悉操作步骤与规范，然后将学习收获记录下来。

学习支持 3

★ 儿童身高（长）的发育特点与测量

身高（长）指头部、脊柱与下肢长度的总和。3 岁及以下儿童以仰卧位测量身长，即从头顶到足跟的长度；3 岁以上儿童以立位测量身高，即从头顶到足底的垂直高度[①]。

身高（长）可反映儿童全身的生长发育水平和速度，是儿童长期营养状况的体现。儿童身高（长）的发育受遗传、年龄、性别、种族、地区、营养、体育锻炼、内分泌、社会心理等多种因素的综合影响，其中 60%—70% 由遗传因素调控。虽然短期的疾病或营养问题并不影响儿童身高（长）的增长，但长期的、严重的疾病或营养问题可影响儿童身高（长）的增长。

儿童身高（长）的增长规律与体重相似，年龄越小，身高（长）增长越快，在婴儿期和青春期分别出现两个增长高峰（见图 2-2-4）。正常足月新生儿出生时的平均身长为 50.0 cm。儿童的身高（长）在其出生后的第一年增长最为迅速，能增长 25.0 cm 左右；第二年增长速度减慢，为 10.0—12.0 cm；2 岁以后，儿童的身高每年增长 5.0—7.0 cm。进入青春期后，儿童身高的增长明显加速，身高突增的时间一般持续 3 年左右。其中，女孩发育比男孩早约 2 年。突增期过后，身高增长速度减慢，女孩至 16 岁左右，男孩至 18 岁左右身高基本停止增长，最终男孩平均身高要高于女孩。

---

① 首都儿科研究所，等 . 7 岁以下儿童生长标准：WS/T 423—2022 [S] . 北京：中华人民共和国国家卫生健康委员会，2022.

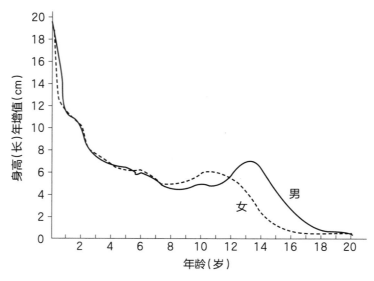

图 2-2-4   儿童及青少年身高（长）增长速度曲线

 实训练习 2-2-2

儿童身高（长）的测量

1. 实训准备

卧式身长测量床、立柱式身高测量计、儿童模型、儿童体格测量记录表和笔。

2. 实训步骤与评价

在教师的指导下，完成"儿童身高（长）的测量"练习，然后使用表 2-2-2 对小组成员的操作过程进行组内评价，并对自己的操作进行小结与反思。

表 2-2-2   "儿童身高（长）的测量"操作步骤、要求及评价[1]

评价项目		操作步骤与要求	分值（分）	得分（分）
1. 选择测量工具		① 3 岁以下儿童选择卧式身长测量床，分度值为 0.1 cm，测板摆幅 ≤ 0.5 cm	5	
		② 3 岁以上儿童选用立柱式身高测量计，分度值为 0.1 cm，滑测板应与立柱垂直，滑动自如	5	
2. 测量前的准备		室温控制在 25℃ 左右，脱去儿童的厚外套、鞋、帽，女孩需去除头饰，解开发辫	5	
3. 测量时的要求	3 岁以下儿童	① 先将测量床平稳放置于桌面上，再使被测儿童仰卧于测量床底板中线处	5	
		② 助手[2]位于儿童头部一侧，用手将其头部扶正，使其头顶接触头板；确保儿童面朝上，两耳在同一水平位，两侧耳廓上缘与眼眶下缘的连线与测量床垂直；颈部自然伸缩，肩和臀部与身体的长轴成直角	10	

---

① 首都儿科研究所，等 . 人群健康监测人体测量方法：WS/T 424-2013［S］. 北京：中华人民共和国国家卫生与计划生育委员会，2013.

② 说明：由于 3 岁以下儿童年龄较小，常不易配合测量，故需由 2 名测量者共同参与。3 岁以上儿童则较容易配合测量，通常只需一名测量者即可。

评价项目		操作步骤与要求	分值（分）	得分（分）
3. 测量时的要求	3 岁以下儿童	③ 测量者位于儿童右侧，左手轻压其双膝，使儿童两腿平行伸直，双膝并拢并使之固定	5	
		④ 测量者右手移动滑板，使其贴紧被测儿童两足跟部	5	
		⑤ 待测量床两侧标尺读数一致时，再正确读出滑板内侧数值，即为被测儿童的身长	5	
	3 岁以上儿童	⑥ 让儿童取立正姿势站于测量计平台上，头部保持正立位置，两眼平视前方，眼眶下缘与耳廓上缘保持在同一水平位；挺胸收腹，两臂自然下垂，足跟靠拢，脚尖分开约 60°，双膝并拢挺直	10	
		⑦ 确保被测儿童的脚跟、臀部和两肩胛间三个点同时接触立柱	5	
		⑧ 测量者站在测量计有刻度的一侧，手扶滑测板轻轻向下滑动，直到底面与被测儿童头部顶点接触	5	
		⑨ 在确认儿童姿势正确时即可读数；读数时，测量者眼睛与滑测板底面在同一水平面上，滑测板底面对应立柱所示数值，即为该儿童身高	5	
4. 测量后的记录		① 记录被测儿童的姓名、身高（长）数值（以 cm 为单位，保留小数点后 1 位）、测量时间等信息	5	
		② 如对所测数值有疑问，应复测一次	5	
5. 综合素养		① 积极与被测儿童友好互动，表达关怀	10	
		② 测量后将物品归位，摆放整齐	10	
总　分			100	

操作小结与反思：

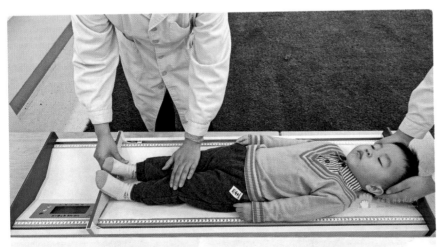

图 2-2-5　身长的测量方法

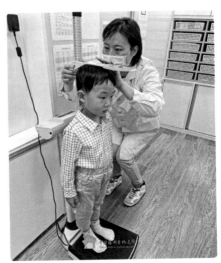

图 2-2-6　身高的测量方法

探索 4 儿童头围发育有何特点？如何为儿童测量头围？

请结合微课"儿童头围的测量"与"学习支持 4"，尝试"儿童头围的测量"自主操作练习，熟悉操作步骤与规范，然后将学习收获记录下来。

学习支持 4

★ 儿童头围的发育特点与测量

头围是指右侧齐眉弓上缘经过枕骨粗隆最高点的头部周长。头围反映的是脑和颅骨的发育程度，是筛查婴幼儿潜在脑发育或神经系统功能异常的常用指标，尤其对 2 岁以内的婴幼儿最具诊断价值。胎儿期脑生长居全身各系统的领先地位，正常足月的新生儿在出生时头相对大，平均头围为 32.0—34.0 cm。儿童年龄越小，头围增长的速度越快，1 岁时的平均头围为 46.0 cm。出生后的第二年，儿童头围的增长速度减慢，至 2 岁时约为 48.0 cm，5 岁时约为 50.0 cm；15 岁时约为 53.0—54.0 cm，与成人相近。

实训练习 2-2-3

儿童头围的测量

1. 实训准备

软皮尺、儿童模型、儿童体格测量记录表和笔。

2. 实训步骤与评价

在教师的指导下，完成"儿童头围的测量"练习，然后使用表 2-2-3 对小组成员的操作过程进行组内评价，并对自己的操作进行小结与反思。

表 2-2-3 "儿童头围的测量"操作步骤、要求及评价

评价项目	操作步骤与要求	分值（分）	得分（分）
1. 选择测量工具	采用无伸缩性的软尺，分度值为 0.1 cm	5	
2. 测量前的准备	脱去被测儿童的帽子，女孩需去除头饰，解开发辫	5	
3. 测量时的要求	① 1 岁以下儿童取仰卧位，1 岁以上儿童取坐位或卧位	10	
	② 测量者位于儿童右侧或前方	10	
	③ 测量者用左手拇指固定软尺零点于儿童右侧眉弓上缘处	10	

评价项目	操作步骤与要求	分值（分）	得分（分）
3. 测量时的要求	④ 测量者右手拉软尺，沿逆时针方向从儿童头部右侧耳上绕经枕骨粗隆最高处回至零点	10	
	⑤ 软尺需紧贴头部皮肤，左右两侧保持对称；长发者应在软尺经过处将头发上下分开（保证软尺紧贴头皮）	10	
	⑥ 准确读出儿童头围的数值	10	
4. 测量后的记录	① 记录被测儿童的姓名、头围数值（以 cm 为单位，精确至 0.1 cm）、测量时间等信息	5	
	② 如对所测数值有疑问，应复测一次	5	
5. 综合素养	① 积极与被测儿童友好互动，表达关怀	10	
	② 测量后将物品归位，摆放整齐	10	
总　分		100	

操作小结与反思：

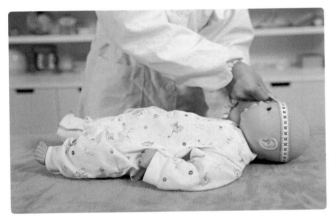

图 2-2-7　1 岁以下儿童头围的测量方法

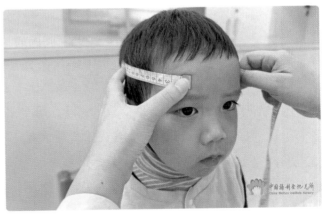

图 2-2-8　1 岁以上儿童头围的测量方法

探索 5　儿童胸围发育有何特点？如何为儿童测量胸围？

　　请结合微课"儿童胸围的测量"与"学习支持 5"，尝试"儿童胸围的测量"自主操作练习，熟悉操作步骤与规范，然后将学习收获记录下来。

学习支持 与

★ 儿童胸围的发育特点与测量

胸围是指平乳头下缘经肩胛骨下角绕胸一周的长度，它可反映儿童胸廓、胸背部肌肉、皮下脂肪和肺的发育情况。此外，胸围的生长还与上肢运动、肌肉发育有关。

在胎儿期，胸廓相对脑的发育较慢；正常足月新生儿的平均胸围为 32.0 cm，比头围小 1.0—2.0 cm。在婴儿期，胸围增长最快，儿童在 1 岁左右时，胸围与头围大致相等，约为 46.0 cm，并且头围与胸围的增长在生长曲线上形成交叉。这一交叉点出现的年龄常被作为儿童营养、胸廓发育状况的一个评价指标。一般营养状况好、胸廓发育正常的儿童，该交叉点出现较早，反之，则出现较晚。3—12 岁期间，儿童胸围一直超过头围，并以每年 1.5—2.0 cm 的速度快速发育。

 实训练习 2-2-4

儿童胸围的测量

1. 实训准备

软皮尺、儿童模型、儿童体格测量记录表和笔。

2. 实训步骤与评价

在教师的指导下，完成"儿童胸围的测量"练习，然后使用表 2-2-4 对小组成员的操作过程进行组内评价，并对自己的操作进行小结与反思。

表 2-2-4　"儿童胸围的测量"操作步骤、要求及评价

评价项目	操作步骤与要求	分值（分）	得分（分）
1. 选择测量工具	选用无伸缩性的软尺，分度值为 0.1 cm	5	
2. 测量前的准备	① 选择在儿童处于平静状态时测量	5	
	② 将室温控制在 25℃左右	5	
	③ 脱去儿童所有上衣，使其上身裸露	5	
3. 测量时的要求	① 1 岁以下儿童取仰卧位；1 岁以上儿童取立位	10	
	② 测量者位于儿童右侧或前方	5	
	③ 测量者用左手拇指固定软尺零点于儿童右侧乳头下缘	5	
	④ 测量者右手拉软尺经儿童右侧腋下、肩胛骨下角下缘、左侧腋下、左侧乳头下缘回至零点	10	
	⑤ 软尺需紧贴儿童皮肤	5	
	⑥ 准确读出儿童吸气时的胸围数值和呼气时的胸围数值	10	
	⑦ 计算儿童平静状态下呼气和吸气测量值的平均值，该值即为儿童胸围	5	

续　表

评价项目	操作步骤与要求	分值（分）	得分（分）
4. 测量后的记录	① 记录被测儿童的姓名、胸围数值（以 cm 为单位，精确至 0.1 cm）、测量时间等信息	5	
	② 如对所测数值有疑问，应复测一次	5	
5. 综合素养	① 积极与被测儿童友好互动，表达关怀	10	
	② 测量后将物品归位，摆放整齐	10	
总　　分		100	

操作小结与反思：

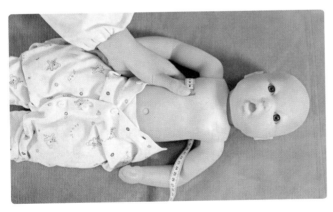

图 2-2-9　1 岁以下儿童胸围的测量方法（1）

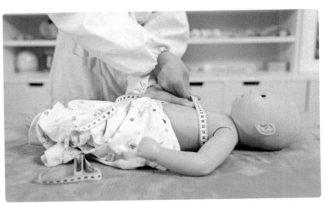

图 2-2-10　1 岁以下儿童胸围的测量方法（2）

探索 **6**　儿童体格生长与哪些身体系统的发育有关？

　　请结合所学知识，说说儿童体格生长与骨、肌肉、皮下脂肪、内分泌系统等之间的关系。

学习支持 6

★ 儿童体格生长与身体系统发育的关系

一、骨

1. 颅骨

在出生后的两年内，婴儿的颅骨发育十分迅速，主要表现在头围的变化、囟门大小（见图 2-2-11）和骨缝闭合的程度上。囟门分为前囟门和后囟门。前囟门是由额骨和顶骨形成的菱形间隙，用手摸上去感觉平坦或稍稍有些凹陷，在出生后数月内随头围的增大而变大，通常要到 6 个月以后才逐渐缩小，一般在 12—18 个月时闭合。后囟门由顶骨与枕骨的骨缝构成，闭合的时间早于前囟门，一般在出生时或出生后 2—3 个月内闭合。随着囟门的闭合，头骨之间彼此接触，形成骨缝。这些骨缝会随着大脑的发育而扩张，直到青春期才会完全消失，这意味着头骨发育完全。

囟门早闭常见于头小畸形，囟门迟闭可能由佝偻病、脑积水、克汀病等引发；前囟门饱满可能为颅内压增高，囟门凹陷则常见于严重脱水及营养不良。

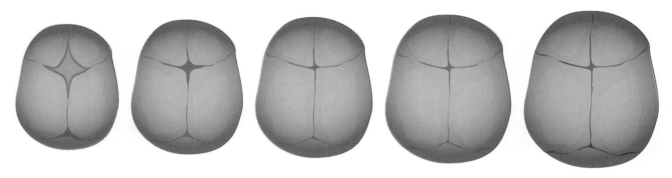

图 2-2-11　婴儿前后囟门逐渐闭合的过程

2. 脊柱

成人的脊柱有 4 个生理弯曲，即颈曲、胸曲、腰曲、骶曲。这些生理弯曲的形成可保持身体平衡，减少运动时对脑的冲击和震荡。新生儿的脊柱仅骶骨有弯曲，其他弯曲则是随着生长发育而逐渐形成的（见图 2-2-12）。当 2—3 个月的婴儿能抬头时，其颈部脊柱前凸，形成颈曲；当 6 个月以后的婴儿会坐时，其胸部脊柱后凸，形成胸曲；当 1 岁左右的婴儿能站立行走时，其腰部脊柱前凸，形成腰曲。低龄儿童的生理弯曲并不固定，在仰卧位时，弯曲可以消失。直至 6—7 岁时，儿童脊柱的生理弯曲才为韧带所固定。脊柱的发育容易受到外界环境（如营养、体态姿势等）的影响，从而出现脊柱前凸、后凸或者脊柱侧弯等发育问题。

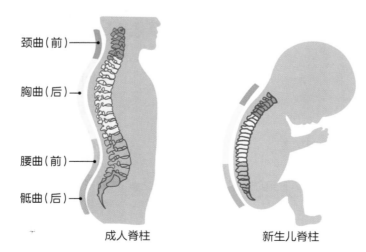

颈曲（前）
胸曲（后）
腰曲（前）
骶曲（后）

成人脊柱　　　新生儿脊柱

图 2-2-12　成人脊柱与新生儿脊柱

3. 胸廓

胸廓是由胸椎、胸骨、肋骨及其骨连结[1]

---

[1]　说明：骨与骨之间借纤维组织、骨或软骨相连，称为骨连结。

共同围成的结构。胸廓的功能是容纳并保护心脏、肺等器官，并参与呼吸。如果儿童缺乏足够的营养（如钙、维生素 D 等）摄入，易造成胸廓发育不良（如鸡胸、漏斗胸等），并影响心、肺的正常发育和生理功能。

二、肌肉

儿童时期的肌肉系统发育尚不成熟，出生后随着活动增加而逐渐生长，其生长发育基本与体重的增加保持平行。儿童肌肉发育的程度与年龄、性别、营养状况、生活方式及运动量等因素有密切的关系。在出生后的最初几年内，儿童的肌肉发育较缓慢；5 岁以后，肌肉的增长加快；至青春期性成熟时，肌肉的发育迅速。同时，男孩的肌肉占体重的比例及肌肉的力量通常要明显高于女孩。

三、皮下脂肪

脂肪组织的发育表现为细胞数目的增加和体积的增大。人体脂肪细胞数目的增加主要是自出生前的 3 个月开始，至 1 岁末达到高峰，以后增速减缓，2—15 岁时再迅速增加。从胎儿后期至出生时，脂肪细胞体积增加 1 倍，以后增速减慢，到青春期时，脂肪细胞体积又再次增加。出生时，人体脂肪组织占体重的比例为 16%，1 岁时为 22%，以后逐渐下降，5 岁时为 12%—15%。至青春期阶段，脂肪占体重的比例有明显的性别差异，女生平均为 24.6%，比男生多 2 倍。

四、内分泌系统

内分泌系统是人体的调节系统，它由许多内分泌腺、内分泌组织和内分泌细胞组成，释放的化学物质被称为激素。激素直接进入血管、淋巴管内，然后通过血液运送到全身。激素对人体的新陈代谢、生长发育、性成熟以及免疫力的增强等都起着重要的作用。人体内主要的内分泌腺有脑垂体、甲状腺、胸腺、肾上腺、胰腺和性腺等。下面具体介绍脑垂体、甲状腺和性腺。

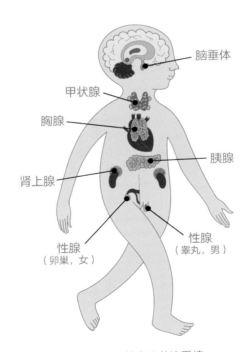

图 2-2-13　儿童内分泌系统

脑垂体分泌的生长激素，其最重要的生理作用就是促进骨骼的生长。儿童身高的增长主要靠上肢骨、下肢骨等长骨的不断增长，而长骨的末端有一种特殊结构——骨骺板，骨骺板中有许多软骨细胞。在生长激素的作用和刺激下，软骨细胞不断分裂、增殖，分泌胶原基质，然后钙化成骨。这样长骨就不断往两端增长，身体便不断长高。若儿童缺乏生长激素，则可导致侏儒症，具体表现为生长迟缓、身材矮小，但身体比例和智力发育正常；若生长激素分泌过多则可患巨人症，又称肢端肥大症。

甲状腺分泌的甲状腺素对维持体内能量代谢的平衡、促进组织发育、增加蛋白质合成和生长等有重要作用，还可直接作用于骨细胞，刺激骨的再塑造过程，使骨吸收与骨生成同时加快，促进骨、软骨、骨骺板成熟。儿童时期甲状腺功能低下者（如呆小症患者），软骨骨化与牙齿生长都会出现障碍，各长骨的骨化中心出现的时间与正常儿童相比显著推迟，骨龄大大落后于其实际年龄。

性腺分泌的性激素可引起青春期生长加速，也可同时使骨骼成熟加速，并使骨骺闭合，致使生长减慢至停止。

◎ **课后练习** ◎

1. 婴儿的前囟门一般在（　　）时闭合。

A. 6—12 个月　　　　B. 10—12 个月　　　　C. 12—16 个月　　　　D. 12—18 个月

2. 在下列由内分泌系统分泌的激素中，主要生理作用为促进儿童骨骼增长的是（　　）。

A. 肾上腺素　　　　B. 性激素　　　　C. 生长激素　　　　D. 胰岛素

3. 为了获得准确的体格生长测量值，需做到（　　）。

① 使用标准且精确的测量工具　　　　② 选择准确的人体测量解剖位点

③ 使用规范统一的测量方法　　　　　④ 准确记录测量值

A. ①②③　　　　B. ①②③④　　　　C. ②③④　　　　D. ②③

4. 为某儿童测量体重时，杠杆秤的砝码处于"10"的位置，游锤指针指向"5"，那么该儿童的体重应为（　　）。

A. 10.5 kg　　　　B. 15.0 kg　　　　C. 15.00 kg　　　　D. 50.00 kg

5. 儿童至 1 岁左右能站立行走，这表明其脊柱生理弯曲中的（　　）发育已形成。

A. 颈曲　　　　B. 胸曲　　　　C. 腰曲　　　　D. 骶曲

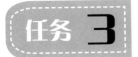 **体格生长发育评价**

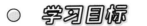

○ **学习目标** ○

☑ 了解儿童体格生长评价的四个基本要求。

☑ 知晓儿童体格生长评价的主要内容及其意义。

☑ 熟悉我国学前儿童生长发育的主要参照标准及其使用方法。

☑ 能使用等级评价法和生长曲线图评价法对儿童的体格生长状况进行初步评价。

☑ 认同体格生长监测与评价对于儿童健康发展的价值，积极参与相关知识的学习。

○ **学习准备** ○

☑ 学习本任务内容，完成预习测试。

☑ 学习微课"等级评价法""生长曲线图评价法"，熟悉这两种方法的操作步骤与要求。

☑ 结合预习内容，阅读《7岁以下儿童生长标准（WS/T 423—2022）》《中国2—18岁儿童百分位生长曲线图》，熟悉我国的儿童生长发育参照标准。

☑ 结合预习内容，完成各探索活动中的思考题。

预习测试

微课
————
等级评价法

微课
————
生长曲线图评价法

在线阅读

探索 1 儿童体格生长评价应遵循哪些要求？

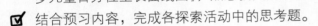

4岁的豆豆跟随父母刚从南方某省的农村转学到北京上幼儿园。在近期幼儿园组织的定期体检中，以北京市儿童的身高生长标准作为参照，豆豆的身高水平竟处于同龄、同性别儿童身高的中下水平。着急的妈妈找到张老师，问道："去年在老家测量时，孩子的身高还处于同龄孩子身高的中等水平，现在怎么下降了？是不是孩子身高没增长呀？"

豆豆的身高生长水平评价结果为何发生了变化？怎样才能获得对豆豆身高生长水平的准确评价？

··

··

··

··

学习支持 **1**

★ 体格生长评价的基本要求

体格生长评价是把儿童各项生长指标的实测值与参考标准进行比较，以分析该儿童的生长发育水平、变化、个体差异及发育趋势等的过程。儿童体格生长监测与评价是用以监测、干预个体和群体儿童健康和营养状况的最为简便、经济且无创伤的方法，对儿童早期营养性疾病（如消瘦、低体重、超重、肥胖等）、某些神经系统疾病（如小头畸形、脑积水）和内分泌疾病（如生长激素缺乏）的筛查有重要意义[①]。因而，保教人员应掌握儿童体格生长评价的基本要求、评价内容、常用方法等知识，以尽早发现儿童体格发育偏差，使其得到及时干预和治疗。在评价儿童的体格生长情况时，应遵循以下几个方面的要求：

一、选择适宜的体格生长指标

通常情况下，最重要和常用的形态指标是身高（长）和体重。小于 3 岁的儿童还应测量头围、胸围；托幼机构中 3 岁以上的儿童也建议测量头围、胸围。其他常用的形态指标还有坐高（顶臀长）、上臂围等。

二、使用规范的测量工具和方法

要获得可靠的测量数据，就需使用准确、规范、恒定的测量工具及正确的测量方法，这是确保儿童体格生长评价结果准确性的重要前提。

三、选择恰当的参照标准

参照标准是评价儿童个体与群体生长发育状况的必备资料，评价个体儿童或群体儿童的体格生长发育状况均需与参照标准相比较。需要注意的是，选择不同的参照标准，评价结果也会有所不同。

体格生长的参照标准是按统计学要求，在有一定代表性的、大样本的儿童中进行体格生长状况调查，并在所获得数据的基础上经过统计学处理后获得的。常用的两种基本调查方法为横断面调查和纵向追踪调查。其中，横断面调查是在某一时间段，选择特定的地区、有代表性的对象所进行的一次性的群体大规模测量。横断面调查相对简单易行，可在短期内获得大量的数据，以了解调查人群的体格生长水平及营养状况。而纵向追踪调查则是在较长时间内追踪同一组人群，通过定期、连续多次的测量来获得资料。虽然纵向追踪调查时间跨度大、观测对象容易丢失、资料获取相对困难，但能提供儿童体格的生长模式及生长速度的资料。

体格生长参考标准是相对的、暂时的，只能在一定的地区和时间内使用，这是因为儿童生长发育的过程始终受遗传、环境的影响，不同地区儿童的生长发育水平有所差异。目前，世界卫生组织（WHO）于 2006 年发布了世界儿童体格生长参数表及曲线图，我国卫生健康委员会也于 2022 年发布了《7 岁以下儿童生长标准（WS/T 423—2022）》。针对我国学龄前儿童的体格生长评价，建议选择卫生健康委员会发布的儿童生长发育参照标准。

体格生长参照标准通常包括数字表格和曲线图两种表达形式，且数字表格和曲线图均有标准差法和百分位数法两种表达方法。

1. 标准差法

标准差法，也称离差法，是评价个体、群体儿童生长发育水平和现状的较常用的统计方法。标准差法是用标准差（SD）与平均值（$\bar{x}$）来表示样本调查值分布的，适用于正态分布的数据资料（如身高、体重、头围等），以"平均值（$\bar{x}$）± 标准差（SD）"来表述。$\bar{x} \pm 1SD$ 包括样本的 68.3%，$\bar{x} \pm 2SD$ 包括样本的 95.4%，$\bar{x} \pm 3SD$ 包括样本的 99.7%。一般以 $\bar{x} \pm 2SD$ 为正常范围。

[①]《中华儿科杂志》编辑委员会，中华医学会儿科学分会儿童保健学组 . 中国儿童体格生长评价建议［J］. 中华儿科杂志，2015，53（12）：887—892.

2. 百分位数法

百分位数法是将某一指标（如体重、身高/长）的不同个体的测量值按从小到大的顺序排列，分为 100 个等份，每一等份即代表一个百分位的值。个体测量值所处参考人群的百分位数，可反映该个体的发育水平。百分位数法适用于正态或非正态分布的数据资料。当数据资料呈非正态分布时，百分位数（P_n）能更准确地反映所测数值的分布情况，一般采用 P_3、P_{10}、P_{25}、P_{50}、P_{75}、P_{90}、P_{97} 为主要界值点[1]，以 P_3—P_{97} 为正常范围（包括了全部样本的 95% 左右）。

四、结合横向比较和定期纵向观察

横向比较指将儿童体格测量资料与可供参考的数据相比较，了解个体在同龄、同性别人群中所处的位置，以全面评价儿童的生长情况。而定期纵向观察可了解儿童的生长轨迹和生长趋势。不同年龄段儿童体格定期监测的要求见表 2-3-1。

表 2-3-1 不同年龄段儿童体格定期监测要求[2]

年龄	频率	体重	身高（长）	头围	身高（长）别体重[3]	体质指数[3]
< 6 月龄	1 个月一次	√	√	√	√	
6—12 月龄	2 个月一次	√	√	√	√	
1—3 岁	3 个月一次	√	√		√	√（≥ 2 岁）
3—6 岁	6 个月一次	√	√		√	√
≥ 6 岁	12 个月一次	√	√			√

探索 2　儿童体格生长评价的内容有哪些？

在近期的体格检查中，张老师发现宁宁的身高、体重测量值虽然处在同年龄、同性别儿童生长标准值的中等水平位置，但这两项指标在近半年内变化很小，几乎处于停滞不增的状态。在收到体检反馈后，宁宁的妈妈不以为然，她认为每个孩子都有自己的生长特点，半年不长身高、体重没关系，只要处于中等水平就是正常的。

宁宁妈妈的观点是否正确？宁宁的身高、体重在半年内几乎处于停滞生长的状态，这可能说明了什么问题？

---

① 说明：也有采用 P_3、P_{20}、P_{50}、P_{80}、P_{97} 为主要界值点的。
② 《中华儿科杂志》编辑委员会，中华医学会儿科学分会儿童保健学组. 中国儿童体格生长评价建议［J］. 中华儿科杂志，2015，53（12）：887—892.
③ 说明：身高（长）别体重和体质指数的概念详见本任务的"学习支持 2"。

学习支持 2

★ 体格生长评价的内容

儿童体格生长评价的内容包括生长水平、生长速度和匀称度三个方面。通过生长水平可了解个体、群体儿童的体格生长发育现状，与同性别、同年龄的标准相比处于什么水平；通过生长速度可关注到儿童体格的生长发育趋势；通过匀称度可分析儿童的体格发育是否均衡协调[①]。

一、生长水平

将某一年龄时点所获得的某一项体格生长指标测量值与参考人群值或标准值比较，得到该儿童在同年龄、同性别人群中所处的位置（横向比较），即为此儿童该项体格生长指标在此年龄的生长水平。生长水平评价简单易行、直观形象，能较准确地反映个体或群体儿童所达到的生长发育水平，但不能反映儿童的生长发育变化过程或"轨迹"。

所有的单项体格生长指标，如体重、身高（长）、头围、胸围、上臂围等均可进行生长水平评价，通常用标准差法和百分位数法表示，一般将 $\bar{x} \pm 2SD$ 或 $P_3 - P_{97}$ 视为正常范围。对于生长水平明显偏离正常范围的儿童，应及时将其送医检查和诊断，以尽早发现或排除病理性因素。

二、生长速度

生长速度是对某一单项体格生长指标进行定期、连续测量（纵向观察），以获得该项指标在某一年龄阶段的增长趋势，两次连续测量值的差即为该儿童此项体格生长指标的生长速度。纵向观察儿童的生长速度可掌握个体儿童自身的生长轨迹，也可反映遗传、环境因素对体格生长的影响。通过生长曲线图来观察儿童的体格生长速度是最简单、直观的方法，能尽早发现儿童体格生长偏离的情况。定期、连续进行体格监测是生长速度评价的关键。生长速度的常用指标有身（长）、体重、头围（3 岁以下儿童）等，其中身高（长）最为常用。

生长速度的结果包括正常增长、增长不良、增长过速三种。下面以生长发育曲线图为例，分别说明三种生长速度的曲线图特征（见图 2-3-1）。

第一，正常增长。与参照曲线相比，儿童自身的体格生长曲线与参照曲线平行上升。图 2-3-1 曲线①与参照曲线平行上升。

第二，增长不良。与参照曲线相比，儿童自身的体格生长曲线表现为上升缓慢（增长值为正数，但低于参照速度标准）、持平或停滞不升（增长值为零）、下降（增长值为负数）。图 2-3-1 曲线②的后半段呈现出上升缓慢的特征。

第三，增长过速。与参照曲线相比，儿童自身的体格生长曲线上升迅速（增长值超过参照速度标准）。图 2-3-1 曲线③的后半段呈现出增长过速的特征。

三、匀称度

匀称度是对体格发育的综合评价，可反映体重、身高（长）、胸围、上臂围等指标之间的关系，主要包括体形匀称度、身材匀称度两个方面。

1. 体形匀称度

体形匀称度是以体重与身高（长）的比值来表示体形（形态）发育比例关系的，即代表一定身高（长）的相应体重增长范围。将"体重/身高（长）"实际测量值与参照人群值比较，结果以等级形式表示。体形匀称度通常可通过身高（长）别体重（W/H）和体质指数（BMI）两个指标来反映。

身高（长）别体重表示单位身高（长）的体重，间接反映身体的密度与充实度。身高（长）别体重是判断 10 岁以内儿童营养不良和超重（肥胖）最常用的指标之一。计算公式为：身高（长）别体重

---

① 陶芳标 . 儿童少年卫生学（第 8 版）[M] . 北京：人民卫生出版社，2017：121.

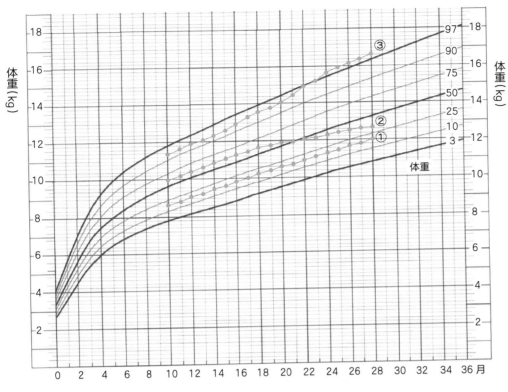

曲线①：正常增长
曲线②：增长不良
曲线③：增长过速

图 2-3-1 体重的三种生长速度曲线图

（W/H）= 体重（kg）/ 身高（长）（cm）× 100%。

体质指数（BMI）又称体重指数或体块指数，表示每平方米身体面积中所包含的体重，即该面积下所涵盖机体组织的平均密度，可间接反映体形和身材的匀称度。体质指数不仅可敏感反映身体充实度和体形胖瘦，且受身高干扰小，与皮脂厚度、上臂围等营养指标的相关性较高，被广泛用于营养不良、超重（肥胖）的筛查。计算公式为：体质指数（BMI）= 体重（kg）/ ［身高或身长（m）］^{2}。

2. 身材匀称度

身材匀称度是以坐高（顶臀长）与身高（长）的比值来反映下肢发育状况的。将实际测量计算结果与参照人群值计算结果比较，小于等于参照值即为匀称，否则为不匀称。这一指标可帮助诊断内分泌及骨骼发育异常疾病。

探索 3 如何对儿童体格生长测量值进行评价？

优优 5 岁了，身高为 103.5 cm，体重为 15.05 kg。她是班级中个子最矮的孩子，且有挑食、偏食的不良习惯。在过去的一年中，优优身高增长了 6.0 cm。优优妈妈对孩子的身高发育很是焦虑，经常向老师了解优优在幼儿园的饮食情况，甚至怀疑孩子可能患有生长迟缓或内分泌系统疾病。

请结合所学知识，对优优的身高生长水平和生长速度进行评价。如果你是优优的老师，你该如何与孩子的家长进行沟通？

学习支持 3

★ 体格生长评价的方法

儿童体格生长的评价方法有许多，既有简单的，也有烦琐的，所反映的内容各有侧重，但无论是哪一种方法都不能完全满足对儿童体格生长发育全面评价的要求。因此，对个体儿童的体格发育评价需根据评价的目的选择适当的方法，将生长水平、生长速度、匀称度等指标有机结合起来，并采用标准化生长曲线图进行动态评价才能得出较准确的结论，不可简单、片面地给测量异常值贴上"营养不良""生长异常"等标签。下面介绍等级评价法与生长曲线图评价法这两种常用的体格生长评价方法。

一、等级评价法

等级评价法是将个体儿童体格指标的实测值与同年龄、同性别人群相对应指标的参照标准进行比较，以确定其生长发育等级，从而评价儿童体格生长发育状况的方法。等级评价法可以是三分法、五分法或七分法，国内最常用的是五等级评价标准（见表 2-3-2）。因低龄儿童群体内个体差异小，故可简化成上、中、下三个等级。

表 2-3-2　生长水平评价的五等级划分[①]

评价结果	标准差法	百分位数法
上（异常）	$\geqslant \bar{x}+2SD$	$\geqslant P_{97}$
中上	$\bar{x}+1SD \leqslant \cdot < \bar{x}+2SD$	$P_{75} \leqslant \cdot < P_{97}$
中	$\bar{x}-1SD \leqslant \cdot < \bar{x}+1SD$	$P_{25} \leqslant \cdot < P_{75}$
中下	$\bar{x}-2SD \leqslant \cdot < \bar{x}-1SD$	$P_{3} \leqslant \cdot < P_{25}$
下（异常）	$< \bar{x}-2SD$	$< P_{3}$

注：$\bar{x}$ 为平均值，SD 为标准差，P 为百分位。

标准差法与百分位数法两种统计方式都可用于等级评价法。在运用标准差法来表示生长水平等级时，某项评价指标（如身高）以均值（$\bar{x}$）为基准值，以其标准差（SD）为离散距，将生长发育水平划分为五个等级。在运用百分位数法来呈现生长水平等级时，其原理、过程与标准差法类似，但基准值（P_{50}）和离散度（P_3、P_{25}、P_{75}、P_{97} 等）均以百分位数表示。

在等级评价法中，将个体儿童某一体格发育指标的实测值和生长发育等级相对应，即可评价实测值所在的等级。体格发育等级评价法常用的指标是身高（长）和体重。当个体儿童身高（长）、体重的评价结果为"中""中上""中下"时，均为正常范围，大约95%的儿童属此列；当评价结果为"上""下"时，则提示可能存在生长发育偏离（如生长过速/生长迟缓、肥胖/低体重）的情况，但也不能一概认定为异常，还需要定期、连续地监测观察，并由专业人员做进一步评估才能得出结论。这种方法的优点是简单易行，缺点是只能用于单项指标的评价，不能对儿童体形匀称度做评价，也不能对儿童的生长发育动态变化情况进行评价。

---

① 首都儿科研究所，中国疾病预防控制中心妇幼保健中心，等. 7岁以下儿童生长标准：WS/T 423—2022［S］.北京：中华人民共和国国家卫生健康委员会，2022.

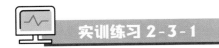

实训练习 2-3-1

儿童体格发育等级评价法

1. 实训准备

儿童身高（长）、体重指标实测数据，《7 岁以下儿童生长标准（WS/T 423—2022）》。

2. 实训步骤与要求

（1）具体步骤：

① 对儿童体格生长指标进行规范测量，并收集相关信息和数据。

② 选择合适的儿童生长发育参照标准。

③ 对比同性别、同年龄儿童体格发育参照标准值。

④ 对儿童体格生长的等级水平进行初步评价。

（2）实训要求：

请以《7 岁以下儿童生长标准（WS/T 423—2022）》为参照值，根据下列儿童的基本信息及体格测量实测数据，运用等级评价法对其身高（长）、体重的发育水平进行评价。

表 2-3-3　儿童体格发育评价表

基本信息	身高（长）实测值（cm）	身高（长）发育水平	体重实测值（kg）	体重发育水平
甜甜，女，3 岁 6 个月	105.0		20.15	
萌萌，女，6 岁	116.7		22.50	
豆豆，男，2 岁 3 个月	82.4		12.00	
晨晨，男，4 岁 9 个月	106.5		24.05	

注：评价结果为上、中上、中、中下、下。

二、生长曲线图评价法

生长曲线图评价法的原理与等级评价法一样，只是将等级评价法中的不同等级用曲线来表示，即将测量数值按标准差法或百分位数法的等级绘成不同年龄、不同体格指标测量数值的曲线图作为参照标准，表明不同年龄儿童体格生长指标的分布情况。按标准差法的 5 个等级绘成的 5 条主曲线分别为 $\bar{x}+2SD$、$\bar{x}+1SD$、$\bar{x}$、$\bar{x}-1SD$、$\bar{x}-2SD$；按百分位数法的 5 个等级绘成的 5 条主百分位曲线分别为 P_3、P_{25}、P_{50}、P_{75}、P_{97}，两条邻近主百分位的曲线相当于 $1SD$。实际测量值在 $\bar{x}+2SD$—$\bar{x}-2SD$，或 P_3—P_{97} 的都为正常范围。如需判断个体儿童体格发育情况，选择百分位曲线图法更为直观且有价值。百分位曲线图除了上述呈现 5 条曲线之外，更多的是会呈现 7 条百分位曲线，分别为 P_3、P_{10}、P_{25}、P_{50}、P_{75}、P_{90}、P_{97}。

生长曲线图简单直观、使用方便，不仅可以评价儿童某项指标目前的生长水平，还可以追踪观察儿童某项指标的生长趋势和生长速度，同时还可以比较两个或多个儿童同一指标发育水平的差异。选择规范的参照曲线图，定期且连续地进行生长监测，正确地画点、描记及对结果进行恰当解释是确保生长曲线图评价法科学客观的重要前提。

1. 生长曲线图的种类及选择

生长曲线图的种类可根据需要及使用人群进行绘制和选择，儿童保健工作中常用的不同性别的生长曲线图有 5 种，分别是年龄别身高（长）、年龄别体重、年龄别头围、身高（长）别体重和年龄别体质指数（BMI），有时两个指标的生长曲线会合并在一张图中（见图 2-3-2）。

在年龄别身高（长）、年龄别体重、年龄别头围及年龄别体质指数（BMI）生长曲线图中，横坐标表示儿童的年龄（月龄），纵坐标表示儿童的身高（长）、体重、头围的实际测量值及体质指数的计算值。但在身高（长）别体重生长曲线图中，横坐标表示的是身高（长）测量值，纵坐标表示的是体重测量值，在使用中应加以区分。

在生长曲线图的选择上，应结合儿童的实际年龄、体格指标及评价目的等来进行。例如：年龄别身高（长）曲线图可用于儿童生长迟缓和生长过速的评估；年龄别体重曲线图通常用于儿童低体重的评估，但不用于儿童超重或肥胖的筛查；身高（长）别体重曲线图可用于 6 岁以下儿童的营养不良、超重及肥胖的监测，但在儿童保健工作中，建议积极采用年龄别 BMI 曲线图进行营养不良、超重及肥胖风险的监测[①]。

2. 生长曲线图的描记方法

生长曲线图的描记主要分为以下四个步骤：

第一步，准备数据。准备好个体儿童定期、连续的体格生长指标测量的相关数据，包括儿童的性别、年龄（月龄）、体格指标测量值。

第二步，选择曲线图。选择相应性别、年龄的生长曲线图作为参照标准。

第三步，描记交叉点。先找到生长曲线图上横坐标中该儿童实际年龄或月龄的位置点，再以该点为基准，绘制一条垂直于横坐标的直线；然后以同样的方法，找到生长曲线图上纵坐标中该儿童体格指标实际测量值的位置点，再以该点为基准，绘制一条垂直于纵坐标的直线。两条直线的交叉点即为该年龄儿童体格生长指标在生长曲线图的位置或水平。

第四步，多点连线。将多次描记的"交叉点"用线连接起来，即可获得该儿童在一段时间内的体格指标生长轨迹或趋势。

3. 生长曲线图的结果解释

从生长曲线图上描记出的某个交叉点所处的位置，可得出个体儿童该项体格指标在同性别、同年龄儿童中所处的位置，即为此儿童该项指标所达到的生长水平；从生长曲线图上多个交叉点连线的走势及变化，可以得出个体儿童体格指标在某段时间内的生长趋势和生长速度。

例如，某男童在 4 周岁时的身高测量值为 100.0 cm，在年龄别身高百分位曲线图上描记的点位于 P_{10} 与 P_{25} 之间，这表明该男童的身高生长水平在同龄群体中处于中等偏下位置，但仍属于正常范围。如果某男童在 4—6 岁期间，由身高定期测量值所描记的交叉点连线位于年龄别身高百分位曲线图上的 P_{50} 与 P_{75} 两条曲线之间，则表明该男童在 4—6 岁期间身高的生长趋势持续良好，属于正常范围。

理想状态下，成长中儿童的体重、身高（长）等体格指标应在参照标准的 P_{25}—P_{75}，且儿童生长曲线的上升趋势与儿童生长标准曲线平行。如果儿童体格生长指标的测量值低于 P_3（或 $\bar{x}-2SD$）或高于 P_{97}（或 $\bar{x}+2SD$），则表明可能存在生长异常，但这也不是绝对的，还应结合其他生长评价内容进行分析。如果儿童某体格指标生长曲线远离了预期的生长轨迹，跨越了一条主百分位线，或出现急剧上升 / 下降、保持平坦（停滞）等情况，也表明其生长发育可能存在风险，应及时寻求专业医疗机构做进一步评估。除此之外，在解释儿童体格生长曲线图时还应把握四个关键点：

---

① 《中华儿科杂志》编辑委员会，中华医学会儿科学分会儿童保健学组. 中国儿童体格生长评价建议［J］. 中华儿科杂志，2015，53（12）：887—892.

第一，定期、连续地进行生长监测。生长是一个持续的过程，单次的测量值不能提示过去或将来的生长趋势，所含有的可变因素也较多，因而不能全面体现儿童的生长发育水平。而定期且连续的生长监测可以获得个体的生长轨迹，这比某一次测量数据的百分位数值更为重要。大多数儿童体格发育的各测量值水平是相近的，如某儿童年龄别体重测量值靠近体重百分位曲线图上的 P_{25} 曲线，则该儿童年龄别身高测量值也大多靠近身高百分位曲线图上的 P_{25} 曲线。如果儿童的某一体格发育测量值明显偏离其他指标测量值的百分位数值，则提示可能存在生长异常。

第二，关注个体差异。受遗传及环境因素影响，儿童体格生长存在明显的个体差异，多数儿童的体重和身高（长）测量值会稳定地沿着自己的"生长轨道"发展。凡是生长水平位于参照值的正常范围内，并且沿着其中的一条主百分位线稳定上升的，就表明生长速度正常。因此，平均值或 P_{50} 不是每个儿童应达到的生长目标，在对儿童体格生长进行评价和解释时需关注个体差异。

例如，就遗传对儿童身高生长的影响而言，父母身高作为家庭遗传特征评估指标，对儿童身高的影响自出生时即已体现。世界卫生组织的研究揭示，2 岁以下儿童身高的差异有 10.8%—20.7% 归因于父母身高，且相关性随年龄的增长呈增加趋势。因此，在对 7 岁以下儿童身高进行个体化评估和解释时，不可忽视父母身高的影响作用[1]。

第三，留意生长波动。如果某儿童的定期体格生长测量值各点均在生长曲线同一等级线上，或在两条主百分位线内波动，说明该儿童生长正常。但如果某儿童的体格生长曲线偏离了稳定的生长轨道——超过一条主百分位线者为生长波动，需要适当增加生长监测频率并了解原因。

第四，发现生长异常。当儿童生长水平或体形匀称度 $< P_3$ 或 $> P_{97}$，或系列测量过程中出现生长曲线偏离原稳定的生长轨道超过两条主百分位线者为生长异常，需及时送医诊治。

实训练习 2-3-2

儿童体格发育生长曲线图评价法

1. 实训准备
儿童体格指标实测数据、"中国 2—18 岁男童身高、体重百分位曲线图"[2]。

2. 实训步骤与要求
（1）具体步骤：

① 对儿童体格生长指标进行规范测量，并收集相关信息和数据。

② 选择合适的儿童生长发育参照标准。

③ 绘制儿童某阶段内的体格生长曲线图。

④ 对儿童体格生长的水平、速度或趋势进行评价（正常／异常）。

（2）实训要求：

请以"中国 2—18 岁男童身高、体重百分位曲线图"为参照值（见图 2-3-2），根据某男童 3 年内的体格测量数据（见表 2-3-4）描绘其身高和体重的生长曲线图，然后对其身高、体重的发育水平、速度及趋势等进行初步评价。

---

① 张亚钦，李辉，武华红，等.父母身高对 7 岁以下儿童身高影响效应的研究［J］.中国儿童保健杂志，2021，29（06）：584—588，599.

② 说明：由首都儿科研究所生长发育研究室制作，参考《中华儿科杂志》（2009 年 7 期）。

表 2-3-4　某男童体格发育生长曲线图评价表

年龄＼项目	身高（cm）	体重（kg）	评价结果
3 岁	96.0	14.20	
3 岁 3 个月	98.1	15.05	
3 岁 6 个月	100.2	15.55	
3 岁 9 个月	102.0	16.10	
4 岁	104.2	16.80	
4 岁 3 个月	106.1	17.55	
4 岁 6 个月	107.5	18.05	
4 岁 9 个月	108.0	18.65	
5 岁	109.1	19.15	
5 岁 3 个月	109.5	19.75	
5 岁 6 个月	110.0	20.00	
5 岁 9 个月	110.6	20.25	
6 岁	111.2	20.45	

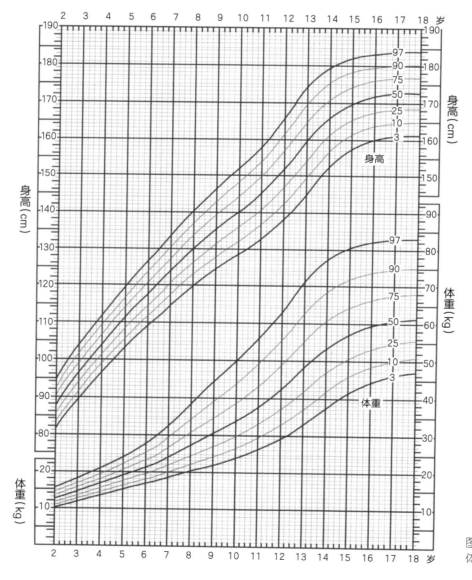

图 2-3-2　中国 2—18 岁男童身高、体重百分位曲线图

在线自测

------------------------------------- ◉ *课后练习* ◉ -------------------------------------

1. 在为儿童进行体格生长评价时，应遵循的基本要求不包括（　　　）。

　　A. 选择适宜的生长指标　　　　　　　　　B. 使用规范的测量工具和方法

　　C. 尽量选择国际儿童参照标准　　　　　　D. 采用横向比较结合定期纵向观察的方法

2. 儿童体格生长评价的内容主要包括三个方面，但不包括（　　　）。

　　A. 生长水平　　　　　　　B. 匀称度　　　　　　　C. 生长速度　　　　　　　D. 生长轨迹

3. 某 4 岁男童的身高测量值位于同性别、同年龄儿童身高生长标准值的第 80 百分位，那么该男童身高的发育水平评价结果为（　　　）。

　　A. 上　　　　　　　　　B. 中上　　　　　　　　C. 中　　　　　　　　D. 中下

4. 下面关于生长曲线图评价法的表述中，正确的是（　　　）。

　　A. 每个儿童的体格发育应以平均值或 P_{50} 曲线为主要目标

　　B. 生长曲线图评价法可以诊断儿童是否患有营养不良、生长激素缺乏等疾病

　　C. 定期且连续的生长监测比某一次的测量数值更为重要

　　D. 只要儿童的体格指标曲线在 P_3 和 P_{97} 两条曲线之间就是正常的

5. 下面关于体格发育等级评价法的表述中，正确的是（　　　）。

　　A. 某儿童体重测量值的评价结果为“上”，即表明该儿童体重发育水平优于同性别、同年龄儿童

　　B. 等级评价法可以对儿童体形的匀称度做评价

　　C. 等级评价法通常适用于对儿童身高（长）、体重发育水平的评价

　　D. 等级评价法能够动态反映儿童的体格发育水平

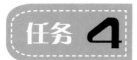

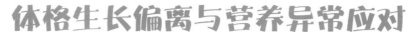

任务 4　体格生长偏离与营养异常应对

○ **学习目标** ○

☑ 知晓儿童体格生长偏离的主要类型及对应的评价标准。

☑ 熟悉托幼机构儿童常见营养性疾病的影响因素及主要的干预策略。

☑ 能通过对比儿童体格生长测量值与评价标准，对体格生长偏离的儿童进行初步筛查。

☑ 能有针对性地对患有营养性疾病的儿童进行一日活动观察和照护。

☑ 能与患有营养性疾病的儿童家长进行有效沟通，并提供恰当的矫治建议。

☑ 能认同早预防、早干预儿童营养性疾病的重要意义，积极参与相关知识的学习。

○ **学习准备** ○

☑ 学习本任务内容，完成预习测试。

☑ 结合预习内容，完成各探索活动中的思考题。

预习测试

探索 1　如何判断儿童体格生长是否出现偏离？

女孩豆豆5周岁了，妈妈听说幼儿园这两天组织了体检，便想了解孩子身体的发育状况。张老师从保健教师那里得知，豆豆现在的身高为116.5 cm，体重为28.00 kg。

请结合所学知识，以《7岁以下儿童生长标准（WS/T 423—2022）》为参照，根据豆豆的身高、体重、身高别体重三个指标的生长水平对其进行初步评价。

学习支持 1

★ **体格生长偏离**

大多数儿童在良好适宜的环境下，其遗传潜力可以得到较好的发挥，并遵循一定的生长规律或"生长轨道"稳定生长。但是，当儿童在生长过程中受到体内外某些因素的影响时，其生长速度会出现异常，从而导致体格生长水平与匀称度也出现异常，即体格生长偏离了正常的生长规律或"生长轨道"。

体格生长偏离是儿童生长过程中最常见的问题之一，有些可始于胎儿期，部分为遗传、代谢、内分泌疾病所致，还有少数因神经心理因素所致，大多数与后天营养和疾病密切相关。生长偏离有时影响整个机体，有时影响部分机体；有的可呈现"追赶生长"，有的则不可逆转。学前儿童常见的体格生长偏离主要有体重生长偏离、身高（长）生长偏离及头围生长偏离三种类型，体格生长指标测量值与评价结果的对应关系见表 2-4-1。

表 2-4-1　儿童体格生长指标测量值与评价结果对应关系[①]

指　标	标准差法	评价结果
年龄别体重	$< \bar{x} - 2SD$	低体重
年龄别身高（长）	$< \bar{x} - 2SD$	生长迟缓
	$\geq \bar{x} + 2SD$	生长过速
身高（长）别体重／年龄别 BMI	$< \bar{x} - 2SD$	消瘦
	$\bar{x} + 1SD \leqslant \cdot < \bar{x} + 2SD$	超重
	$\geq \bar{x} + 2SD$	肥胖
年龄别头围	$< \bar{x} - 2SD$	过小
	$\geq \bar{x} + 2SD$	过大

一、体重生长偏离

体重生长偏离可分为低体重、消瘦、超重、肥胖四种情况。

（1）低体重是指儿童体重测量值低于同年龄、同性别儿童组体重平均值 $-2SD$。

（2）消瘦是指儿童体重测量值低于同身高（长）、同性别儿童组体重平均值 $-2SD$。

（3）超重与肥胖的定义详见"学习支持 2"。

二、身高（长）生长偏离

从身高（长）的生长水平上看，儿童身高（长）生长偏离可分为生长迟缓、生长过速两种情况。

（1）生长迟缓又称身材矮小，是指儿童身高（长）的测量值低于同年龄、同性别儿童组身高（长）平均值 $-2SD$。

（2）生长过速又称高身材，是指儿童身高（长）测量值大于或等于同年龄、同性别儿童组身高（长）平均值 $+2SD$。

从身高（长）的生长速度来看，如果出生后第一年身长增长低于 23.0 cm，出生后第二年身长增长低于 8.0 cm，出生后第三年身长增长低于 7.0 cm，3 岁至青春期身高每年增长低于 5.0 cm，应考虑身高生长迟缓的可能，需及时送医做进一步检查。若出生后第二年身长增长大于 13.0 cm，出生后第三年身长增长大于 10.0 cm，应分析遗传和喂养因素，避免过度喂养。若 3 岁至青春期儿童身高每年增长大于 8.0 cm，应寻求内分泌科医生诊断，排除性早熟的可能。

---

① 首都儿科研究所，中国疾病预防控制中心妇幼保健中心，等 . 7 岁以下儿童生长标准：WS/T 423—2022〔S〕. 北京：中华人民共和国国家卫生健康委员会，2022.

三、头围生长偏离

头围是 3 岁以下儿童体格发育的重要指标。当儿童头围测量值低于同年龄、同性别儿童组头围平均值 $-2SD$，为头围过小；当儿童头围测量值大于或等于同年龄、同性别儿童组头围平均值 $+2SD$，为头围过大。如果出生时头围小于 32.0 cm，3 岁后头围小于 45.0 cm，称为小头畸形，通常提示大脑发育不良；如果头围增长过速、头围过大则往往提示脑积水[①]。

托幼机构应重视儿童的定期健康检查工作，通过定期横向比较、纵向观察，尽早发现儿童体格生长偏离的情况，并及时反馈给家长，以便对儿童可能存在的营养疾病或发育障碍做进一步筛查、诊断，如单纯性肥胖、蛋白质-能量营养不良、缺铁性贫血、维生素 D 缺乏性佝偻病、性早熟等。

探索 2　如何判断儿童是否属于肥胖？如何对肥胖儿童进行干预？

　　保健教师在儿童定期体检后发现，西西的体重增长过快，属于超重，于是便将结果反馈给张老师。张老师与西西妈妈进行了沟通，建议她注意控制西西对高热量食物的摄入，并加强身体锻炼，避免体重增长过快。然而，西西妈妈觉得孩子长得"结实"是好事，这说明她消化吸收功能好，况且孩子目前就算属于超重，也只是暂时的，等孩子长高了就不显胖了。

　　1. 西西妈妈的观点是否正确？为什么？

　　2. 如果你是张老师，你会如何与西西妈妈做进一步沟通？请写下沟通要点。

　　3. 请结合所学知识，思考保教人员可以通过哪些措施来预防儿童超重及肥胖的发生。

学习支持 2

★ 单纯性肥胖

肥胖指由多因素引起、因能量摄入超过能量消耗而导致体内脂肪积聚过多且达到危害健康程度的一种慢性代谢性疾病。单纯性肥胖又称为原发性肥胖，其发生与遗传、饮食和身体活动水平等有关，儿童期肥胖绝大多数属于单纯性肥胖。单纯性肥胖可发生于任何年龄，常见于婴儿期、学龄前期和青春期，且男童多于女童。

儿童期肥胖，尤其是持续性的肥胖，可能会给儿童的身心健康带来长期性的危害。临床研究表明，7 岁以下儿童持续的肥胖将对其在儿童期、青少年期及成年期的身心健康都带来不良影响，同时还是成年期心血管疾病、高血压、2 型糖尿病等多种慢性病发病的主要危险因素。此外，肥胖还可能引发儿童出现睡眠呼吸障碍、社交障碍、自卑等身心问题。由此，托幼机构保教人员及家长应提高对儿童肥胖的重视

---

① 李林，武丽杰．人体发育学（第 3 版）［M］．北京：人民卫生出版社，2018：16．

程度，及早控制与预防儿童肥胖的发生与发展，以确保儿童的身心健康发展。

一、筛查与评定

目前，我国临床上对于学前儿童肥胖的诊断标准是国家卫生健康委员会发布的《7 岁以下儿童生长标准（WS/T 423—2022）》。如果受测儿童身高（长）别体重实测值（或年龄别 BMI 值）处于同性别参照儿童身高别体重（或年龄别 BMI）平均值 +1SD—+2SD（不包含 +2SD），则属于超重；如果处于平均值 +2SD—+3SD（不包含 +3SD），则属于肥胖；如果等于或高于平均值 +3SD，则属于重度肥胖。

二、具体表现

在临床表现上，肥胖儿童通常食欲旺盛、进食量大、进食速度快，尤其喜欢吃甜食、含糖饮料等高热量食物。同时，肥胖儿童多不喜欢或不愿意参加体育活动，在运动中常出现胸闷、气短、汗多、腿部关节疼痛、易疲劳等表现。此外，肥胖儿童与体重正常儿童相比，可能会出现不同程度的自卑感、孤独感、抑郁症状，以及社会适应能力下降、行为问题增多等心理行为问题。

在体征上，肥胖儿童皮下脂肪较丰满，尤其在胸腹部、臀部及大腿部脂肪过多，但体脂分布均匀。严重肥胖者可因皮下脂肪过多，使胸腹、臀部及大腿皮肤出现皮纹，腹部膨隆下垂。

三、影响因素

儿童肥胖的发生与发展受到多种因素的影响，主要包括遗传、环境及社会经济与文化等因素。一般认为，遗传因素是肥胖发生的内在基础，环境及社会经济与文化因素之间也会相互作用，并影响着遗传因素对儿童肥胖发生发展的效应。也就是说，儿童肥胖是遗传与环境共同作用的结果。

1. 遗传因素

父母的体重情况可以通过遗传影响子女超重及肥胖的发生。研究发现，父母一方肥胖的 3 岁以下儿童，在 7 岁时出现肥胖的风险是父母体重正常组的 4.25 倍（母亲肥胖）和 2.54 倍（父亲肥胖）；如果父母均肥胖，则儿童肥胖的风险是父母体重正常组的 10.44 倍。但是，只有在适宜的环境下，遗传因素才对肥胖的发生起作用，即肥胖相关基因的表达是由一定的环境因素诱发的。也就是说，父母体重对子代体重的影响除了通过遗传因素发生作用外，还受到环境因素（如父母对高热量食物的饮食偏好）及二者交互作用的影响。

2. 环境因素

由于基因在短时间内很难发生较大的变化，所以近几十年来，我国儿童超重、肥胖快速上升的趋势主要是由环境因素造成的。环境因素主要包括儿童的膳食摄入、身体活动、带养人等方面。这些环境因素之间也相互影响、相互作用。

（1）膳食摄入。儿童在婴幼儿期营养摄入过多、辅食添加过早等，以及在儿童期膳食结构不良（如膳食中脂肪供能比偏高，而碳水化合物供能比偏低）、饮食行为不良（如长期摄入过多的高能量密度食物、暴饮暴食、进食速度快、睡前进食、非饥饿状态下进食、经常在外就餐等），都会使儿童摄入过多能量，导致体内脂肪过度聚积，从而增加肥胖发生的风险。

（2）身体活动。身体活动是指由骨骼肌收缩导致能量消耗的各种活动，包括体育锻炼，以及在上学、做家务和休闲时间内能够消耗能量的各种活动。保持规律、适度的身体活动是维持健康的必备条件。儿童参加户外运动的时间过少，而用于看电视、电脑、手机等的时间过多，可使身体活动不足，从而降低体内过剩能量的消耗，导致儿童肥胖发生的风险增高。

（3）带养人。儿童带养人的文化水平、喂养态度（或观念）及行为、对儿童体重的认知偏差[①] 等影响着儿童的饮食结构、饮食行为、身体活动量，从而影响着儿童肥胖的发生和发展。研究表明，母亲在儿童生命早期的生长发育中扮演着关键的角色，母亲妊娠期营养过剩或患妊娠期糖尿病、母亲超重或肥胖

---

① 说明：体重认知偏差，即儿童实际 BMI 等级与带养人对儿童体重的认知存在差距，体重认知偏差分为准确认知、高估和低估三类。

等都可能是儿童肥胖的危险因素[1]。

此外，在我国家庭中，祖辈普遍是儿童的主要带养人，他们大多缺乏科学的喂养知识和健康观念，从而导致儿童不健康饮食行为的增加。例如：有的祖辈不认为肥胖是疾病，依然鼓励儿童吃更多的食物；用不健康的零食作为儿童良好行为的奖励；等等。此外，因自身体力衰退、担心儿童在运动中受伤等，祖辈在带养中可能无法为儿童提供足够的身体活动量。因而，相比于父母作为儿童的主要带养人，祖辈带养的儿童更容易发生超重、肥胖[2]。

3. 社会经济与文化因素

首先，社会的发展会使人们的生活方式发生改变，例如：食物供应丰富改变了人们的膳食结构和能量摄入水平；经常看电视和使用电脑，可能因久坐、少动而导致活动时间减少。这些因素都可能导致儿童能量摄入增加、静态活动时间延长，使能量消耗减少，发生肥胖的风险增加。

其次，包括经济收入、教育程度、职业和居住环境等在内的社会经济状况因素对儿童肥胖的发生也会产生影响。在发达国家，家庭经济条件差的儿童比经济条件好的儿童的肥胖率高。而在我国，父母文化程度高、家庭收入高的儿童却比父母文化程度低、家庭收入低的儿童的肥胖率高[3]。这可能是因为随着经济收入的增加，家庭经济较好的儿童的食物摄入更充足，看电视、玩电子游戏等静态活动的时间也更多。

再者，社会文化和民族习俗等因素也间接地影响着儿童肥胖的发生和发展。例如，在我国的传统观念中，"胖"常被认为是"福气"和"健康"的外在体现，不少人觉得胖乎乎的孩子是可爱的、健康的，甚至有家长认为孩子长得胖是家庭经济实力的体现。这一文化背景影响着家长的喂养方式及对儿童肥胖的认知，从而间接地影响着儿童肥胖的发生。

最后，社会大众传媒对儿童肥胖的影响也不可忽视，如电视食品广告中的大部分食品为高脂、高糖、高盐类，儿童在传媒广告的诱导下容易过度摄入此类食物，从而给健康带来风险。

四、干预策略

对肥胖儿童进行干预的主要目标是改变其不良的生活方式，在保证儿童正常生长发育的前提下，维持体重的正常增加，控制体重的过度增长，保持其身心健康。需要注意的是，一般情况下不建议减重。托幼机构对肥胖儿童的干预可从专案管理、行为指导、心理呵护、家园共育等方面展开。

1. 专案管理

对在健康检查中筛查出的肥胖及重度肥胖儿童，应由保健教师负责对其进行专案管理，具体内容包括：通过家长访谈掌握肥胖儿童的相关信息，如出生体重、是否足月产、母乳喂养情况、饮食喜好、生活行为等，并了解家长对儿童肥胖的态度和配合干预的意愿；对需要专案管理的儿童，为其建立个人健康档案，并在家长同意参与的情况下为其制定有针对性的矫正计划；指导班级保教人员加强对肥胖儿童一日活动的观察和记录（见表 2-4-2）；每月对肥胖儿童的身高（长）和体重进行测量、记录和评价分析，并就肥胖儿童的随访情况（见表 2-4-3）加强与班级保教人员及家长的交流；定期进行阶段小结，评估干预效果，直至结案。需要注意的是，矫正计划的目标应该具体、实际和可行，不宜过多，矫正的时间不能过短，应该循序渐进，以免因完不成计划而产生挫折情绪，影响计划的长期实施。

① 首都儿科研究所，九市儿童体格发育调查协作组 . 2016 年中国九城市七岁以下儿童单纯性肥胖流行病学调查［J］. 中华儿科杂志，2018，56（10）：745—752.
② 蔡正杰，鲜金利，李婷婷，等 . 祖辈带养对学龄前儿童饮食行为、身体活动和超重肥胖的影响［J］. 现代预防医学，2020，47（18）：3326—3329.
③ 马冠生 . 中国儿童肥胖报告［M］. 北京：人民卫生出版社，2017：20.

表 2-4-2　肥胖儿童观察记录表

项目 ＼ 日期										
食欲	好									
	中									
	差									
睡眠	时间	上午								
		下午								
	情况	出汗（多、少）								
		鼾声								
		不易入睡								
精神状况	好									
	中									
	差									
大小便	正常									
	异常	腹泻								
		便秘								
疾病	天数									
	诊断									
填写者										

备注：填写者为班级教师或保育员。

表 2-4-3　肥胖儿童随访情况登记表

编号	登记日期	班级	姓名	性别	出生年月	检查日期	年龄	体重（kg）	身高/长（cm）	BMI值	W/H或BMI评价	诊断	矫治措施	复查							备注
														日期	年龄	体重（kg）	身高/长（cm）	BMI值	W/H或BMI评价	诊断	

2. 行为指导

（1）饮食结构及饮食行为调整。保健教师应根据肥胖儿童的具体情况调整其膳食，通常给予低热量、低脂肪、低糖、高蛋白的饮食，并提供适量的维生素和微量元素，以保证肥胖儿童生长发育所需营养的供给充足。同时，保教人员还可鼓励肥胖儿童进食体积大、饱腹感强而能量低的蔬菜类食品，如胡萝卜、芹菜、冬瓜、黄瓜、南瓜等，以增加饱腹感；调整肥胖儿童的进餐顺序（先喝汤再吃饭），避免其摄入过多的热量；逐渐引导肥胖儿童养成良好的饮食习惯，如少食多餐、避免过饱、细嚼慢咽、少吃甜食等。

（2）身体活动指导。在合理膳食的基础上辅以运动疗法是控制体重的基本手段。适量的身体活动能促进肥胖儿童脂肪分解，减少胰岛素分泌，使脂肪合成减少，蛋白质合成增加，促进肌肉发育。在活动的形式上，保教人员可根据肥胖儿童膳食能量摄入和体重增长状况设计活动内容，采用既增加能量消耗又容易坚持的有氧运动项目或力量运动、柔韧性训练。有氧运动（如快走、慢跑、上下楼梯、跳绳、拍球、游泳、骑自行车等）可以更多地消耗脂肪，达到控制体重的效果；力量运动可以用沙袋、器械等进行；柔韧性训练包括各种伸展性活动。在活动的时间和强度上，建议每次活动不少于 30 分钟，每日 2 次，每周 5—7 次；运动时如有条件，还可监测肥胖儿童的心率变化，以运动时心率较基础心率上升 50%—60% 为有效，每分钟 110—130 次。

此外，保教人员还可以专门设计一些兼顾趣味性和有效性的活动项目，鼓励肥胖儿童参加适当的劳动（如整理玩具、桌椅），以增加肥胖儿童参与运动和劳动的兴趣。在活动中，保教人员还需及时提醒儿童休息、擦汗和饮水。为了保证干预效果，身体活动指导的关键在于循序渐进、长期坚持。

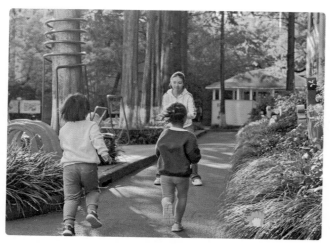

图 2-4-1　鼓励肥胖儿童加强运动

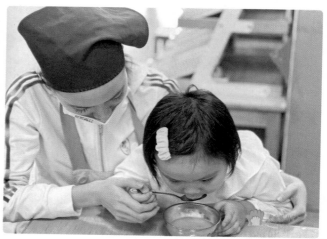

图 2-4-2　对肥胖儿童进行饮食指导

（3）生活行为矫正。行为矫正的目的是改变肥胖儿童不健康的生活行为习惯，如久坐、活动量少、非饥饿状态下进食等，帮助其建立健康的生活方式，以达到控制体重的目的。行为矫正需要取得肥胖儿童的理解，帮助其树立信心。在落实矫正方案的过程中，保教人员还要帮助肥胖儿童拒绝不健康食物的诱惑，对其良好行为及时给予鼓励，并记录其在矫正中的行为反馈及体重变化。

3. 心理呵护

对肥胖儿童的心理呵护是干预工作的重要内容。一方面，保教人员需引导肥胖儿童认识到肥胖是可以预防和控制的，帮助其积极接纳自身形象，消除因肥胖而带来的自卑心理，同时建立起积极正向的态度，以配合干预工作；另一方面，保教人员需为肥胖儿童营造一个包容、理解、关心的心理氛围，引导其他儿童以正确的方式与肥胖儿童相处，鼓励其积极参加日常社交活动。当然，保教人员对待肥胖儿童的态度和观念也很重要，这会直接影响到肥胖儿童配合干预的积极性，也会影响其他儿童对肥胖儿童的看法。例如，不给肥胖儿童取外号、不在其他儿童的面前强调其肥胖等。

4. 家园共育

肥胖儿童干预的关键在于取得家长的协同配合，因为家长既是孩子行为的老师，也是孩子行为改变的有力支持者。保教人员应对肥胖儿童的家长进行肥胖干预的宣传教育，提高家长对肥胖危害的认识和积极配合的意识；在实施矫正计划的过程中，及时向家长反馈随访情况，并引导家长加强对肥胖儿童家庭饮食结构和行为的管理等。若儿童是由疾病因素而引发肥胖的，应建议家长及时将孩子送医诊治。

▶ 学习提示 ◀

（1）保教人员应以家庭为基础，有针对性地对儿童的主要带养人开展营养健康知识的宣传和教育工作，以减少学前儿童超重和肥胖的发生率。

（2）对于由神经内分泌系统疾病、先天代谢或遗传性疾病等引起的继发性肥胖儿童，其干预的重点在于督促家长及时带孩子就医诊治，同时在心理呵护上给予关注。

探索 **3**　如何判断儿童可能患有营养不良？儿童营养不良又该如何干预？

"中度营养不良？这可怎么办？"贝贝的妈妈在离园时收到张老师给的体检单，结果令她担心。贝贝从小就有挑食、偏食的不良习惯，为了让他摄入的营养更全面，爸爸妈妈可谓是绞尽脑汁，"软硬兼施"都无效，反而引发了孩子的对抗情绪，最终他们选择了妥协，可没想到孩子竟然已发展为营养不良了。拿到体检单的贝贝妈妈，在焦虑的同时又陷入了自责和内疚中。

1. 如果你是张老师，你将如何与贝贝的妈妈进行沟通？请写下沟通要点。

2. 请结合所学知识，思考保教人员可以通过哪些措施来预防儿童营养不良的发生。

学习支持 **3**

★ 蛋白质-能量营养不良

蛋白质-能量营养不良（简称营养不良）是由多种原因引起的蛋白质和（或）能量长期摄入不足，不能维持正常新陈代谢而导致自身组织消耗的一种营养缺乏性疾病。

蛋白质-能量营养不良多见于 3 岁以下儿童，但在学前儿童中也不少见。因此，许多国家都将 5 岁以下儿童营养不良的患病率作为评价国家社会发展进步的重要指标之一。研究表明，孕期和 2 岁以前发生的早期营养不良对儿童身心发展的危害最大。这种早期营养不良对儿童的大脑发育、智力发育、体格发育等有潜在的不可逆的影响，不仅会增加儿童的患病率和死亡率，而且还可影响其成年后甚至一生的健康。

一、筛查与评定

儿童体格测量评价结果是筛查儿童是否有营养不良和营养不良严重程度的重要依据。根据世界卫生组织推荐的标准，同时使用年龄别体重、年龄别身高（长）和身高（长）别体重三个指标可较全面地筛查5岁以下儿童的营养不良。目前建议采用《7岁以下儿童生长标准（WS/T 423—2022）》作为参照标准。

蛋白质-能量营养不良可分为低体重、生长迟缓、消瘦三种分型，托幼机构保健教师可通过儿童定期体检中的身高（长）、体重数值对其进行体格发育评价，从而筛选出营养不良的儿童。在筛查儿童有无营养不良时，应先评价其有无低体重，再评价其身高（长）发育情况，最后是有无消瘦。三种情况可以单独存在，也可同时存在两种或三种情况。根据儿童体格评价结果，营养不良的分型与分度见表2-4-4。

表 2-4-4 营养不良的分型与分度

分型	分 度	
	中 度	重 度
低体重	$\bar{x}-3SD \leqslant W/A < \bar{x}-2SD$	$W/A < \bar{x}-3SD$
生长迟缓	$\bar{x}-3SD \leqslant H/A < \bar{x}-2SD$	$H/A < \bar{x}-3SD$
消瘦	$\bar{x}-3SD \leqslant W/H < \bar{x}-2SD$	$W/H < \bar{x}-3SD$

（1）中度营养不良。具体包括：中度低体重，即年龄别体重（W/A）处于同年龄、同性别儿童体重平均值的 $-3SD$——$2SD$（不包含 $-2SD$）；中度生长迟缓，即年龄别身高（长）（H/A）处于同年龄、同性别儿童身高（长）平均值的 $-3SD$——$2SD$（不包含 $-2SD$）；中度消瘦，即身高（长）别体重（W/H）处于同身高（长）、同性别儿童体重平均值的 $-3SD$——$2SD$（不包含 $-2SD$）。

（2）重度营养不良。具体包括：重度低体重，即年龄别体重（W/A）低于同年龄、同性别儿童体重平均值 $-3SD$；重度生长迟缓，即年龄别身高（长）（H/A）低于同年龄、同性别儿童身高（长）平均值 $-3SD$；重度消瘦，即身高（长）别体重（W/H）低于同身高（长）、同性别儿童体重平均值 $-3SD$。

二、具体表现

体重不增是营养不良的早期表现，故此时患儿各月龄体重记录的连线在生长曲线图上呈平坦或向下倾斜走向，即连续数月体重不增甚至下降。患儿还可出现表情淡漠、活动减少等表现。随着病情的进一步发展，患儿体重减轻的趋向逐渐明显，并出现精神萎靡、注意力下降、对环境及周围事物不感兴趣、适应环境能力较差等神经系统症状。同时，患儿还常有极度饥饿感，或仅进食已习惯的单调食物（拒绝新食物），皮肤变得苍白、干燥、失去光泽及弹性，皮下脂肪逐渐减少，充实度及充盈度均出现不同程度的降低，肌张力逐渐下降，肌肉松弛且萎缩，呈"皮包骨样"。皮下脂肪层厚度是判断营养不良程度的重要指标之一。

此外，患儿各系统脏器功能下降，免疫功能降低，容易出现呼吸道、消化道感染等疾病。长期营养不良患儿的身高明显落后于同龄儿童，且常伴有智力发展迟滞。

三、影响因素

儿童营养不良的发生、发展受多种因素的影响，可从儿童个体因素、家庭因素与社会环境因素三个层面来分析。

1. 儿童个体因素

（1）出生状况。儿童的出生状况是儿童出生后营养不良的重要影响因素。低出生体重儿童和早产儿童的生长速度相对较快，对蛋白质的需要量相对较多，同时又易发生感染性疾病，影响营养的有效吸收和利用，因此他们更容易出现营养不良。

（2）疾病。疾病与营养不良构成了一个相互作用的循环过程。疾病会导致儿童食欲降低、摄入食物减少，一些肠道疾病还直接减少了营养素的吸收，因此经常患病的儿童容易发生营养不良；而营养不良又将进一步降低儿童的免疫力，最终导致病情的反复和加重。

（3）其他因素。儿童自身不良的饮食习惯和行为，如不吃早餐、偏食、挑食、爱吃零食等，容易导致营养素的不均衡和总体营养素的摄入不足，从而出现营养不良。

2. 家庭因素

首先，在家庭层面的众多影响因素中，家庭经济收入水平对儿童营养状况的影响最为关键。家庭收入的增加可以保障儿童食品的可获得性，且直接或间接地影响着家庭成员的营养知识、观念与行为，进而在喂养与膳食结构等多方面对儿童的营养状况产生根本性的影响。其次，父母受教育水平是影响儿童营养状况的重要因素。随着父母受教育水平的提高，儿童营养不良的患病率逐渐下降。最后，父母是否掌握正确的营养知识在很大程度上直接影响着儿童的膳食结构与喂养方式，而膳食结构与喂养方式又对儿童营养不良的发生有着直接影响。父母掌握更多的营养知识，能够有效提高儿童食物搭配的合理性；同时，父母的健康饮食行为也能通过自身的行动传递给儿童，对儿童成长后的膳食结构产生长远的影响。

3. 社会环境因素

包括社会经济、政治、卫生、教育等在内的社会环境因素对儿童的营养问题有着非常重要的影响。例如，社会经济发展状况作为最基础的因素，在保障儿童健康成长所需的膳食资源、医疗卫生资源和教育资源上起着决定性作用。因而，与经济较发达地区的儿童相比较，贫困地区的儿童更容易出现营养不良及相关的营养性疾病。此外，政府部门在卫生、教育、环境等方面的社会经济政策会对儿童的营养状况产生影响。例如，教育政策可通过影响父母的教育水平及对儿童科学喂养知识的掌握程度来影响儿童的营养状况。

四、干预策略

保健教师如在健康检查中发现儿童符合营养不良筛查标准后，应及时反馈给家长和班级保教人员，并通过家园协作，对儿童采取适当的干预或指导措施。儿童营养不良被越早发现和干预，改善效果就越好。

如果儿童的营养不良是由疾病（如慢性胃肠疾病、内分泌疾病等）因素所引发的，保教人员应建议家长尽早将孩子送医，积极治疗原发疾病。如果是由家族遗传性身材矮小而引发的生长迟缓，以及因不良生活行为或饮食习惯（如挑食、偏食）导致的程度较轻的营养不良，则一般不需治疗。此外，保教人员还可从以下几个方面对营养不良的儿童实施干预。

1. 定期进行体格生长监测

保健教师需定期对儿童的身高（长）、体重等体格生长指标进行测量与评价分析，并将结果及时反馈给班级保教人员和儿童家长。对中重度营养不良的儿童，保健教师还应提醒家长定期带孩子到医院复查。

2. 饮食结构及饮食行为调整

根据儿童营养不良的类型及程度，保健教师可为其制定相应的食谱，对食物的种类、配搭及进餐的时间和摄入量予以适当调整。由于营养不良儿童胃肠道消化吸收功能通常较弱，应为其选择易消化且营养价值高的食物，适当增加高热量（如米饭、面条等）、高蛋白（如鱼类、瘦肉、蛋类、豆类、乳类等）、含丰富维生素（如蔬菜、水果）食物的摄入。同时，保健教师还应根据由少到多、由稀到干、由单一到多样化的原则增加食物的品种，确保营养均衡；鼓励儿童少食多餐、细嚼慢咽，纠正挑食、偏食的不良习惯。

3. 加强全日观察和护理

保教人员在一日活动中还需加强对营养不良儿童的健康观察和护理。例如：适当延长儿童的午睡时间，保证充足的睡眠；鼓励儿童积极参加体格锻炼，逐渐增加活动量，促进胃肠的消化和吸收，但要避免过度疲劳；表达关爱，让儿童保持愉悦的情绪状态；根据气温和活动量，及时提醒儿童增减衣物和擦汗，避免常见疾病的发生；等等。良好的生活作息和生活行为对保障儿童的身体健康非常重要。

探索 4 如何判断儿童可能患有贫血？儿童缺铁性贫血又该如何干预？

由于家人都喜欢吃零食，使得琪琪从小也非常喜欢吃各种零食，且逐渐养成了挑食的不良习惯。最近，张老师发现琪琪总是"蔫蔫"的，即使午睡后精神也不太好，上课总走神，参与户外活动时还容易疲倦，尤其是剧烈运动后会出现脸色发白、大汗淋漓的情况。于是，张老师建议琪琪妈妈带孩子到医院做个血常规检查。

1. 琪琪可能出现了什么营养问题？

2. 如果你是张老师，你该如何与琪琪妈妈进行沟通？请写下沟通要点。

3. 请结合所学知识，思考保教人员可以通过哪些措施来预防儿童缺铁性贫血的发生。

学习支持 4

★ 缺铁性贫血

缺铁性贫血是由于体内铁缺乏导致血红蛋白合成减少而引起的一种小细胞低色素性贫血，是最常见的贫血类型。儿童、青少年及妊娠、哺乳期妇女是缺铁性贫血的高发人群，儿童中尤以 6 个月至 2 岁婴幼儿的患病率最高，3—6 岁儿童的患病率相对较低。

铁是儿童生长发育中重要的营养元素，它不仅是合成血红蛋白和肌红蛋白的必需成分，也是体内某些代谢途径关键酶[1]的重要元素。如果机体对铁的需求和供给出现不平衡的状态，就会导致体内储存的铁消耗殆尽，使得身体中的红细胞缺乏铁元素，从而出现缺铁性贫血。铁缺乏对儿童营养代谢、运动系统、免疫系统、神经心理和认知功能等的发育有不良影响，而且有些影响是长期的、不可逆的。

一、筛查与评定

贫血的筛查一般以血红蛋白（Hb）值低于正常范围来测定。世界卫生组织规定儿童贫血的筛查标准为：在海平面地区，6 个月—6 岁儿童血红蛋白浓度 < 110 g/L，6—14 岁儿童血红蛋白浓度 < 120 g/L 即为贫血。海拔高度对血红蛋白（Hb）值有影响，海拔每升高 1 000 米，血红蛋白（Hb）值上升约 4%。临床上根据血红蛋白量降低程度的不同，将缺铁性贫血分为以下几种：

（1）轻度贫血：血红蛋白浓度为 90—109 g/L。

（2）中度贫血：血红蛋白浓度为 60—89 g/L。

---

① 说明：代谢途径中决定反应的速度和方向的酶称为关键酶。

（3）重度贫血：血红蛋白浓度为 30—59 g/L。

（4）极重度贫血：血红蛋白浓度 < 30 g/L。

在托幼机构中，主要是由保健教师通过查阅儿童入园体检及定期体检的血常规或血红蛋白检查结果来筛查贫血儿童的。

二、具体表现

缺铁性贫血儿童大多起病缓慢，在早期症状不明显时容易被家长忽视。缺铁是一种综合性的表现，身体的多个系统都会受到影响。如果儿童出现以下症状，应提高警惕，需及时送医诊治。

（1）一般表现。皮肤逐渐苍白是儿童缺铁性贫血的最常见症状，嘴唇、口腔黏膜及甲床部位的皮肤变苍白较明显。儿童容易疲乏，不爱活动，体力或耐力下降。年龄较大的儿童可能会自诉自己头晕、眼前发黑、耳朵里有嗡嗡声（耳鸣）等。

（2）消化系统症状。儿童多有食欲减退的表现，可伴有呕吐、腹泻，也可出现口腔溃疡或肿胀疼痛、舌面红肿、进食疼痛等口腔炎症状。严重者可出现萎缩性胃炎或吸收不良综合征症状，主要表现为食欲不振、营养不良、发育迟缓、体重减轻。少数儿童有异食癖，如嗜食泥土、墙皮、生米等。

（3）神经系统症状。缺铁性贫血会使脑组织长期缺氧，造成神经系统异常，主要表现为对周围环境不感兴趣、烦躁不安或萎靡不振、精神不集中、记忆力减退等，多数患儿智力发育低于同龄儿童。学龄儿童在课堂上常有异常行为表现，如捣乱、不停做小动作等。

（4）心血管系统症状。儿童贫血较严重时，可导致组织缺氧，需要加快心率来增加运输氧气的能力，主要表现为心慌气短、呼吸困难等。

（5）免疫系统症状。缺铁性贫血儿童的免疫功能会降低，容易患病。

三、病因及危险因素

凡是能导致缺铁发生的原因都是儿童缺铁性贫血的危险因素，主要包括：先天储铁不足；铁摄入量不足；铁吸收障碍；生长发育旺盛，铁需求量增加；铁丢失过多；等等。

（1）先天储铁不足。婴儿出生时肝脏内有一定的铁储备，而早产、低出生体重、双胎或多胎、胎儿失血和母亲妊娠期贫血等均可导致胎儿先天储铁不足，无法满足儿童早期快速生长发育对铁的需求量，进而易引发缺铁性贫血。

（2）铁摄入量不足。尽管母乳中铁的生物利用率较高，但母乳中含铁量较低，母乳只能提供每日铁需求量的很小部分，婴儿出生时肝脏的铁储备是维持出生至 6 月龄铁营养的主要来源。所以，婴儿 6 个月以后生长发育所需的铁主要源于辅食喂养和膳食。如果长期单纯采用母乳喂养而未及时添加富含铁的食物，则易引发婴儿期缺铁。此外，膳食结构不合理、挑食或偏食等不良饮食行为等是学龄前儿童和青春期儿童缺铁的主要原因。

（3）铁吸收障碍。不合理的饮食搭配、胃肠道疾病（如慢性腹泻、长期呕吐等）以及其他急慢性感染性疾病等均可影响儿童对铁的吸收。例如，儿童膳食结构中若缺乏各类维生素可影响铁的吸收和利用效率；胃肠道疾病及其他感染性疾病常使儿童食欲不佳，胃肠吸收能力减弱，从而影响铁的吸收。此外，肠道铁吸收障碍也是学龄前儿童缺铁的常见原因之一。

（4）生长发育旺盛，铁需求量增加。2 岁以下的儿童和青春期儿童生长发育迅速，对铁的需求量大，若未及时添加富含铁的食物，容易出现缺铁性贫血。

（5）铁丢失过多。体内任何部位的长期慢性失血（如经常性鼻出血）或急性大出血均可导致缺铁。此外，各种原因导致的消化道出血和青春期女孩月经增多也是较为常见的缺铁原因。

四、干预策略

针对健康检查中发现的缺铁性贫血儿童，保教人员应及时与家长沟通，根据儿童贫血的程度、病因等，通过家园协作采取相应的干预或指导措施。通常，中重度及极重度贫血儿童较少见，且多由疾病因素引发。针对此类贫血儿童，保教人员应建议家长将孩子送医查找缺铁的原因和基础疾病，及时祛除病因，必要时还需进行药物治疗（如补充铁剂）。轻度贫血儿童在托幼机构中较多见，且多为由不良饮食习惯和生活行为引发的营养性缺铁性贫血。保教人员应主要从儿童的饮食行为、习惯调整及生活行为指导等方面进行干预。

　　具体而言，保教人员可以运用的干预策略包括：为贫血儿童制定食谱，适当加强含铁丰富的食物和含维生素丰富的食物供给，注意饮食的合理搭配；纠正儿童挑食、偏食等不良饮食行为或习惯，确保营养均衡；督促家长定期带儿童到医院复查，并及时反馈病情，做好跟踪管理和记录；加强贫血儿童的日常护理，保证儿童有充足的睡眠和适当的户外运动时间，避免过度疲劳，注意保暖，减少各类感染性疾病的发生；做好贫血儿童全日健康观察，包括精神状态、食欲、面色，以及用药情况、排便情况等，并做好观察记录。

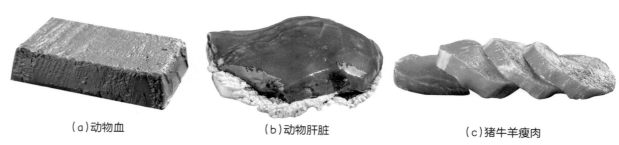

(a)动物血　　　　　　　　(b)动物肝脏　　　　　　　　(c)猪牛羊瘦肉

图 2-4-3　含铁丰富的食物

探索 5　如何判断儿童可能患有佝偻病？儿童佝偻病又该如何干预？

　　在组织孩子们进行玩水活动时，细心的张老师发现：红红站直的时候，双腿看上去像大写的字母"X"，和其他孩子的双腿有明显差异。"红红的腿会不会有什么发育问题？"张老师心想。

　　1. 红红双腿的"异常表现"可能反映了什么问题？

　　2. 如果你是张老师，你该如何与红红的家长进行沟通？请写下沟通要点。

　　3. 请结合所学知识，思考保教人员可以通过哪些措施来预防儿童维生素 D 缺乏性佝偻病的发生。

……

……

学习支持 5

★ 维生素 D 缺乏性佝偻病

　　维生素 D 是一种脂溶性类固醇衍生物，具有一定生物活性，在人体内不仅可以维持钙、磷代谢平衡，而且还参与体内多种细胞的增殖、分化和凋亡，影响神经肌肉正常功能和免疫功能的调控过程，在儿童生长发育的过程中起着重要作用。维生素 D 有两种：一种是维生素 D_2，存在于植物中；另一种是维生素 D_3，由日光中紫外线照射人体皮肤合成，是人体内维生素 D 的最主要来源[1]。维生素 D 缺乏是引起儿童佝

① 王卫平，孙锟，常立文．儿科学（第 9 版）[M]．北京：人民卫生出版社，2018：75—83.

偻病的重要原因，且越来越多的研究证据显示，维生素 D 在免疫调节、保护中枢神经系统功能，以及预防心血管疾病、代谢性疾病和肿瘤等方面也具有重要作用。

维生素 D 缺乏性佝偻病（简称佝偻病）是由于缺乏维生素 D 而引起体内钙、磷代谢异常，导致生长期的骨组织矿化[①] 不全，产生以骨骼病变为特征的与生活方式密切相关的全身性慢性营养性疾病，是维生素 D 缺乏发展最为严重的阶段。处于身体生长发育高峰期的婴幼儿是发生维生素 D 缺乏性佝偻病的高危人群。近年来，我国儿童维生素 D 缺乏性佝偻病发病率逐年降低，病情也趋于轻度，但依然是儿童疾病中的常见病和多发病。

一、筛查与评定

儿童维生素 D 缺乏性佝偻病需要根据维生素 D 缺乏的危险因素、临床症状及体征、实验室检查和影像学检查来明确诊断，须由专业医生来完成。保教人员和家长则可通过儿童疑似佝偻病的临床表现来进行早期识别，以及时将儿童送医做进一步诊断。

二、具体表现

维生素 D 缺乏性佝偻病的发生和发展是一个连续过程。由于该疾病的发病较缓慢，在早期症状不明显时容易被成人忽视，因此一旦出现明显症状，儿童的骨骼发育通常已出现异常。此时，患儿抵抗力低下，易并发肺炎、腹泻、贫血等其他疾病。

1. 早期症状

早期症状多见于婴儿期（尤其是 6 个月内），常伴有非特异性的神经精神症状，如夜惊、多汗、烦躁不安等。具体表现为儿童在喝奶及睡眠时头部多汗，特别是睡熟以后多汗。此阶段，儿童骨骼改变不明显。

2. 骨骼改变

随着病情的发展，儿童会出现明显的夜惊、多汗和烦躁不安等症状，同时身体不同部位的骨骼发育也会出现异常。例如：儿童可出现颅骨软化（6 个月内婴儿）、方颅（八九个月以上的婴儿）、前囟门闭合延迟（可延至 2 岁以上）、出牙晚（10 个月以上还不出乳牙）等；胸部出现"肋骨串珠""鸡胸""漏斗胸"及肋骨外翻，脊柱出现后凸或侧弯等；四肢出现手（足）镯、"O"或"X"形腿；等等。以上骨骼异常发育的症状与体征是佝偻病特有的表现，如有发现（尤其是早期症状），应尽早将儿童送医治疗，以防骨骼畸形，留下后遗症。此外，5 岁以后至青春期儿童可出现晚发性佝偻病，对于不明原因的经常性易疲劳、乏力、两腿酸软、腿痛、关节痛的儿童应及时送医诊治。

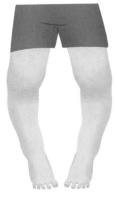

(a)"O"形腿　　　　(b)"X"形腿

图 2-4-4　佝偻病儿童"O"形腿和"X"形腿

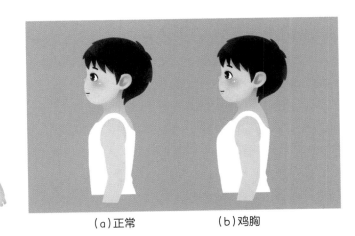

(a)正常　　　　(b)鸡胸

图 2-4-5　佝偻病儿童"鸡胸"

---

① 说明：骨矿化是指无机矿物质沉积于骨的有机质中，使钙和磷形成羟基磷灰石，并与有机质螯合形成骨质的生化过程。

三、影响因素

一般情况下，人体内 50%—90% 的维生素 D 由皮肤光照合成而来，其余则来自食物或维生素 D 补充剂，小婴儿还可通过围生期母体胎儿转运储存获得。儿童维生素 D 缺乏主要由以下因素所致。

（1）日光照射不足。缺乏日光照射是造成儿童维生素 D 缺乏的最主要的高危因素。由于皮肤的光照与皮肤暴露面积、肤色以及光照的强度、波长、时间等有关，因此，儿童室外活动时间较少、高大建筑物阻挡日光照射、大气污染物（如烟雾、尘埃）吸收部分紫外线、冬季日光照射时间短、衣物遮盖皮肤、涂抹防晒霜等因素都会影响儿童皮肤合成维生素 D。

（2）维生素 D 摄入不足。天然食物除有些海鱼（如鲨鱼）的肝脏含有维生素 D 较丰富外，母乳及其他乳类（如牛奶、羊奶）、肉类、禽蛋黄等食物中的维生素 D 含量都较低，谷类、蔬菜、水果等食物中几乎不含维生素 D。因此，如果不注意合理补充维生素 D，就无法满足儿童快速生长发育的需要，容易导致外源性维生素 D 的缺乏，特别是纯母乳喂养且未及时添加辅食的婴幼儿。

（3）胎儿期贮存不足。胎儿通过胎盘可从母体获得维生素 D 并贮存于体内，以满足生长发育的需要。母亲孕期维生素 D 缺乏的婴儿、早产 / 低出生体重、双胎 / 多胎是造成胎儿维生素 D 储存不足，致使婴儿出生早期维生素 D 缺乏或不足的重要因素。

（4）儿童生长速度过快。研究发现，儿童身高每增加 1 cm，就要消耗大约 20 g 的储存钙。婴儿生长速度快，对维生素 D 的需求量大。特别对于早产儿来说，因其体内维生素 D 储存不足，而出生后生长迅速，因此更易缺乏维生素 D。

（5）疾病因素。儿童如患有胃肠功能异常或吸收不良、慢性腹泻，以及肝胆和肾脏疾病，也会影响维生素 D 的合成和钙的吸收，从而导致维生素 D 的缺乏。

● 学习提示 2 ●

研究发现，较少的牛奶（少于 250 mL/ 天）和蛋类摄入、较多的肉类摄入（多于 150 g/ 天）、喜甜食、纯母乳喂养、没有补充维生素 D 和钙补充剂、较少的睡眠（少于 10 小时 / 天）和户外活动（少于 2 小时 / 天）与从出生至 5 岁儿童维生素 D 水平降低相关[1]。

四、干预策略

维生素 D 缺乏性佝偻病干预的目的在于提高血清维生素 D 的水平，控制疾病的活动程度，防止患儿骨骼畸形。因而，保教人员应做到早发现、早诊断、早干预。

对于未出现骨骼明显发育异常的患儿，保教人员可配合家长加强对患儿的生活护理，引导患儿合理饮食，坚持户外活动，确保皮肤接触足够的日光照射，同时遵医嘱口服维生素 D 治疗，并定期就医体检复查和评估。此外，患儿在补充维生素 D 的同时，可遵医嘱适量地补充钙剂或增加含钙食物的摄入，补充微量元素（如铁、锌），这对改善患儿的症状及促进骨骼健康发育也是有益的。而对于骨骼出现畸形的患儿，可通过辅助治疗来矫正骨骼，严重者可通过手术矫正畸形。

---

① 赵艳，秦锐 . 江苏省多中心横断面研究从出生至 5 岁儿童维生素 D 状况与生活方式的关系［J］. 中华临床营养杂志，2021，29（05）：281—288.

探索 6　如何判断儿童可能为性早熟？儿童性早熟又该如何干预？

女孩豆豆才 6 岁，可身高却达到了 136.2 cm，是全班最高的孩子，仅在过去的一年中就长高了 10.0 cm。每当亲朋好友对豆豆的身高投来羡慕的目光时，豆豆的妈妈就会告诉他们："我和她爸爸的身高都处于中等水平，为了让孩子能长得高，我这一年给孩子准备的各种营养品可算没有白费。"

1. 请对豆豆的身高生长水平和生长速度进行初步评价。
2. 如果你是豆豆的老师，你会向豆豆的妈妈提出什么建议？
3. 请结合所学知识，思考保教人员可以通过哪些措施来预防儿童出现性早熟。

学习支持 6

★ 性早熟

儿童性早熟是指第二性征提前（女童 7.5 岁以前、男童 9 岁以前）发育的一种内分泌疾病。目前，我国儿童性早熟问题较为严峻，其发生率呈逐年升高趋势，且女童发病率要高于男童。有调查研究显示，我国儿童性早熟发生率为 1%—3%，仅次于单纯性肥胖症[1]。

按照发生机制，儿童性早熟可分为中枢性性早熟（真性性早熟）和外周性性早熟（假性性早熟）两种类型。其中，中枢性性早熟和正常青春期发育一样，由下丘脑-垂体-性腺轴发动，过程呈进行性，直至发育成熟为具有生育能力的个体。中枢性性早熟可由下丘脑-垂体器质性病变引起，如肿瘤、炎症；未能发现中枢病变者称为特发性中枢性性早熟。在女童中，80% 以上的中枢性性早熟为特发性中枢性性早熟（但在 6 岁前，由中枢神经系统异常引起的中枢性性早熟的比例比较高）；而男童则相反，80% 以上的中枢性性早熟是由中枢器质性病变引起的。而外周性性早熟则无性腺轴发动，患此类性早熟的儿童仅有部分性征提前发育而无性功能的成熟，其性早熟症状是某种疾病（如先天性肾上腺皮质增生症、性腺或肾上腺肿瘤、摄入外源性性激素）的临床表现之一，并非一种独立疾病。

无论哪一种性早熟，都会给儿童的身心健康发展带来许多不利影响，包括影响成年最终身高、社会适应困难、心理行为障碍、初次性行为低龄化及内分泌相关癌症（如乳腺癌）和代谢综合征发生风险增加等。家长和保教人员都需要重视性早熟，避免可能引发儿童性早熟的各种危险因素。

一、筛查与诊断

儿童性早熟的筛查与诊断需由专业的医务人员来进行，它的诊断需符合以下标准[2]：

第一条：第二性征提前出现。女童 7.5 岁前出现乳房发育或 10 岁前出现月经初潮，男童 9 岁前出现睾丸增大。

① 李长秀，庞金梅，黄妙巧．湛江市 7209 例学龄前儿童性早熟发生率及危险因素分析［J］．广州医科大学学报，2020，48（01）：6—9．
② 中华医学会儿科学分会内分泌遗传代谢学组，中华儿科杂志编辑委员会．中枢性性早熟诊断与治疗专家共识（2022）［J］．中华儿科杂志，2023，61（01）：16—22．

第二条：身高生长加速。身高年生长速率高于正常儿童。

第三条：骨龄超前。骨龄超过实际年龄 1 岁（含 1 岁）。

第四条：性腺增大。盆腔 B 超显示女童子宫、卵巢容积增大，且卵巢内可见多个直径≥ 4 mm 的卵泡；男童睾丸容积≥ 4 mL。

第五条：下丘脑–垂体–性腺轴功能启动，血清促性腺激素及性激素达青春期水平。

在以上标准中，第一条、第四条和第五条是中枢性性早熟诊断的关键依据。保健教师在发现儿童有疑似性早熟表现（尤其是第一条、第二条）时，应建议家长及时将孩子送医诊断。

二、具体表现

性早熟儿童最典型的症状是第二性征提前出现，女童表现为 7.5 岁前出现乳房发育、阴毛及腋毛生长，10 岁前可能出现月经初潮现象；男童在 9 岁前出现睾丸及阴茎增大、阴毛、阴茎勃起甚至遗精等性发育现象。其次，在性早熟初期，儿童的身高、体重、体质指数等体格指标发育水平常超过同龄儿童，这是因为性早熟儿童过早地启动了下丘脑–垂体–性腺轴，从而引起骨骼快速生长，骨骺提前闭合，出现青春发育早期暂时性的身高、体重的领先。由于骨骺闭合较早，性早熟儿童成年后的体形往往不够理想或偏矮小，而其心理、智力发育水平仍为实际年龄水平。此外，由于过早出现第二性征及体形上与同龄儿童的不同，性早熟儿童往往会产生较大的心理压力，如自卑、恐惧、焦虑等，影响其正常的生活和学习。

保教人员和家长应重点关注儿童在青春期前的生长发育状况，如果儿童的身高、体重出现快速增长，且有第二性征提前出现的迹象，应及时就医诊断，排查具体的病因，做到早发现、早治疗。

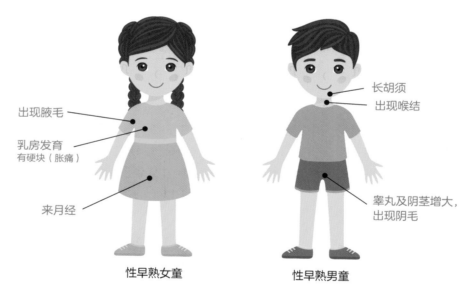

出现腋毛

乳房发育
有硬块（胀痛）

来月经

长胡须
出现喉结

睾丸及阴茎增大，
出现阴毛

性早熟女童   性早熟男童

表 2-4-6   儿童性早熟的典型症状

三、影响因素

除了疾病因素外，遗传、饮食（营养）、家庭、社会环境等因素都与儿童性早熟有关。研究表明，母亲初潮年龄≤ 13 岁、父母关系不和谐、食用含色素和防腐剂的食品、经常服用营养滋补品、经常高蛋白饮食、经常食用西式快餐均是学龄前儿童性早熟发生的危险因素[1]。此外，居住地（如居住在城市、居住区域有污染性工厂等）、过多食用激素或受农药污染的食品、过多接触情感类影视剧等也是学龄前儿童性早熟的高危因素[2]。这些因素之间存在着相互作用，共同影响着儿童性早熟的发生和发展。

---

[1] 李长秀，庞金梅，黄妙巧.湛江市 7209 例学龄前儿童性早熟发生率及危险因素分析［J］.广州医科大学学报，2020，48（01）：6—9.

[2] 张霞.郾城区学龄前儿童性早熟的发生率及危险因素分析［J］.罕少疾病杂志，2020，27（03）：88—90.

四、干预策略

绝大多数性早熟儿童可以通过正规的临床治疗达到理想的身高，但其前提是早发现、及时干预和治疗。及时有效的干预不仅可以阻止第二性征的进一步发展，还可逆转已存在的第二性征，使患儿获得正常的心理状态及成人期身高，同时还可发现、治疗引起性早熟的原发疾病。

假性性早熟患儿通过解除病因，性早熟的现象一般会自然消失。至于真性性早熟，则需根据具体病因给予干预。如果无疾病因素，应重点纠正患儿不良的生活方式和习惯，这有助于控制患儿的病情，促进身高的进一步增长。例如：饮食上少吃油腻食物和甜食，避免食用含性激素的滋补营养品；每天保证10小时左右的睡眠，不开灯睡觉，保证机体分泌足量的生长激素；避免使用成人化妆品或洗漱用品；加强体育锻炼，尤其是下肢锻炼（如跳绳、跳橡皮筋等），以促进骨骼软骨细胞分裂增殖，使身高增长。

此外，如果性早熟儿童出现了不良的心理反应，应多与其沟通，帮助其形成正确的认知，克服自卑、恐惧、焦虑心理，增加信心，积极配合治疗和干预。

----------○ 课后练习 ○----------

在线自测

1. 豆豆的体重测量值低于同年龄、同性别儿童组体重平均值−2SD，这说明豆豆属于（　　）。

  A. 低体重　　　　　　　B. 消瘦　　　　　　　C. 超重　　　　　　　D. 肥胖

2. 为了控制肥胖儿童体重过快增长，应控制其对（　　）的摄入量。

  A. 富含蛋白质的食物　　　　　　　　B. 高能量密度的食物

  C. 富含维生素的食物　　　　　　　　D. 易增加饱腹感的食物

3. 下列关于儿童蛋白质−能量营养不良的表述中，不正确的是（　　）。

  A. 慢性或急性疾病可能导致儿童出现蛋白质−能量营养不良

  B. 对中重度营养不良的儿童，保教人员应建议家长将其送医排查病因

  C. 保教人员应让营养不良的儿童尽可能多地摄入高蛋白、高热量的食物

  D. 因家族遗传性矮小身材引发的生长迟缓通常不需要治疗

4. 下列关于儿童维生素 D 缺乏性佝偻病的预防措施中，恰当的是（　　）。

  A. 出生后及早开始补充维生素 D　　　B. 尽量让儿童长时间晒太阳

  C 多吃水果、蔬菜　　　　　　　　　D. 坚持纯母乳喂养至 12 个月

5. 下列关于儿童性早熟的预防措施中，恰当的是（　　）。

  A. 食用含性激素的滋补营养品　　　　B. 合理控制体重，避免肥胖

  C. 晚上开灯睡觉　　　　　　　　　　D. 禁止儿童看电视

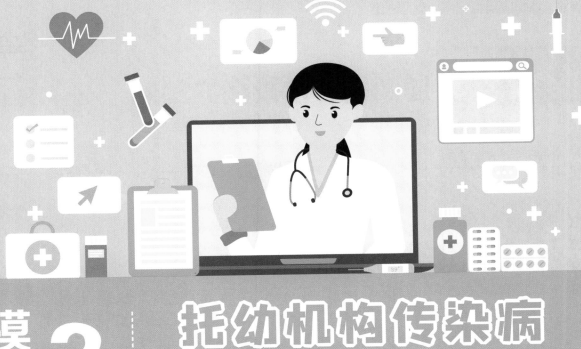

模块 3 | 托幼机构传染病预防与应对

　　学前儿童的免疫系统需历经发育性免疫缺陷时期而逐步成熟完善，因此，他们抵御传染病的能力弱，正处于对各种传染性疾病最易感的年龄段。托幼机构是儿童聚集的场所，活动空间相对封闭，故成为传染病易感人群集中的地方。基于此，托幼机构内一旦出现传染病疫情，便极易造成暴发感染，这将严重威胁全体师生的身心健康，影响托幼机构的正常秩序。

　　为有效防控各类传染病疫情在托幼机构中暴发流行，切实将传染病聚集性疫情的发生风险控制在萌芽状态，托幼机构应将传染病的防控工作置于重要地位，建立传染病的监测、报告、应对及预防工作制度，明确各保教人员的工作职责，提高预防意识，严格执行"五早"，即早发现、早报告、早隔离、早诊断、早治疗。

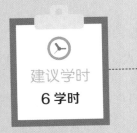

建议学时
6 学时

任务 1（2 学时）
托幼机构传染病的预防

任务 2（4 学时）
托幼机构传染病的监测、报告与应对

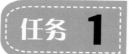

托幼机构传染病的预防

---○ 学习目标 ○---

☑ 了解传染病的基本特征、发展阶段及流行过程的基本环节等知识。
☑ 知晓托幼机构儿童传染病的一般流行特点。
☑ 能列举托幼机构儿童传染病的主要预防措施。
☑ 能认同托幼机构传染病"预防第一"的理念，积极参与相关知识的学习。

---○ 学习准备 ○---

☑ 预习本任务内容，完成预习测试。
☑ 结合预习内容，完成各探索活动中的思考题。

预习测试

探索 1　传染性疾病有哪些共同特征？它们的发展过程又是怎样的？

你有过患传染病的经历吗？如流行性感冒、水痘、急性传染性结膜炎（红眼病）等。请结合自己的生活经历，将自己患病时的症状、生病的过程等与大家一起分享。

....
....

学习支持 1

★ 传染病的特征

传染病是指特定的传染性强的感染性疾病，是由各种病原体引起的能够在人与人、动物与动物和人与动物之间相互传播的一类疾病[1]。根据传染病不同的属性、特征和防控需要，可有不同的分类维度。例如，按照病原体可分为病毒性传染病、细菌性传染病、寄生虫病等；按照贮存宿主可分为人类传染病、动物源性传染病、土源性传染病、水源性传染病；按照病原体侵入门户可分为呼吸道传染病、肠道传染病、性传播疾病等。传染病有以下四个基本特征：

---

[1] 方峰，俞蕙．小儿传染病学（第五版）［M］．北京：人民卫生出版社，2020：1.

（1）有病原体。每种传染病都有其特定的病原体，包括各种病原微生物，如病毒、细菌、真菌、衣原体、支原体、立克次体、螺旋体和寄生虫等。

（2）有传染性。所有传染病都有一定的传染性，这是传染病与其他感染性疾病的最主要区别。病原体从感染者体内排出，能通过不同途径感染他人和污染周围环境，其传染强度与病原体的种类、数量、毒力及易感者的免疫状况等有关。

（3）有流行病学特征。流行病学特征主要指传染病的流行性、地方性和季节性等。其中，流行性是指传染病在人群中连续发生，造成不同程度（分为散发、暴发、流行、大流行四类）蔓延的特性。地方性是指传染病发病率在空间（地区）上的分布。季节性是指传染病发病率在时间上的分布。此外，流行病学特征还包括传染病在不同人群（年龄、性别、职业等）中的分布特点。

（4）感染后免疫。传染病患者病后能产生不同程度的特异性保护免疫。不同类型的传染病和不同的个体，患者在病后获得的保护性免疫力水平及持续时间长短有很大差别。

★ 传染病病程发展的阶段

急性传染病的发生、发展及转归可分为潜伏期、前驱期、症状明显期、恢复期四个阶段。

（1）潜伏期。潜伏期是指从病原体侵入人体起，至最初临床症状出现的这段时间，即病原体在体内繁殖、转移、定位及引起组织损伤和功能改变而导致临床症状出现之前的感染过程。不同传染病的潜伏期长短各异，短者可为数小时，长者可达数年以上。同一种传染病，不同患者的潜伏期长短也不尽相同。了解潜伏期有助于传染病的诊断、流行病学调查，是确定医学观察、留验等检疫期限的重要依据。

（2）前驱期。前驱期是指从起病至明显症状出现之前的这段时间（潜伏期末至发病期前，一般持续1—3天，有些传染病前驱期可不明显），主要表现为发热、头痛、乏力、食欲缺乏、全身酸痛、皮疹等。

（3）症状明显期。症状明显期是指传染病出现了特有的症状、体征及实验室检查所见的阶段。随着病情的发展，症状由轻而重，由少而多，逐渐或迅速达到疾病高峰，严重者可危及生命。此外，症状明显期易出现并发症。随着机体免疫力的产生与提高，病情减轻并进入恢复期。

（4）恢复期。恢复期是指病原体完全或基本被消灭，免疫力建立和提高，病理生理过程基本终止，病变修复，临床症状和体征逐渐消失，直至完全康复的阶段。少数患者可转为慢性疾病或留有后遗症。

探索 2　出现传染病患者就会造成传染病的流行吗?

传染病的流行需要具备一定的条件。请结合生活经验或科学常识，举例说明水痘、流行性感冒、流行性腮腺炎、艾滋病等传染病是如何传播流行的。

学习支持 2

★ 传染病流行过程的基本环节

传染病的流行过程是指传染病在人群中发生、发展和转归的过程。这个过程需要具备三个基本环节，即传染源、传播途径和易感人群，缺少其中的任何一个环节，传染病都不会流行。此外，传染病流行还受到自然和社会因素的影响。

一、传染源

传染源是指体内有病原体生存、繁殖并能将病原体排出体外感染其他易感者的人或动物。传染源包括传染病患者、病原携带者及受感染的动物。其中，传染病患者可在潜伏期末、疾病期（包括前驱期和症状明显期）甚至恢复期排出病原体，通常在疾病期排出的量最大且传染性最强。病原携带者是指无临床症状但体内存在并排出病原体的个体。由于病原携带者不易被识别，难以采取隔离等预防措施，因而是传染病的主要传染源。此外，以受感染的动物为传染源感染人类的疾病称为动物疫源性疾病，如鼠疫、狂犬病等。

二、传播途径

传播途径是指由传染源排出的病原体传播给易感人群的途径，主要包括空气传播、食物传播、经水传播、生物媒介传播、接触传播、经土壤传播、医源性传播、母婴传播等。

（1）空气传播。含有病原体的飞沫在患者咳嗽、打喷嚏或讲话时排出，可滞留于空气中，或者病原体借助飞沫颗粒或尘埃颗粒悬浮于空气中，易感者将其吸入而感染。空气传播多见于冬春季节，是呼吸道传染病的重要传播途径，在密闭空间内极易发生。

（2）食物传播。病原体污染了食物（如蔬菜、水果和熟食），或寄生和繁殖于食物中，该食物被易感者摄入后（未经消毒食用或生食）而引发感染，是消化道传染病的主要传播途径。食物传播多发生于夏季和热带与亚热带地区，可因共食污染食物而出现群发现象。

（3）经水传播。传染源所带有病原体的排泄物污染了水源，易感者直接饮用或接触被污染的水体（如用被污染的水漱口、洗涮餐具），或在疫水中游泳和戏水而引发感染。经水传播是消化道传染病的重要传播途径。

（4）生物媒介传播。它是以生物为媒介传播病原体的途径。生物媒介包括节肢动物（如蚊、蚤、虱、螨）和软体动物（如钉螺）等。

（5）接触传播。它包括直接接触传播和间接接触传播，是家庭内传播和集体机构内传播的重要途径。许多肠道传染病、呼吸道传染病、皮肤传染病及动物疫源性疾病等都可通过接触进行传播。其中，直接接触传播是指通过性接触、皮肤接触，或被受感染的动物咬伤等而感染。间接接触传播是指传染源的排泄物或分泌物通过污染卧具、玩具、餐具、洗漱用具、便具等生活用品而将病原体间接传染给易感者。

（6）经土壤传播。传染源的排泄物处理不当或患病的人、畜尸体处理不当，可使土壤被病原体污染。土壤中的病原体可通过与易感者的皮肤接触或经损伤的皮肤、寄生虫直接侵入皮肤而引起感染，也可在污染果蔬后经消化道途径引起感染。

（7）医源性传播。由病原体污染医疗器具（如针头）和血液生物制品（如血浆），或者移植器官、细胞携带病原体，或者通过医护人员的手而引起的传播。

（8）母婴传播。母亲与胎儿或新生儿之间的传播，又称垂直传播，包括宫内感染、产时感染和生后感染三种途径。

三、易感人群

易感人群是指对某种传染病缺乏免疫力的人群。人群对传染病的易感程度称为人群易感性，而易感人群则是易感性较高的群体。人群易感性与人群中具有免疫力的人数（即免疫人口）和免疫力强度有关。人群免疫人口增加，免疫水平高，易感人群就减少，发病人数亦减少，传染病的传播和蔓延的机会减少，发病率就相应下降。因此，实施国家免疫规划，以提升人群免疫水平是控制传染病流行的重要举措。

探索 3　学前儿童为何容易生病？

"张老师，我家贝贝自从上了幼儿园之后就经常生病，而以前在家里并没有那么频繁生病，这是为什么？"贝贝刚进幼儿园三四个月就已经感冒三次了，妈妈对此感到不解，于是向张老师请教。

托幼机构中的儿童容易生病，而长大后生病的次数就明显减少，这是为什么呢？

学习支持 3

★ 学前儿童免疫系统的发育特点

免疫是人体与进入体内的抗原物质相互作用，从而保持自身完整性和稳定性的反应，其本质是识别自身、排斥异己。免疫反应是身体的一种防御功能，免疫功能是由免疫系统实现的。

一、免疫系统的组成、功能与分类

免疫系统由免疫器官、免疫细胞和免疫分子三部分组成。人体的免疫器官主要有脾脏、淋巴结、扁桃体、胸腺、骨髓等。免疫器官可产生免疫细胞。免疫细胞是人体内具有免疫功能的细胞，主要有淋巴细胞和巨噬细胞两大类。免疫分子指具有免疫效应的物质。

免疫系统能消灭侵入人体的细菌、病毒、异物等，防止疾病发生；能消除人体新陈代谢中衰老或死亡的细胞，以免它们妨碍正常细胞的生理功能；能识别并杀灭在细胞繁殖过程中产生的异常细胞（基因突变的细胞），防止它们扩散而引发癌症。

机体的免疫可分为非特异性免疫（天然免疫）和特异性免疫（获得性免疫）两种类型。通过非特异性免疫，机体可以抵抗环境中普遍存在的毒力较低的微生物；对于许多毒力较强的微生物，机体则需要特异性免疫才能避免感染致病。非特异性免疫指个体出生时即具备的固有免疫，是机体抵御微生物侵袭的第一道防线。非特异性免疫的作用范围广，并非针对特定的抗原。例如，人体的皮肤和黏膜能阻挡病原体入侵，其分泌物还有抑菌或杀菌的屏障作用。特异性免疫是个体接触特定的抗原而产生的，它仅针对特定抗原发生反应。预防接种是使人体获得对传染病的特异性免疫的最有效措施。

二、学前儿童免疫系统的发育特点

学前儿童免疫系统的发育特点主要有两个方面：一方面，儿童的非特异性免疫功能尚未完善，其皮肤、黏膜薄嫩，屏障作用差，且体液中的白细胞、淋巴细胞等"战斗力"不强，因此，病原体易突破人

体的第一道防线进入体内并进行繁殖、扩散，抵抗力不如成人。另一方面，儿童对传染病普遍缺乏特异性免疫力，是传染病的易感人群。

★ 托幼机构传染病的流行特点

了解托幼机构传染病的流行特点，可以帮助保教人员更为有的放矢地开展防控工作。按照《中华人民共和国传染病防治法》的分类管理要求，我国的传染病分为甲、乙、丙三类。其中，托幼机构儿童常见的法定传染病以丙类传染病为主，如流行性感冒、流行性腮腺炎、手足口病及感染性腹泻等[①]；其他类型的传染病则为少量散发，如病毒性肝炎、麻疹、猩红热等。有调查研究表明，在包括托幼机构在内的我国各类学校所报告的传染病中，根据传播途径分析，以呼吸道传染病（超过 60%）最为常见，其次为肠道传染病；在病例的数量上，居前 5 位的传染病分别是水痘、手足口病、流行性感冒、流行性腮腺炎和其他感染性腹泻病[②]，其中，托幼机构发生的传染病尤以手足口病最为常见[③]。

此外，在时间分布上，托幼机构传染病的发生率呈现冬季和春季两个高峰，这是因为冬季、春季是许多传染病（尤其是呼吸道传染病）的流行季节；而 2 月份和 8 月份的发病率最低，这是因为儿童在寒、暑假期内散居于家庭中，使得传染病发病率显著降低。

探索 4 为了预防托幼机构传染病的发生，我们该做些什么？

托幼机构传染病的预防需要多方协同参与。请结合所学知识，将相关机构或人员所承担的职责列举出来，填写在表 3-1-1 中。

表 3-1-1 相关机构及人员的主要工作职责

机构或人员	主要工作职责
教育行政部门	
医疗卫生机构	
托幼机构负责人	
保健教师	
幼儿教师	
保育员	
幼儿家长	

---

① 王斐，安洲.芜湖市 2012—2016 年幼托儿童法定传染病流行特征分析［J］.安徽预防医学杂志，2018，24（01）：21—24.
② 翁熹君，王锐，王霄晔，等.2014—2016 年全国学校（托幼机构）传染性突发公共卫生事件流行特征分析［J］.疾病监测，2019，34（05）：446—450.
③ 文通，李会，王旻.2017—2019 年成都市新都区中小学校及托幼机构传染病聚集性疫情流行特征分析［J］.职业卫生与病伤，2021，36（02）：94—97.

学习支持 4

★ 传染病的一般预防措施

传染病的预防主要是针对传染病流行过程的三个基本环节（传染源、传播途径、易感人群）而采取的相应措施，具体包括控制传染源、切断传播途径和保护易感人群。

一、控制传染源

控制传染源对于预防传染病有着重要意义。具体而言，就是要严格执行传染病的监测与报告制度，做到传染病患者的早发现、早报告、早隔离。同时，患者的被服、呕吐物或排泄物以及所在环境应进行消毒处理。对于密切接触者，还应根据情况进行医学观察及采取必要的预防措施（如药物预防、应急接种等）。如果是动物传染源，可根据其所感染传染病对人类的危害性进行相应处理。

二、切断传播途径

对于传染病，尤其是经消化道传播、虫媒传播的传染病及许多寄生虫病，切断传播途径通常是起主导作用的预防措施。对于传染病的不同传播途径，应采取不同的防疫措施。例如，针对消化道传染病，应做好个人卫生及环境卫生，加强饮食、水源及粪便管理；针对呼吸道传染病，应加强室内卫生并保持空气流通，在疾病流行期间尽量避免去公共场所人群密集处；针对虫媒传染病，应消灭动物媒介，如苍蝇、蟑螂、蚊、虱、蚤等；针对寄生虫病，应注重水源、粪便管理，并消灭中间宿主等。此外，切断传播途径的重点是做好消毒与隔离工作。

三、保护易感人群

保护易感人群是预防传染病的根本措施，可以从提高机体非特异性免疫力和特异性免疫力两个方面着手。其中，提高机体的非特异性免疫力主要可通过改善营养、锻炼身体、保障睡眠及养成良好的卫生习惯等途径来实现，而机体特异性免疫力的提高则需要通过预防接种来实现。在接种疫苗、菌苗、类毒素等之后可使机体产生对抗病毒、细菌、毒素等的特异性主动免疫，注射含有特异性抗体的人免疫球蛋白或者人/动物抗血清等则可使机体获得特异性被动免疫。儿童计划免疫对传染病的预防起着关键作用。此外，有些传染病（如尚无疫苗预防的疾病）可采取药物预防的方式，用于不能接种疫苗的易感人群。

★ 托幼机构传染病的预防措施

根据《学校卫生工作条例》[①] 第十七条规定，学校应当认真贯彻执行传染病防治法律、法规，做好急、慢性传染病的预防和控制管理工作。托幼机构传染病的防控工作关系到所有师生的健康与发展，重点在于日常的预防，这需要教育行政部门、卫生行政部门、疾病防控机构、托幼机构、社区及家庭等共同协作。具体可以采取的预防措施有以下几点：

一、加强传染病防控的制度建设

托幼机构主要负责人应高度重视传染病防控工作，建立、健全本单位传染病疫情等突发公共卫生事件的日常预防、监测、报告、应对管理等工作制度，为传染病的预防和控制工作提供依据。完善的制度体系应包括师生健康检查制度、消毒隔离制度、缺勤儿童追踪制度、传染病监测与报告制度、传染病应急处理机制等内容。此外，还应定期组织师生开展传染病应对演练，在工作实践中不断查漏补缺，明确工作职责，确保各项工作制度落实到位。

二、做好环境、物品的清洁与消毒

做好环境、物品的清洁与消毒工作是切断传染病传播途径的重要举措。一方面，托幼机构应按照

---

① 说明：中华人民共和国国家教育委员会令第 10 号、卫生部令第 1 号，1990 年 6 月 4 日发布。

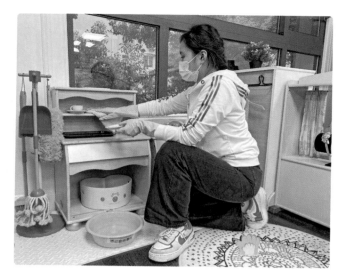

图 3-1-1　做好环境与物品的预防性消毒工作

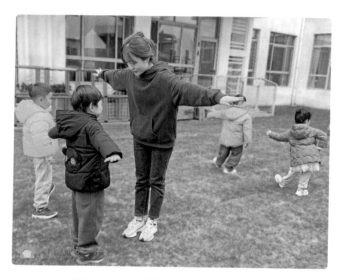

图 3-1-2　让儿童加强户外体育锻炼

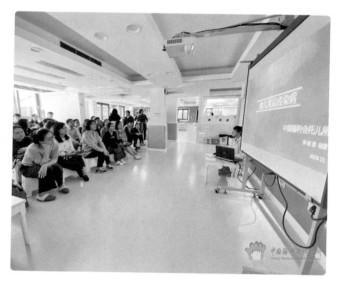

图 3-1-3　对家长进行传染病预防宣教

有关部门的要求建立专门负责清洁与消毒的队伍，通常由保健教师负责对各班保育员的日常清洁与消毒工作进行培训指导、监督与考核。另一方面，还应按要求制定详细的清洁与消毒管理制度，并严格落实日常预防性消毒和发生传染病后的终末消毒工作。

三、及时隔离在园疑似传染病儿童

严格执行晨、午间检查与全日健康观察制度，在关注所有儿童健康状况的同时，重点加强对体弱儿童、生病儿童、病后初愈儿童的观察。保教人员如发现儿童有疑似传染病的典型症状或体征，应及时将其送观察室隔离观察，并尽快通知家长将孩子送医诊治，做到传染病的"五早"，即早发现、早报告、早隔离、早诊断、早治疗。

四、多种途径提高儿童自身免疫力

提高易感人群免疫力是预防传染病的重要措施之一。为了提高儿童的非特异性免疫力，保教人员应重视儿童的体育锻炼，提高儿童对环境的适应能力；引导儿童养成不挑食、不偏食的良好饮食习惯，确保营养全面和均衡；确保儿童一日活动作息合理，如睡眠充足等。为了提高儿童的特异性免疫力，保教人员应确保新入园儿童已按时完成计划免疫接种，同时帮助家长提高对预防接种的重视程度。

研究发现，托幼机构儿童Ⅰ类疫苗[①]针对性传染病的报告发病率远低于非Ⅰ类疫苗针对性传染病的报告发病率。这表明扎实地做好预防接种工作，可有效降低部分传染病对儿童健康的危害。因而，保教人员应加强预防接种的宣传工作，对家长进行疫苗接种相关知识的普及教育，提高家长对接种疫苗的认识并了解预防接种的重要性，自愿为孩子接种Ⅱ类疫苗，以降低流行性腮腺炎、流行性感冒和手足口病的发病率。

五、鼓励家长支持并参与预防工作

托幼机构传染病预防工作的顺利开展需要得到家长的积极支持和共同参与。一方面，保教人员应帮助家长了解托幼机构疾病预防工作的目的和意义，获得家长对儿童的健康检查、缺勤追踪、隔离观察、疫苗接种等工作的支持。另一方面，保教人员应对家长开展儿童常见传染病预防知识的宣传与教育，提高家长对传染病的基本认识和预防意识，

---

① 说明：Ⅰ类疫苗是指国家规定的计划免疫所包括的疫苗，免费接种；Ⅱ类疫苗指由公民自费并且自愿受种的其他疫苗。

鼓励家长通过家长课堂、家长会、讲座学习等形式积极参与到相关工作中来。

六、加强各机构部门的协同支持

传染病的预防是一项系统性的工作，托幼机构应与其他各相关机构、部门协同配合，做到联防联治联动。例如：医疗卫生部门应针对本地区学校和托幼机构，制定传染病疫情等突发公共卫生事件的监测与报告工作要求及规范；及时通报涉及当地的传染病疫情信息；配合同级教育行政部门对托幼机构保教人员定期开展学校传染病监测与报告、传染病消毒与隔离、食品安全管理等方面的培训，增强卫生保健人员、教职工对传染病防控的意识和基本的处置能力。

教育行政、儿童保健、疾控中心等部门还应有计划地对托幼机构的传染病防控工作进行督导与检查，及时发现问题并督促落实整改，对托幼机构中发生的传染病疫情等突发公共卫生事件开展流行病学调查，并提出防控建议。

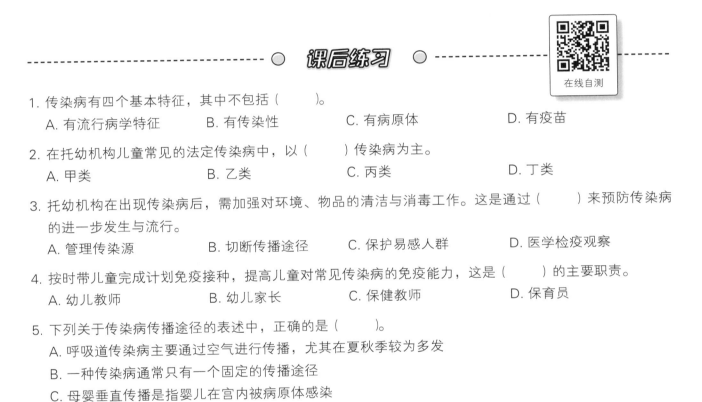

课后练习　　在线自测

1. 传染病有四个基本特征，其中不包括（　　　）。
   A. 有流行病学特征　　　B. 有传染性　　　C. 有病原体　　　D. 有疫苗

2. 在托幼机构儿童常见的法定传染病中，以（　　　）传染病为主。
   A. 甲类　　　B. 乙类　　　C. 丙类　　　D. 丁类

3. 托幼机构在出现传染病后，需加强对环境、物品的清洁与消毒工作。这是通过（　　　）来预防传染病的进一步发生与流行。
   A. 管理传染源　　　B. 切断传播途径　　　C. 保护易感人群　　　D. 医学检疫观察

4. 按时带儿童完成计划免疫接种，提高儿童对常见传染病的免疫能力，这是（　　　）的主要职责。
   A. 幼儿教师　　　B. 幼儿家长　　　C. 保健教师　　　D. 保育员

5. 下列关于传染病传播途径的表述中，正确的是（　　　）。
   A. 呼吸道传染病主要通过空气进行传播，尤其在夏秋季较为多发
   B. 一种传染病通常只有一个固定的传播途径
   C. 母婴垂直传播是指婴儿在宫内被病原体感染
   D. 部分传染性较强的传染病有多种传播途径

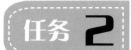

托幼机构传染病的监测、报告与应对

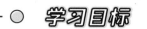

○ **学习目标** ○

- ☑ 知晓托幼机构传染病的监测、报告与应对要求。
- ☑ 知晓托幼机构儿童常见传染病的隔离、医学观察要求。
- ☑ 熟悉托幼机构日常预防性消毒及发生传染病时的消毒要求。
- ☑ 能按规范操作要求，配制符合浓度标准的含氯消毒液。
- ☑ 能按"七步洗手法"的操作步骤和要求进行手部清洁。
- ☑ 能逐步养成规范操作和自我防护意识，感受组内评价、互动的乐趣。

○ **学习准备** ○

- ☑ 自学本任务内容，完成预习测试。
- ☑ 学习微课"配制含氯消毒液""七步洗手法"，熟悉操作步骤与要求。
- ☑ 结合预习内容，完成探索活动中的思考题。

 预习测试　 微课 配制含氯消毒液　 微课 七步洗手法

探索 1　如何才能尽早发现托幼机构中的传染病？

　　保教人员并非医生，也没有专业的检测设备。那么，保教人员怎样才能在日常工作中尽早发现传染病呢？

_____

_____

学习支持 1

★ **托幼机构传染病的监测与报告**

　　为有效防控各类传染病疫情在托幼机构中暴发流行，切实将传染病聚集性疫情的发生风险控制在最小范围，托幼机构须建立、健全传染病的监测、报告与应对机制，明确保教人员的岗位职责，坚持早期预防、及时预警、快速反应、有效控制的原则，严格执行"五早"。

托幼机构传染病的监测与报告工作是否落实到位，直接决定着传染病疫情的发生、发展和疫情发生后的控制效果，其具体实施应从组织与管理、疫情报告人设置、健康检查、因病缺勤追踪、疫情登记与报告五个方面着手[①]。

一、组织与管理

根据《学校和托幼机构传染病疫情报告工作规范（试行）》（以下简称《传染病疫情报告工作规范》）中的规定，托幼机构应建立、健全本单位传染病疫情等突发公共卫生事件的发现、收集、汇总与报告管理工作制度，托幼机构主要领导是传染病疫情报告的第一责任人。同时，还应制定传染病疫情及突发公共卫生事件的应急预案，成立应急工作小组，明确各自职责与分工，并定期开展模拟演练。此外，托幼机构还应定期对教职员工、儿童及家长进行传染病监测、报告等相关知识的宣传教育与培训，提高有关人员的预防意识和处置能力。

二、疫情报告人设置

根据《传染病疫情报告工作规范》中的规定，托幼机构需指定专人（通常为保健教师，或教师兼职保健工作）负责本单位内传染病疫情等突发公共卫生事件、因病缺勤等健康信息的收集、汇总与报告工作。根据要求，疫情报告人必须为托幼机构的在编人员，工作认真负责，责任心强，并了解传染病防控相关知识。疫情报告人在托幼机构负责人的领导下，具体负责本单位传染病疫情和疑似传染病疫情等突发公共卫生事件报告工作；协助本单位建立、健全传染病疫情等突发公共卫生事件监测、发现及报告相关工作制度及工作流程；定期对儿童的出勤、健康情况进行巡查；指导托幼机构儿童的晨检工作；等等。

三、健康检查

根据《托儿所幼儿园卫生保健管理办法》中的规定，托幼机构应建立健康检查制度，落实教职员工及儿童的健康检查工作，做好常见病的预防工作。

1. 教职员工健康检查

教职员工应在卫生行政部门指定的医疗卫生机构进行健康检查（每年一次），在取得《托幼机构工作人员健康合格证》后方可上岗。对于直接接触食品、食具和儿童的教职工，在岗期间若出现健康异常，应及时就医诊断，并将诊断结果反馈给机构负责人及保健教师。如果该教职工被确诊为传染病，应离园住院治疗或居家隔离治疗，痊愈后持医疗机构出具的证明方可恢复工作；如果被诊断为传染病疑似病例、病原携带者，应暂时调离接触食品、食具、儿童的工作岗位。禁止教职员工带病上岗或隐瞒病情。

2. 儿童健康检查

对于在入园体检中被诊断患有传染病的儿童，应让其暂时不入园，待临床痊愈并度过隔离期后方可入园。对于在定期体检中被诊断患有传染病的儿童，应立即按要求对该儿童进行隔离和送医治疗，待其治愈后凭医疗机构的证明方可返园。对于在晨、午间检查及全日健康观察中被发现有疑似传染病症状（如发热、皮疹、腹泻、呕吐等）的儿童，应立即将其送观察室暂时隔离，并要求家长及时将孩子送医诊治，一旦被确诊为传染病，还应对该儿童所在班级的密切接触者做进一步排查。

◆ 学习提示 ▮

发热、发疹（包括皮疹和黏膜疹两大类）、感染中毒症状（如头痛、乏力、食欲减退、恶心、呕吐等），以及单核-吞噬细胞系统反应（如肝、脾和淋巴结肿大）是传染病常见的临床表现。

① 刘修正、史静玲、罗美玲，等.中小学校及托幼机构传染病监测和报告工作评价指标体系构建［J］.实用预防医学，2018，25（12）：1520—1523.

四、因病缺勤追踪

托幼机构还应建立儿童缺课缺勤监测及病因追踪制度。各班保教人员应密切关注本班儿童的每日出勤情况，及时与当日缺勤儿童的家长沟通，了解儿童缺勤的具体原因。如果儿童为因病缺勤，保教人员还应及时将儿童就医诊断结果反馈（如以复印病历本等形式）给托幼机构疫情报告人。托幼机构疫情报告人再根据儿童的病因，加强对其他儿童健康状况的观察，以做到对患传染病儿童的早发现。

五、疫情登记与报告

保健教师、班级保教人员等应及时将有异常症状和体征的儿童的相关信息进行登记，包括姓名、班级、主要症状，并及时通知家长将孩子送医就诊。当通过追踪儿童就医结果、因病缺勤原因等方式发现传染病确诊病例时，保健教师应根据所在地区的传染病上报要求，及时向托幼机构负责人、所在地疾病预防控制中心、妇幼保健所、教育局、社区卫生服务中心等报告相关信息，做到有一例上报一例，不得谎报、瞒报、缓报。

根据《传染病疫情报告工作规范》中的要求，疫情报告人应选择方便、快捷的通信方式（如电话、传真、网络系统等）向有关部门报告，报告的内容及时限要求如下：

（1）在同一班级，1 天内有 3 个病例或者连续 3 天内有多个病例（5 例以上），并有相似症状（如发热、皮疹、腹泻、呕吐、黄疸等）或者有共同用餐、饮水史的情况，疫情报告人应当在 24 小时内报告相关信息。

（2）当托幼机构发现患传染病或疑似患传染病的儿童时，疫情报告人应当立即报告相关信息。

（3）当个别儿童出现不明原因的高热、呼吸急促，或剧烈呕吐、腹泻等症状时，疫情报告人应当在 24 小时内报告相关信息。

（4）当托幼机构发生群体性不明原因疾病或者其他突发公共卫生事件时，疫情报告人应当在 24 小时内报告相关信息。

××市托幼机构传染病报告存根

编号______

儿童姓名__________性别___年龄___

班级________户口：本区 外区（“√”）

疾病名称____________________

发病日期________年_____月_____日

诊断单位____________________

诊断日期________年_____月_____日

报告日期________年_____月_____日

报告者：______________

① ××市托幼机构传染病报告单 编号______

所名__________地址__________所属街道________

儿童姓名__________性别___年龄___班级________

家庭住址________________户口：本区 外区（“√”）

发病日期___年___月___日 报告日期___年___月___日

诊断日期___年___月___日 诊断单位__________

报告者：______________

肝 炎		麻 疹		流 脑		水 痘	
菌 痢		猩红热		乙 脑		伤 寒	
感染性腹 泻		出血性结膜炎		腮腺炎		风 疹	
手足口病							

注：（1）发病名称在空格内“√”
（2）本联报所属社区卫生服务中心

××市卫生和计划生育委员会
× × 市 统 计 局 批 准
× 统 审 字 [2015] 2 号

② ××市托幼机构传染病报告单 编号______

所名__________地址__________所属街道________

儿童姓名__________性别___年龄___班级________

家庭住址________________户口：本区 外区（“√”）

发病日期___年___月___日 报告日期___年___月___日

诊断日期___年___月___日 诊断单位__________

报告者：______________

肝 炎		麻 疹		流 脑		水 痘	
菌 痢		猩红热		乙 脑		伤 寒	
感染性腹 泻		出血性结膜炎		腮腺炎		风 疹	
手足口病							

注：（1）发病名称在空格内“√”
（2）本联报区妇幼保健所

××市卫生和计划生育委员会
× × 市 统 计 局 批 准
× 统 审 字 [2015] 2 号

图 3-2-1 ×× 市托幼机构传染病报告三联单

探索 2 托幼机构传染病的隔离有什么要求？

及时将传染源隔离是传染病防控的重要措施。请结合所学知识，思考以下问题：

1. 托幼机构在发现疑似传染病患儿后，该如何隔离潜在的传染源？
2. 不同传染病的隔离要求有什么区别？

学习支持 2

★ 托幼机构传染病的隔离

当托幼机构发现传染病确诊病例时，保健教师在上报疫情信息的同时，工作小组应及时启动传染病应对机制，系统性地开展传染病的防控工作，重点做好患儿隔离、环境与物品消毒、密切接触者医学观察、与儿童和家长沟通等相关工作。

隔离是指把传染期内的患者或病原携带者置于不能传染给他人的条件之下，防止病原体向外扩散，以便于管理、消毒和治疗的措施，这是控制传染病流行的一项重要内容。对于不明原因的突发传染病，有效的隔离措施在控制其进一步扩散方面起着决定性的作用。具体要做好以下几点：

一、隔离患儿

保教人员在发现儿童有疾病症状或表现时，应对该儿童进行初步的健康评估，然后将其带至保健室由保健教师做进一步识别，并让儿童在观察室内隔离观察，暂时不参加班级活动，避免接触其他儿童，同时等待家长带其离园就医。

此外，保健教师在处置传染病疑似病例时，应做好个人防护措施。儿童一旦被确诊为传染病，应离园住院治疗或居家隔离治疗；在隔离期满（不再具有传染性）后，持医疗机构出具的证明方能返园。传染病患者的隔离期限原则上是根据传染病的最长传染期来确定的，同时还应根据临床表现和微生物检验结果来决定是否可以解除隔离。儿童常见传染病的隔离观察要求具体见表3-2-1。

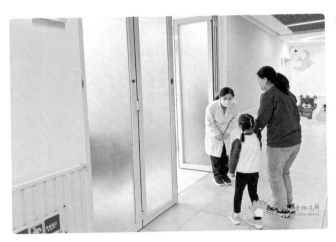

图 3-2-2 将疑似传染病患儿带至隔离室

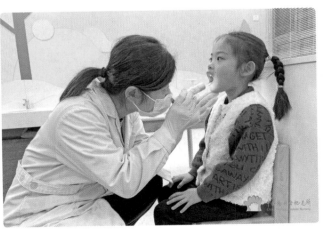

图 3-2-3 保健教师对疑似传染病患儿进行评估

表 3-2-1 托幼机构常见传染病隔离观察要求[①]

序号	疾病名称	患者隔离期	发病班级医学观察期	医学观察内容
1	流行性感冒	体温恢复正常，其他流感样症状消失后 48 小时	7 天	发热、咳嗽、咽痛等
2	麻疹	出疹后 4 天，并发肺部感染者隔离至出疹后 14 天	21 天	发热、皮疹、咳嗽、鼻炎、结膜炎等
3	风疹	出疹后 4 天，并发肺部感染者隔离至出疹后 14 天	21 天	发热、皮疹等
4	水痘	全部水痘疱疹结痂、痂皮干燥后	21 天	发热、皮疹/疱疹（头皮、胸腹部）等
5	猩红热	发病后 10 天，或症状消失后 2 次咽拭子培养阴性	12 天	发热、咽痛、草莓舌、全身弥漫性鲜红色皮疹等
6	流行性腮腺炎	腮腺肿大完全消失后 1 周，或发病后 10 天	21 天	发热、单侧或双侧腮腺肿痛等
7	流行性脑脊髓膜炎	自发病日起不少于 7 天	7 天	发热、上呼吸道感染症状，皮肤及口腔黏膜有无广泛瘀点、瘀斑等
8	急性出血性结膜炎	发病后 7 天	7 天	双眼有剧烈的异物刺激感、烧灼及痒感，畏光流泪，眼部分泌物增多，眼睑浮肿、结膜下充血等
9	手足口病（疱疹性咽峡炎参照手足口病处置）	症状消失后 1 周	14 天	精神状况，口腔黏膜、手足掌部有无散在疱疹，有无发热等
10	诺如病毒感染性腹泻	症状完全消失后 72 小时	3 天	腹泻（次数、大便性质）、呕吐（次数）等
11	甲型病毒性肝炎、戊型病毒性肝炎	自发病日起 3 周	45 天	精神不佳、畏寒、发热、食欲不佳、呕吐和小便发黄等
12	细菌性痢疾	一般对象病例[②]在症状消失后再继续服药 3 天，之后可停止管理	7 天	发热、腹痛、腹泻、里急后重感（指想排出大便，但又排不出来，或感觉排不尽）及脓血便等

① 说明：参考由上海市科技艺术教育中心、上海市疾病预防控制中心于 2021 年 12 月发布的《上海市校园传染病防控工作手册》。
② 一般对象病例指非从事食品加工制作等接触食品工作的病例。

二、隔离观察室的环境要求

托幼机构应设置隔离观察室，用于出现疾病症状或疑似传染病患儿暂时的隔离与观察。隔离观察室应设置在相对独立的区域，通常设在靠近建筑物一楼疏散通道门口的地方（多设在保健室旁），以减少传染源在接受护理时所造成的环境污染；不得设置在紧靠儿童活动室、营养室及儿童容易到达的场所。

隔离观察室外应设有明显标志，房间要求采光、通风良好，有单独的出入口，并配备盥洗设施。室内装饰风格要求温馨舒适，设施设备要齐全，需配备紫外线消毒设备、个人防护材料（如一次性隔离衣、医用防护口罩、手套等）、吐泻物应急处置包、常规清洁与消毒用品、小桌椅、玩具柜（包括玩具、图书）、污物桶、儿童床铺、被褥等物品，所有物品应限隔离室专用，平时不得随便挪用。

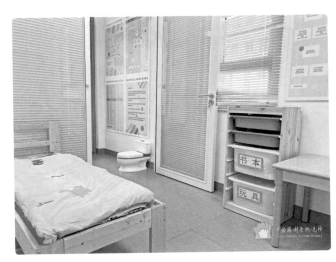

图 3-2-4 隔离观察室的环境

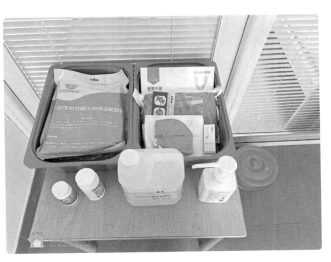

图 3-2-5 隔离观察室的防护物资

三、隔离观察室的使用规范

托幼机构隔离观察室应建立完善的管理制度，并对日常维护和使用规范做出要求。在日常维护方面，保健教师负责对隔离室环境、设施设备及物品进行日常清洁与消毒，做到室内空气新鲜，物品摆放整齐，无杂物、无污染、无异味、无安全隐患。在使用规范方面，患传染病或疑似传染病的儿童在园内临时隔离观察期间禁止离开房间，非保健人员（如健康儿童、班级保教人员等）不得进入隔离观察室。同时，保健教师也需先做好个人防护措施，再进一步评估儿童的健康状况，并为其提供初步的照护。如儿童在观察期内出现病情恶化（如惊厥、严重腹痛、丧失意识等）的情况，应立即联系 120 急救中心或将儿童送医诊治。

此外，隔离观察室应单人单间，同一室内不能同时隔离两个及两个以上病种的患儿，避免交叉感染。患儿在隔离观察室内产生的吐泻物（含口鼻分泌物、粪便、脓液等）、生活污水、垃圾等均须放入医疗废物专用垃圾袋中密封，按感染性医疗垃圾处理；患儿接触过的所有物品都应经严格消毒处理后方可继续使用。待患儿离开隔离区域后，保健教师需对隔离观察区域进行终末消毒，消毒完成后应及时清洁消毒双手，并详细记录患儿的病情及观察情况、处理措施。

四、班级医学观察

若班级有儿童被确诊为传染病，传染病患儿所在的班级师生均为密切接触者，需由保健教师组织开展医学观察。传染病密切接触者的医学观察期限是根据该传染病的最长潜伏期来确定的，医学观察内容则是该传染病的典型病症或表现，具体见表 3-2-1。医学观察期间，发病班级应与其他班级相对隔离，不得并班、串班或接收新生；儿童入园、晨检、运动、就餐和如厕等一日活动也应与其他班分开或错时进行。观察期内，如该班级出现新的病例，应从最后一例起重新计算观察期至期满。观察期满后，班级内无典型病症或表现者，方可解除隔离。

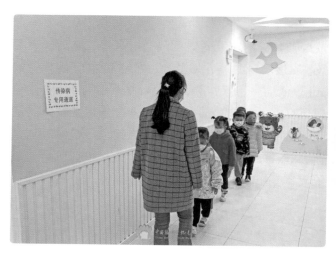

图 3-2-6 传染病发病班儿童单独活动

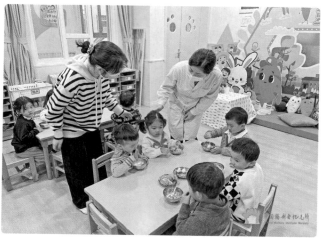

图 3-2-7 保健教师加强对传染病发病班级的巡视

探索 3 托幼机构有哪些常用的消毒方法？不同物品在消毒方法上有什么区别？

消毒是托幼机构预防传染病的重要措施。请结合所学知识，思考以下问题：

1. 托幼机构有哪些常用的消毒方法？这些消毒方法通常适用于哪些物品？

2. 预防性消毒与传染病发生后的消毒有什么不同？

学习支持 3

★ 消毒的种类和方法

做好环境、物品的清洁与消毒是预防各类疾病的重要措施。其中，清洁是指用物理方法清除物体表面的污垢、尘埃和有机物，其目的是去除和减少微生物。消毒则是指用物理或化学的方法，消除或杀灭物体上除芽孢①以外的各种病原微生物，借以切断病原微生物的传播途径，阻止和控制传染病的发生和传播扩散。

一、消毒的种类

消毒可分为预防性消毒和疫源地消毒两种类型。预防性消毒是指在未发现传染源存在的情况下，对可能被病原体污染的物品、场所等进行消毒。疫源地消毒是指对目前或曾经有传染源（包括患者、病原携带者）存在的地区进行消毒，以杀灭由传染源排至外环境的病原体。

其中，根据实施消毒的时间不同，疫源地消毒又可分为随时性消毒和终末消毒两种。

（1）随时性消毒：指有传染源存在时对其排出的病原体可能污染的环境和物品进行及时的消毒。不同传染病的病原体排出途径不同，随时消毒的范围、对象和方法也不同。

---

① 说明：芽孢又称内生孢子，是细菌休眠体。芽孢含水量极低，抗逆性强，能经受高温、紫外线、电离辐射及多种化学物质灭杀。

（2）终末消毒：指传染源离开疫源地后，对其活动场所进行的一次彻底消毒。消毒范围包括患者所处的环境、排泄物和接触过的物品等。托幼机构在发生传染病后，应对发病班级进行终末消毒。

二、消毒的方法

根据消毒技术的不同，消毒的方法可分为物理消毒法、化学消毒法和生物消毒法。其中，生物消毒法是利用生物因子去除病原体，作用缓慢且灭菌不彻底，一般不用于疫源地消毒。下面重点介绍物理消毒法和化学消毒法。

1. 物理消毒法

物理消毒法是指通过机械、热力、光、辐射等途径来抑制或杀灭病原微生物的消毒方法。例如，使用肥皂搓洗、流动水冲净可消除手上绝大部分的细菌，使用口罩可防止病原体自呼吸道排出或侵入，这些措施属于机械消毒法。使用燃烧、煮沸、流通蒸汽、高压蒸汽等可产生高温状态，使病原体蛋白质及酶凝固变性，失去正常代谢功能，这些措施属于热力消毒法。此外，红外线和微波可依靠产热杀菌，紫外线可引起细胞成分，特别是核酸、蛋白质和酶发生变化，导致微生物死亡，这些属于辐射消毒法。

托幼机构常用的物理消毒方法有日光暴晒、煮沸消毒、流通蒸汽消毒和紫外线消毒等，其适用对象、基本方法及注意事项如下：

（1）日光暴晒。日光具有热、干燥和紫外线的作用，有一定的杀菌力，常用于毛绒玩具、床垫、被褥、书籍等物品的日常消毒。具体的消毒方法为：将物品完全暴露在阳光下暴晒4—6小时，并定时翻动，使物品各面均能得到照射。

（2）煮沸消毒。该方法适用于儿童餐具、饮具、奶具、毛巾等耐热耐湿用品的消毒。具体的消毒方法为：将清洗好的待消毒物品完全浸没于水中并加盖，加热至水沸腾后维持15分钟以上，如中途新加入物品应重新计时。

（3）流通蒸汽消毒。该方法适用于儿童餐具、饮具、毛巾、浴巾、枕套、被套、床单等耐热耐湿用品的消毒。具体的消毒方法为：利用流通蒸汽柜、蒸锅等使水沸腾后产生蒸汽（流通蒸汽温度为100℃），将物品置于蒸汽环境中作用20—30分钟。消毒作用时间应从水沸腾后有蒸汽产生时算起。消毒物品应清洁、干燥，垂直放置（如碗、餐盘）或抖松放置（如毛巾）在蒸架上，物品之间留有一定空隙。

（4）紫外线消毒。该方法适用于营养室、保健室、隔离（观察）室的消毒，不宜在儿童教室、活动室、就餐场所和卧室安装紫外线设备作为日常预防性空气消毒的方式。托幼机构可采用悬吊式紫外线灯直接照射消毒，灯管吊装高度距离物体表面1.8—2.5米，紫外线灯的辐照量为1.5 W/m³，每次消毒时照射时间不少于30分钟。同时，还应保持室内清洁、干燥，物品表面充分暴露于紫外线中，并定期对设备进行清洁和维护。此外，也可使用移动紫外线车进行消毒。紫外线灯开关应设置警示标识，由专人管理，防止误开误关。在采用紫外线杀菌灯消毒时，应在室内无人状态下进行。消毒后须开窗通风，待驱散残留臭氧后，人方可进入室内。

此外，保教人员在使用物理消毒法时应做好自我防护，并严格按照操作规范进行物品消毒。例如，在使用热力消毒法（如煮沸、流通蒸汽）时，如需接触高温物品和设备，应使用防烫手套，并穿长袖衣服，避免烫伤；在使用紫外线设备消毒时，应关紧门窗，避免紫外线对人体皮肤、黏膜和眼睛的直接照射，必要时需戴防护镜和穿防护服进行保护。

2. 化学消毒法

（1）化学消毒剂。化学消毒法主要是指使用化学药物（消毒剂）清除病原微生物的方法。常用的化学消毒剂包括醇类消毒剂、含氯消毒剂、含溴消毒剂、氧化消毒剂、碘类消毒剂、季铵盐类消毒剂等。通常，化学消毒剂的消毒灭菌效果与浓度和消毒时间有关，浓度越高，消毒时间越长，消毒灭菌效果越好。

① 醇类消毒剂主要为75%浓度乙醇（酒精），无腐蚀性，可用于金属制品表面消毒，但易挥发，忌明火。该类消毒剂常应用于皮肤消毒和体温计消毒。

②含氯消毒剂是指溶于水后能产生具有杀灭微生物活性的次氯酸的消毒剂，包括次氯酸钠、次氯酸钙、液氯、氯胺等，分为水剂、片剂、粉剂三种形态。含氯消毒剂杀灭微生物的有效成分常以有效氯①表示。此类消毒剂对金属有腐蚀性，对织物有漂白作用，可应用于分泌物、排泄物、水、环境和疫源地的消毒。

③含溴消毒剂是指溶于水后能产生具有杀菌作用的次溴酸的消毒剂，常用的有二溴海因。与含氯消毒剂相比，含溴消毒剂在水中的溶解性差，溶解速度慢，但是杀菌速度更快，腐蚀性较低，无刺激性气味，被广泛应用于各类物体表面、泳池、污水的消毒。

④氧化消毒剂主要有过氧乙酸、过氧化氯、高锰酸钾和臭氧等，分别适用于不同类型物品的消毒。

⑤碘类消毒剂主要包括碘伏和碘酊，可应用于皮肤黏膜消毒及医疗器械应急消毒。

⑥季铵盐类消毒剂可用于手部、日常环境及设备物品等的表面消毒处理，也可作为除臭剂使用。

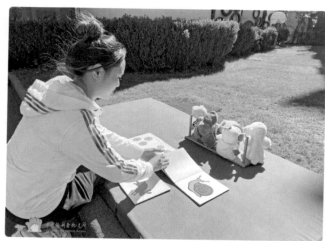

（a）日光暴晒

（b）化学消毒剂消毒

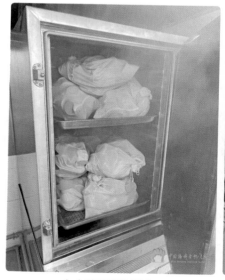

（c）流通蒸汽消毒

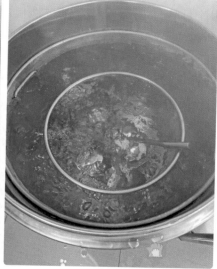

（d）煮沸消毒

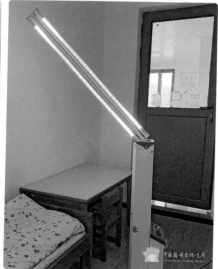

（e）紫外线消毒

图 3-2-8　托幼机构常用的消毒方法

（2）化学消毒方法。托幼机构常用的化学消毒方法有擦拭（拖拭）消毒、浸泡消毒、喷洒消毒、干粉消毒等，其基本的操作方法、适用对象及注意事项如下：

---

① 说明：有效氯能反映含氯消毒剂氧化能力的大小，有效氯越高，含氯消毒剂的消毒能力就越强，反之则越弱。有效氯的含量可用"%"或"mg/L"来表示。

① 擦拭（拖拭）消毒。将干净抹（拖）布沾上消毒液后对清洁后的物体表面进行擦（拖）拭，作用至规定时间。消毒结束后，再用清水抹布擦除物品表面的消毒剂残留。该方法适用于地面、墙面、桌椅、马桶、家具、电器、木制玩具等耐湿物品表面的消毒。

② 浸泡消毒。将物品洗净、擦干后浸没在消毒溶液中（按标准的浓度和时间），以达到消毒灭菌的目的。该方法适用于耐湿小件物品的消毒，如餐具、奶具、饮具、毛巾、塑料玩具等的消毒。

③ 喷洒消毒。使用喷雾器将消毒液均匀喷洒至物品表面，使消毒剂呈微粒气雾状弥散在空间中，在标准浓度下起到消毒作用。消毒时，需确保环境清洁、干燥，关闭门窗。作用至预定时间后，打开门窗通风 30 分钟以上，待驱除空气中残留的消毒剂雾粒后，人员才能进入。该方法适用于室内空气、地面、桌面和其他物体表面的消毒。

④ 干粉消毒。消毒时将含氯消毒剂干粉加入分泌物、排泄物中，使有效氯含量达到规定浓度，搅拌后作用至规定时间再排放。该方法适用于对病人分泌物、排泄物的消毒。

此外，由于高浓度的化学消毒剂在接触皮肤和被吸入呼吸道后可引发人体过敏反应，或造成皮肤、黏膜损伤，因而，在配制和使用化学消毒剂时应做好个人防护措施。例如，在使用化学消毒剂进行擦拭或浸泡消毒时，保教人员应穿戴好口罩、橡胶手套及工作衣帽；进行喷洒消毒时，应在室内无人状态下进行，并戴上防护眼镜。

学习提示 2

（1）化学消毒剂均为外用消毒剂，不得口服，应将其置于儿童无法触及的地方（如保健室、保育员操作室），且由专人加锁保管。

（2）如果皮肤或眼睛黏膜不慎接触到化学消毒剂，应立即使用流动水冲洗 5 分钟以上，并尽快送医处理。如果不慎吞入化学消毒剂，可先口服约 200 mL 的牛奶保护胃黏膜，然后立即送医处理。

（3）部分儿童对化学消毒剂中的乙醇、碘、含氯物质等有过敏反应，保教人员应提前掌握儿童的过敏原，使用其他消毒剂替代，避免儿童与过敏原接触。

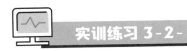

配制含氯消毒液

1. 实训准备

足量清水、带盖塑料桶 1 个、含氯消毒剂（适量的片剂、粉剂、水剂）、测氯试纸 1 盒、橡胶手套 1 副、口罩 1 只、塑胶搅拌棒 1 根、不锈钢量杯（容量可为 500 mL 或 1 000 mL）、标签纸、笔、抹布等。

2. 实训要求

（1）根据下列含氯消毒液的配制要求，结合表 3-2-2 中的计算方法，计算配制不同类型消毒液所需的水量和药量。

片剂：拟配制浓度为 250 mg/L 的含氯消毒液 2 L，所用含氯消毒药片的有效氯含量为 500 mg/ 片。

粉剂：拟配制浓度为 250 mg/L 的含氯消毒液 2 L，所用含氯消毒粉剂的有效氯含量为 20%。

水剂：拟配制浓度为 250 mg/L 的含氯消毒液 2 L，所用含氯消毒液原液的有效氯含量为 5%，即有效氯含量为 50 000 mg/L，具体见表 3-2-2 下方的说明（1）。

（2）根据表 3-2-2 中的操作步骤与方法，进行含氯消毒液的配制操作练习。

表 3-2-2　配制含氯消毒液的操作步骤与方法

操作步骤	具体操作方法
1. 计算水量与药量	**片剂：** 所需水量（L）＝拟配制消毒液量（L） 所需消毒剂片数（片）＝拟配制消毒液浓度（mg/L）× 拟配制消毒液量（L）/ 消毒剂有效氯含量（mg/ 片） **粉剂：** 所需水量（L）＝拟配制消毒液量（L） 所需消毒粉剂质量（g）＝［拟配制消毒液浓度（mg/L）× 拟配制消毒液量（L）/1 000 ］/消毒剂有效氯含量（%） **水剂：** 所需水量（mL）＝拟配制消毒液量（mL）－所需消毒液原液量（mL） 所需消毒剂原液量（mL）＝［拟配制消毒液浓度（mg/L）× 拟配制消毒液量（L）］/消毒剂原液浓度（mg/L）× 1 000
2. 做好个人防护	穿好工作服，戴好口罩、橡胶手套
3. 准备所需水量	使用量杯取所需水量，倒入塑料桶中；读数时应将量杯置于桌面，且视线与量杯刻度平齐
4. 放入所需药量	将所需消毒药片数 / 药粉量 / 药液量放入水中，具体参考表格下方"说明（2）"
5. 搅拌溶液	使用搅拌棒搅拌溶液，使含氯消毒剂充分溶解
6. 测试浓度	取一条测氯试纸，将试纸一端浸入待测消毒溶液中并于 1 秒内取出；在自然光下将变色后的试纸与标准色条对比（在 30 秒内完成），确认该溶液所含有效氯成分浓度值合格
7. 记录信息	在便笺纸上注明"消毒液名称、浓度、配制量、配制时间"，并贴于桶身显眼处
8. 整理材料	用抹布擦净操作台残留水渍，将材料放归原位

说明：

（1）当含氯消毒液原液的浓度为 5% 时，相当于每 100 mL 原液（约为 100 g）中含有 5 g（5 000 mg）有效氯，对应的有效氯含量为 50 000 mg/L。因此，当需要使用浓度为 5% 的原液配制 1 L（1 000 mL）含氯消毒液时，所需原液量、水量及原液与拟配制含氯消毒液的比例如表 3-2-3 所示。

表 3-2-3　所需原液量、水量及原液与拟配制含氯消毒液的比例

需配制浓度	原液量（浓度为 5%）	水量	原液量：拟配制含氯消毒液量
250 mg/L	5 mL	995 mL	1∶200
500 mg/L	10 mL	990 mL	1∶100
1 000 mg/L	20 mL	980 mL	1∶50
2 000 mg/L	40 mL	960 mL	1∶25

（2）在将所需消毒剂放入水中时，如果为片剂，则直接放入所需药片数；如果为粉剂，则需使用精确的测量工具（如电子天平）量取所需药量；如果为水剂，则可用干燥、干净的注射器或量杯量取所需药液量。

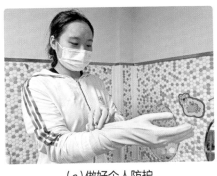

（a）做好个人防护

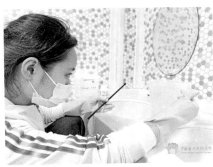

（b）量取所需要的清水

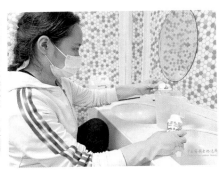

（c）将消毒药片放入清水中

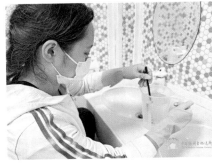

（d）搅拌至消毒药片充分溶解

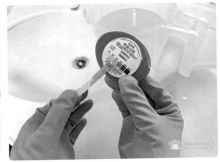

（e）使用测氯试纸检测消毒液浓度

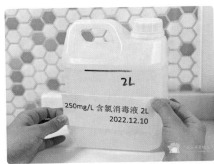

（f）标注消毒液信息

图 3-2-9 含氯消毒液（以片剂为例）的配制方法

3. 实训步骤与评价

根据实训操作步骤，从片剂、粉剂、水剂中任选一种，完成含氯消毒液的配制，然后使用表 3-2-4 对小组成员的操作过程进行组内评价，并对自己的操作过程进行小结与反思。

表 3-2-4 配制含氯消毒液操作步骤、要求及评价

评价项目	操作步骤与要求	分值（分）	得分（分）
1. 计算水量与药量	① 所需水量计算正确（包括数值、单位）	10	
	② 所需药量计算正确（包括数值、单位）	10	
2. 做好个人防护	按要求穿戴好工作服、口罩、橡胶手套	10	
3. 准备所需水量	① 取水过程操作规范	5	
	② 所取水量正确	5	
4. 放入所需药量	所取药量正确	10	
5. 搅拌溶液	使含氯消毒剂充分溶解于水中	10	
6. 测试浓度	① 在规定时间内完成浓度测试	10	
	② 消毒液浓度符合要求	10	
7. 记录信息	① 消毒液信息记录完整（名称、浓度、配制量、时间）	5	
	② 标签贴在桶身显眼处	5	

续　表

评价项目	操作步骤与要求	分值（分）	得分（分）
8. 综合素养	① 将操作台整理干净	5	
	② 将操作材料归位，摆放整齐	5	
总　分		100	

操作小结与反思：

学习提示 3

（1）含溴消毒剂也是托幼机构中较常使用的消毒剂，其作用原理、配制方式及使用要求和含氯消毒剂基本一致。

（2）因消毒剂经稀释后不稳定，最好现配现用。如果暂时不用，应加盖保存，并放于儿童无法触及的地方。当浓度低于规定使用浓度时应停止使用。

三、消毒工作的原则

托幼机构在开展环境与物品消毒工作时，应遵循以下工作原则：

第一，以日常清洁为主，预防性消毒为辅，避免过度消毒，即主要在环境与物品被污染时再进行清洁消毒。在进行日常预防性消毒时，若无明确污染物（如肉眼可见的灰尘、食物残渣等），可采取先消毒后清洗去除消毒剂残留的程序。

第二，在进行日常预防性清洁消毒时，应首选物理消毒方法。若使用化学方法消毒，应优先选用刺激性小的环保型消毒剂。当发生传染病时，应根据病原体抗力和相关方案要求选择适宜的消毒剂。

第三，所使用的消毒药械应符合国家消毒产品相关规定。按照消毒产品管理的消毒药械须有有效消毒产品卫生安全评价报告及备案，并达到相应的卫生要求；未按消毒产品管理的药械，其消毒效果应达到相应的卫生要求。

第四，在配制和使用化学消毒剂时，应做好个人防护，穿工作服、戴手套，必要时戴口罩，并确保有足够的通风；在摘除手套和脱卸个人防护用具后，应及时彻底清洗双手。

四、托幼机构环境与物品的消毒方法及注意事项

1. 消毒方法

托幼机构环境与物品的日常消毒方法见表 3-2-5。

表 3-2-5　托幼机构环境与物品的消毒方法一览表

消毒对象	预防性消毒措施	一般传染病[1]	特殊传染病[2]	备　注
手	一般情况下，采用流动水和洗手液（肥皂）充分搓洗即可	1. 每日加强洗手 1—2 次 2. 可用碘伏或季铵盐类消毒剂，按说明书使用	1. 每日加强洗手 1—2 次 2. 用浓度为 5000 mg/L 的有效碘消毒制剂擦拭消毒，作用时间为 1—3 分钟	1. 洗手需按照"七步洗手法"充分搓洗 2. 不建议儿童随意使用含醇类的手消毒剂 3. 晨检处建议使用洗手液洗手，若遇特殊天气可进班后再洗手
室内空气	1. 教室、活动室、就餐场所、卧室一般采用开窗通风的方式，每日上午、下午各一次，每次不少于 30 分钟。温暖季节、空气质量较好时，宜实行全日开窗；寒冷季节，在儿童来园前和户外活动期间宜利用教室和走廊的气窗换气 2. 用紫外线消毒时，消毒灯的辐射量不少于 1.5 W/m³，每日 1 次，照射时间为 30 分钟 3. 在特殊天气不适宜开窗通风时，可采用循环风空气消毒机消毒 4. 对于通风条件不良的建筑，需采用机械通风换气	1. 加强开窗通风，不少于 30 分钟 2. 用紫外线消毒时，消毒灯的辐射量不少于 1.5 W/m³，每日 1 次，作用时间为 1 小时 3. 针对呼吸道传染病，应加强开窗通风，暂停使用集中空调通风系统、空气净化器 4. 必要时在专业人员的指导下使用气溶胶喷雾或空气消毒机开展空气消毒	处理措施同"一般传染病"	1. 在进行预防性消毒时，紫外线灯消毒仅限备餐间、保健室、观察隔离室使用，各房间需分开使用 2. 对于排风扇等通风设备，需每两周清洗消毒一次，使用浓度为 250 mg/L 的含氯消毒制剂，作用时间为 30 分钟 3. 雾霾天应减少开窗时间

---

[1] 一般传染病：呼吸道传染病，如流行性感冒、水痘、流行性腮腺炎、猩红热、风疹等；肠道传染病，如手足口病、细菌性痢疾、急性出血性结膜炎、伤寒等。

[2] 特殊传染病：如病毒性肝炎、肺结核、霍乱、诺如病毒、扎如病毒、轮状病毒等。

续 表

消毒对象	预防性消毒措施	一般传染病	特殊传染病	备 注
地面、墙面	1. 墙面通常不需要进行常规消毒 2. 班级室内地面通常采用清水或清洁剂湿式拖拭清洁，每日1—2次；使用浓度为500 mg/L的含氯消毒制剂消毒，每周1次 3. 当地面或墙面受到血液、体液、排泄物、呕吐物或分泌物污染时，在清除污染物后，应及时使用浓度为250—500 mg/L的含氯消毒制剂拖拭、擦拭或喷洒消毒15—30分钟	1. 患儿的排泄物、分泌物、呕吐物：将浓度为10 000 mg/L的含氯消毒制剂（固化消毒剂）充分搅匀，覆盖消毒1小时；也可使用吐泻物应急处置包进行消毒，具体操作方法见模块4任务4 2. 患儿的血液、体液、尿液：将浓度为5 000 mg/L的有效氯消毒制剂（固化消毒剂）充分搅匀，覆盖消毒1小时	1. 患儿的排泄物、分泌物、呕吐物：将浓度为20 000 mg/L的有效氯消毒制剂（固化消毒剂）充分搅匀，覆盖消毒2小时；也可使用吐泻物应急处置包进行消毒，具体操作方法见模块4任务4 2. 患儿的血液、体液、尿液：将浓度为10 000 mg/L的有效氯消毒制剂（固化消毒剂）充分搅匀，覆盖消毒2小时	1. 如使用漂白粉或其他有效氯含量在20%以上的含氯消毒制剂，按同样有效氯折算用量，消毒时间为30分钟 2. 对于马桶、便池或洗手池内的呕吐物、腹泻物，应先将含氯消毒粉（如漂白粉）均匀撒在上面（包括周边）进行覆盖，盖上马桶盖，作用30分钟后用水冲去，然后进行消毒 3. 如已确定为检疫班，对于未直接接触传染源的地面、墙面部分，消毒时间同"预防性消毒措施"
桌面、椅子、围栏、玩具、晨检牌、席子等	1. 用浓度为250 mg/L的有效氯消毒制剂擦拭或浸泡消毒20—30分钟 2. 椅子、玩具、席子可每周消毒1次，晨检牌、围栏需每日消毒1次 3. 儿童餐桌在每次使用前，均需提前30分钟（含氯消毒液）消毒1次	用浓度为500 mg/L的有效氯消毒制剂擦拭或浸泡30分钟	用浓度为1 000 mg/L的有效氯消毒制剂擦拭或浸泡1小时	操作流程为：清洁→消毒（作用时间按要求）→清洗（建议使用经热水浸湿的抹布去除剩余的含氯消毒制剂）。专用餐桌、备餐间台面可直接消毒，然后再清洗（如有明显污渍建议先清洁）

续 表

消毒对象	预防性消毒措施	一般传染病	特殊传染病	备 注
洗手池、便器、盛装吐泻物的容器、痰盂等	1. 洗手池、便器每次用后需冲洗，每日消毒2次，盛装吐泻物的容器、痰盂等每次使用后及时清洁、消毒 2. 用浓度为500 mg/L的有效氯消毒制剂擦拭或浸泡，作用时间为20分钟	用浓度为1 000 mg/L的有效氯消毒制剂擦拭或浸泡，作用时间为30分钟	用浓度为2 000 mg/L的有效氯消毒制剂擦拭或浸泡，作用时间为30分钟	每次使用后需清洗，接触皮肤部位需及时消毒
听诊器、压舌板、体温计等诊疗用品	1. 听诊器：用75%的酒精或消毒湿巾擦拭消毒 2. 压舌板：首选煮沸消毒，作用时间为20分钟 3. 体温计：对于接触式电子体温计，在使用前、后需用75%的酒精棉球擦拭消毒1次，作用时间为3—5分钟。对于非接触式红外额温枪，可根据实际情况，定期使用75%酒精棉球擦拭消毒；若怀疑被污染，应及时清洁消毒	同"预防性消毒措施"	同"预防性消毒措施"	1. 晨检时推荐使用红外非接触式额温枪筛查异常体温，使用电子接触式体温计复测体温 2. 压舌板：一人一用一清洗消毒，煮沸时间为20分钟（建议使用一次性的）
盥洗室	用浓度为500 mg/L的有效氯消毒制剂消毒。物体表面采用擦拭法，便池、便槽采用喷洒法，作用时间为20分钟，每日2次	用浓度为1 000 mg/L的有效氯消毒制剂擦拭或喷洒，作用时间为30分钟	用浓度为2 000 mg/L的有效氯消毒制剂擦拭或喷洒，作用时间为30分钟	先消毒清洁区，再消毒污染区

续 表

消毒对象	预防性消毒措施	一般传染病	特殊传染病	备 注
餐具、饮具、奶具、熟食具等	1. 煮沸消毒作用20分钟 2. 流通蒸汽100℃作用30分钟	1. 煮沸消毒：对于非肠道传染病，煮沸消毒作用30分钟；对于肠道传染病，先煮沸20分钟，后清洗，再煮沸10分钟 2. 流通蒸汽消毒：对于非肠道传染病，流通蒸汽100℃作用30分钟；对于肠道传染病，先用流通蒸汽作用30分钟，后清洗，再用流通蒸汽作用30分钟	1. 煮沸消毒：对于非肠道传染病，煮沸消毒作用30分钟；对于肠道传染病，先煮沸20分钟，后清洗，再煮沸10分钟 2. 流通蒸汽消毒：对于非肠道传染病，流通蒸汽100℃作用30分钟；对于肠道传染病，先用流通蒸汽作用30分钟，后清洗，再用流通蒸汽作用30分钟	1. 儿童餐具、饮具、奶具等应一人一用一清洗消毒，严格执行"一洗二冲三消毒四保洁"制度 2. 煮沸消毒从水沸后开始计时，被消毒物品应完全浸没于水中 3. 蒸汽消毒从水沸蒸汽出来后开始计时，被消毒物品应松散放于蒸架上，关闭蒸汽盖
毛巾、衣服、被褥等纺织品	1. 煮沸消毒作用15—30分钟 2. 流通蒸汽100℃作用20—30分钟	1. 煮沸消毒：对于非肠道传染病，煮沸消毒作用30分钟；对于肠道传染病，先煮沸20分钟，后清洗，再煮沸10分钟 2. 流通蒸汽消毒：对于非肠道传染病，流通蒸汽100℃作用30分钟；对于肠道传染病，先用流通蒸汽作用30分钟，后清洗，再用流通蒸汽作用30分钟	1. 煮沸消毒：对于非肠道传染病，煮沸消毒作用30分钟；对于肠道传染病，先煮沸20分钟，后清洗，再煮沸10分钟 2. 流通蒸汽消毒：对于非肠道传染病，流通蒸汽100℃作用30分钟；对于肠道传染病，先用流通蒸汽作用30分钟，后清洗，再用流通蒸汽作用30分钟	1. 儿童毛巾一人一巾，一用一消毒 2. 儿童被套、枕套、床单每月清洗1次，棉被、床垫、枕芯每两周放阳光下暴晒1次 3. 被吐泻物或分泌物污染的儿童衣物应尽快替换，建议置于塑料袋中，交由家长带回清洗，不可用洗衣机清洗被污染的衣物 4. 使用烘干机时需要确保烘干温度达到100℃，不可低温烘干

消毒对象	预防性消毒措施	一般传染病	特殊传染病	备　注
营养室、熟食台、备餐间的熟食橱、专用抹布等	用浓度为 250 mg/L 的有效氯消毒制剂擦拭或浸泡 20 分钟	用浓度为 500 mg/L 的有效氯消毒制剂擦拭或浸泡 30 分钟	用浓度为 1 000 mg/L 的有效氯消毒制剂擦拭或浸泡 30 分钟	1. 各室抹布应分类使用，切勿混用 2. 营养室专用抹布应采用煮沸或蒸汽消毒，每天 1 次 3. 每天来园后对备餐间的台面、熟食橱消毒一次；使用紫外线灯对室内空气消毒 1 次（作用时间为 30 分钟）
拖鞋、纸质书籍	1. 拖鞋：定期进行清洁消毒，每周 1 次。塑料拖鞋用浓度为 250 mg/L 的有效氯消毒制剂浸泡 20 分钟；棉拖鞋经清洗后在阳光下暴晒 4 小时以上 2. 纸质书籍：阳光下暴晒 4 小时以上，建议至少两周 1 次	1. 拖鞋：塑料拖鞋用浓度为 500 mg/L 的有效氯消毒制剂浸泡 30 分钟；棉拖鞋经清洗后在阳光下暴晒 4 小时以上 2. 纸质书籍：阳光下暴晒 4 小时以上	1. 拖鞋：塑料拖鞋用浓度为 1 000 mg/L 的有效氯消毒制剂浸泡 30 分钟；棉拖鞋经清洗后在阳光下暴晒 4 小时以上 2. 纸质书籍：阳光下暴晒 4 小时以上	纸质书籍不建议用液体消毒制剂擦拭
游泳池、戏水池	池水应每日消毒，保持清洁无异味。可用含氯消毒制剂消毒，每 1 L 水需放入 5—10 mg 的有效氯	建议暂停使用	建议暂停使用	
饮水设备	1. 饮水设备外壁：用浓度为 250 mg/L 的有效氯消毒制剂擦拭，作用时间为 20 分钟，建议每两周 1 次 2. 茶水桶内壁：可将桶内灌满沸水，使沸水充分接触茶水桶内壁，放置于无人消毒间 20 分钟后让沸水流出，建议每两周 1 次	1. 饮水设备外壁：用浓度为 500 mg/L 的有效氯消毒制剂擦拭，作用时间为 30 分钟 2. 茶水桶内壁、开关：方法同"预防性消毒措施"	1. 饮水设备外壁：用浓度为 1 000 mg/L 的有效氯消毒制剂擦拭，作用时间为 30 分钟 2. 茶水桶内壁、开关：方法同"预防性消毒措施"	

续 表

消毒对象	预防性消毒措施	一般传染病	特殊传染病	备 注
饮水设备	3. 茶水桶开关：用浓度为 250 mg/L 的有效氯消毒制剂擦拭，作用时间为 20 分钟，每天 1 次			
洗衣机、空调	1. 洗衣机：用机槽专用清洁消毒剂清洗消毒，每月 1 次 2. 空调：空调的过滤网和过滤器需清洗消毒，每两周 1 次，含氯消毒剂的浓度为 250 mg/L	1. 发生传染病时，洗衣机和空调均需清洗消毒 2. 空调过滤网和过滤器应用浓度为 500 mg/L 的含氯消毒制剂进行擦拭消毒	1. 当发生传染病时，洗衣机和空调均需清洗消毒 2. 空调过滤网和过滤器应用浓度为 1 000 mg/L 的含氯消毒制剂进行擦拭消毒	空调使用前应清洗消毒，在使用期间需每两周清洗消毒 1 次，消毒方法和浓度参照"预防性消毒措施"
抹布、拖把、清洁桶	用浓度为 500 mg/L 的有效氯消毒制剂浸泡 20 分钟	用浓度为 1 000 mg/L 的有效氯消毒制剂浸泡 30 分钟	用浓度为 2 000 mg/L 的有效氯消毒制剂浸泡 30 分钟	1. 各区间的抹布和拖把应分开使用，同一区间的不同功能的抹布也应分开使用 2. 根据抹布的使用场所和功能调整消毒的频次 3. 拖把和重复使用的抹布在用完后应洗净、浸泡消毒、悬挂晾干，有条件的可烘干后存放；清洁桶应在每次使用后用温水和清洁剂清洗，充分干燥后倒置存放

2. 消毒注意事项

每年的 5 月至 10 月为肠道传染病流行期，每年的 11 月至次年的 4 月为呼吸道传染病流行期。托幼机构应在做好上述日常预防性消毒等工作的基础上，进一步加强儿童手部的清洁卫生，适当增加儿童洗手的频次，必要时可根据专业机构的指导，采用适宜的手消毒剂进行快速消毒。同时，还需加强对环境、物体表面的消毒，增加消毒频次及延长消毒作用时间。

托幼机构内一旦发现有传染病确诊病例，应根据传染病传播途径，按照相关部门的要求，在社区卫生服务中心专业人员的指导下，由保健教师负责指导班级保教人员，及时对可能受到病原体污染的环境和物品开展随时性消毒和终末消毒。针对肠道传染病应重点对手、餐（饮）具和盥洗室进行消毒，特别需避免气溶胶所致污染；针对呼吸道传染病，应加强开窗通风，暂停使用集中空调通风系统、空气净化器（有特殊规定除外），重点对空气进行消毒；针对通过水传播的传染病，应暂停使用游泳池和戏水池。

如果发生的是传染性较强的疾病（如手足口病），除了对发病班级的环境及物品进行加强消毒外，还应对发病班级所在楼层的其他公共区域环境和物品加强消毒。此外，发病班级的餐具、茶杯、毛巾等不进公共营养室清洁消毒，而应由班级保育员在专门的消毒室单独进行煮沸或蒸汽消毒。

> **学习提示 4**
>
> 在以上环境和物品的预防性消毒措施中，除了选择含氯消毒剂外，还可以选择其他化学消毒剂（如含溴消毒剂），并根据不同消毒剂的消毒效果选择相应的浓度。

实训练习 3-2-2

七步洗手法

1. 实训准备

流动水、肥皂（或洗手液）、擦手毛巾。

2. 实训步骤与评价

在教师的指导下，分组练习"七步洗手法"，然后使用表 3-2-6 对小组成员的操作过程进行组内评价，并对自己的操作过程进行小结与反思。

表 3-2-6　"七步洗手法"操作步骤、要求及评价

评价项目	操作步骤与要求	分值（分）	得分（分）
1. 冲洗双手	打开水龙头，使双手在流动水下充分淋湿	5	
2. 涂抹肥皂（皂液）	取适量肥皂（皂液），均匀涂抹在整个手掌、手背、手指、指缝和手腕上	5	
3. 揉搓双手	按"内→外→夹→弓→大→立→腕"七个步骤进行，具体如下： ① 内（洗手掌）：掌心相对，手指并拢，互相揉搓	10	
	② 外（洗背侧指缝）：手心对手背，沿指缝相互搓擦，交换进行	10	
	③ 夹（洗掌侧指缝）：掌心相对，双手交叉，沿指缝相互揉搓	10	
	④ 弓（洗指背）：弯曲一手各指关节，半握拳，将指背在对侧掌心旋转揉搓	10	
	⑤ 大（洗拇指）：一手握住另一手大拇指，旋转揉搓，交换进行	10	
	⑥ 立（洗指尖）：将五指指尖并拢，在另一手的掌心旋转揉搓，交换进行	10	

续　表

评价项目	操作步骤与要求	分值（分）	得分（分）
3. 揉搓双手	⑦ 腕（洗手腕）：一手握住另一手手腕，旋转揉搓，交换进行	10	
	整个揉搓环节持续不少于15秒	5	
4. 冲洗、擦干双手	在流动水下彻底冲净双手，再用干净的毛巾擦干	5	
5. 综合素养	① 保持洗手台面干净、无水渍	5	
	② 操作后将物品归位，摆放整齐	5	
总　分		100	

操作小结与反思：

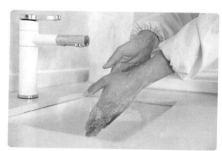
（a）内：洗手掌

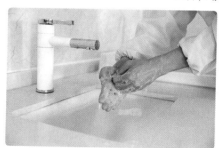
（b）外：洗背侧指缝

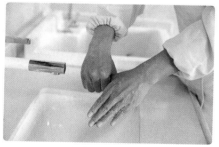
（c）夹：洗掌侧指缝

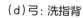
（d）弓：洗指背

（e）大：洗拇指

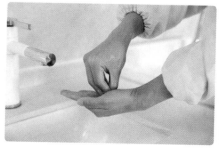
（f）立：洗指尖

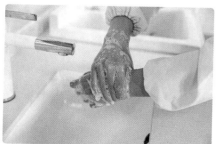
（g）腕：洗手腕

图3-2-10　七步洗手法的步骤

学习提示 5

（1）在组织儿童洗手时，应避免儿童共用毛巾擦手，做到一人一巾、用后清洁消毒，以减少交叉感染的情况。

（2）使用肥皂（皂液）和流动水搓洗双手可使微生物清除率达 90% 左右；而单纯使用流动水洗手，或使用肥皂（皂液）和盆接水洗手则无法有效去除手部污垢和病原体。

（3）儿童可能会因冬季水温低或态度不认真而在洗手时出现双手揉搓时间过短、步骤或冲洗遍数减少的问题。因而，托幼机构应在冬季为儿童提供温水洗手，保教人员应提醒、监督儿童认真完成洗手过程。

（4）不建议让儿童随意使用含醇类成分的手消毒剂。若儿童必须使用含醇类成分的手消毒剂（如无法使用洗手设施），须由成人监督用量，并帮助儿童搓揉双手的每个部位。

探索 4 在应对传染病时，除了隔离与消毒，还需做好哪些工作？

贝贝昨天下午突然发热，后被确诊为"甲型流感"，目前正在家中隔离治疗和休息。保健教师要求班级三位教师相互配合，加强对班级环境与物品的清洁和消毒，并做好其他应对工作。

除了隔离和消毒工作外，保教人员还需做好哪些传染病应对工作？

....

....

学习支持 4

★ 托幼机构应对传染病的其他措施

在发生传染病后，生病儿童的突然缺勤，其他儿童在观察期内的隔离措施，甚至严重时的关班、关园等，这些突然的改变可能会使某些儿童感到疑惑和焦虑，也可能引发其他儿童家长的担心和顾虑。因而，在传染病的应对过程中，保教人员与儿童、家长进行及时有效的沟通是非常必要的。

一、与儿童的沟通

对于发病班的其他儿童，保教人员应关注儿童的感受及情绪变化，可适当解释日常活动发生变化的原因，缓解儿童的焦虑情绪。同时，还可以结合绘本、科普视频等向儿童讲解疾病的发生、传播与预防等相关知识，提升儿童的健康意识，并引导他们对生病儿童表达关心和祝福。

二、与儿童家长的沟通

对于生病的儿童，保教人员应与其家长保持沟通，了解儿童的治疗与转归情况，对儿童的健康表达关心，并告知其病愈后的返园要求。此外，为了消除其他儿童家长的顾虑，保教人员应通过发放家长告知书、发布宣传栏公开信息等形式告知园所内传染病疫情的防控情况，并要求家长配合做好相关预防措施，加强对儿童在家中的健康观察。

三、其他应对措施

根据传染病的流行特点，保教人员需强化晨间、午间健康检查，以及全日健康观察和因病缺勤原因的追踪工作，加强各班级的开窗通风和环境、物体表面的消毒，并暂停各种大型集体活动及使用公共教室等。必要时，保教人员还应配合和协助所在地疾病预防控制中心开展流行病学调查及标本采集工作，并主动落实社区卫生服务中心和疾病预防控制中心提出的各项防控措施。

-------------------------------- ◎ 课后练习 ◎ --------------------------------

1. 托幼机构传染病的"五早"具体是指（　　　）。

　A. 早发现、早报告、早隔离、早诊断、早治疗

　B. 早发现、早诊断、早隔离、早治疗、早返园

　C. 早报告、早处理、早诊断、早隔离、早治疗

　D. 早发现、早报告、早隔离、早治疗、早返园

2. 流行性感冒的潜伏期为 1—7 天，如果某班级儿童于 4 月 1 日被确诊为流行性感冒，那么该班级师生需要进行医学观察至（　　　）。

　A. 4 月 2 日　　　　　　B. 4 月 5 日　　　　　　C. 4 月 7 日　　　　　　D. 4 月 8 日

3. 在对托幼机构的教室、活动室和卧室进行空气消毒时，最好选择（　　　）的方法。

　A. 开门、窗通风　　　B. 紫外线灯照射　　　C. 流通蒸汽消毒　　　D. 消毒液喷洒

4. 下列关于托幼机构体温计的消毒方法中，正确的是（　　　）。

　A. 所有体温计都应该一人一用一消毒

　B. 电子接触式体温计应使用 75% 的酒精擦拭消毒

　C. 测肛温和测口温的体温计可以混合一起消毒、保存

　D. 额温枪应使用消毒液浸泡消毒

5. 如果某班一儿童被确诊为水痘，根据传染病的防控要求，下列做法不恰当的是（　　　）。

　A. 及时将该儿童送医院隔离治疗

　B. 对发病班级师生进行 21 天的医学观察

　C. 暂时对班级内的其他儿童家长保密

　D. 在保健教师的指导下加强对班级环境与物品的消毒

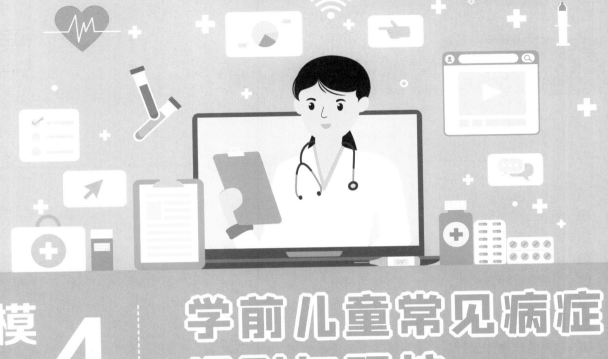

模块 4 | 学前儿童常见病症识别与照护

　　学前儿童容易感染各类疾病，且有些疾病起病急骤、发展迅速，甚至还有较强的传染性，然而，儿童对疾病感受的表述能力却十分有限，往往不能主动或准确地报告身体出现的不适。因此，在未得到专业医务人员的诊断前，保教人员并不能明确儿童是否患有疾病、患有何种疾病等，他们最先观察到的是儿童表现出的各类病症或体征、表现等。为了做到儿童健康异常的早发现、早干预，保教人员需要在自身岗位职责和专业能力范围之内，加强对儿童健康的观察，做好儿童疾病早期症状或体征的识别与报告，然后根据初步的健康评估采取恰当的处理措施，如情绪安抚、身体照护、与家长沟通等，以尽可能地减少疾病对儿童健康的损伤。

　　本模块主要选取了急性发热、皮疹、腹痛、呕吐、咳嗽、排便异常、口腔异常、眼部不适、耳部不适、鼻部不适这 10 类学前儿童常见的病症，重点介绍了这些病症的常见诱因、典型表现、健康评估方法、应对流程及主要预防措施等内容。

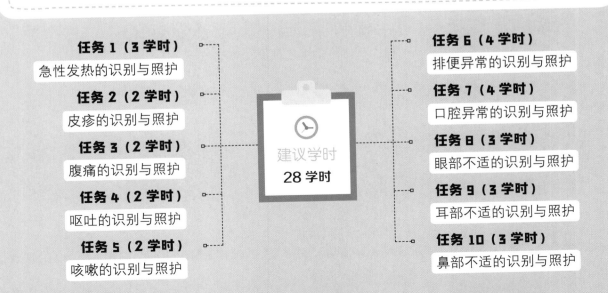

任务 1（3 学时）
急性发热的识别与照护

任务 2（2 学时）
皮疹的识别与照护

任务 3（2 学时）
腹痛的识别与照护

任务 4（2 学时）
呕吐的识别与照护

任务 5（2 学时）
咳嗽的识别与照护

建议学时
28 学时

任务 6（4 学时）
排便异常的识别与照护

任务 7（4 学时）
口腔异常的识别与照护

任务 8（3 学时）
眼部不适的识别与照护

任务 9（3 学时）
耳部不适的识别与照护

任务 10（3 学时）
鼻部不适的识别与照护

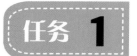

急性发热的识别与照护

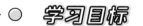

学习目标

- ☑ 知晓儿童发热的定义、标准、常见病因及典型体征。
- ☑ 熟悉儿童在健康状态下的体温、脉率和呼吸频率范围。
- ☑ 记住托幼机构儿童发热的应对流程及注意事项。
- ☑ 能按规范操作要求，为发热儿童进行体温、脉搏及呼吸的测量。
- ☑ 能根据健康评估结果，为发热儿童提供初步的健康照护。
- ☑ 能与发热儿童及其家长进行及时有效的沟通。
- ☑ 提高对儿童体温异常的察觉意识，积极参与相关知识的学习。

学习准备

- ☑ 预习本任务内容，完成预习测试。
- ☑ 学习微课"儿童体温的测量""儿童脉搏的测量""儿童呼吸的测量"，熟悉操作步骤与要求。
- ☑ 结合预习内容，完成各探索活动中的思考题。

预习测试

微课
儿童体温的测量

微课
儿童脉搏的测量

微课
儿童呼吸的测量

探索 1　人体为什么会发热？体温多高才算是发热？

家长都怕孩子发热，因为发热通常是孩子生病的迹象。请结合所学知识，思考以下问题：

1. 除了疾病，人的体温还会受到哪些因素的影响？

2. 发热是一种"疾病"吗？我们该如何客观、正确地认识儿童发热这件事？

3. 人体不同部位的体温是不一样的，体温多高才算是发热？

....

....

....

....

....

....

学习支持 1

★ 体温的定义

医学上说的体温又称为体核温度，是指身体内部胸腔、腹腔、中枢神经的温度。而我们平时所提及的体温通常是指皮肤温度，又称为体表温度。体核温度相对稳定，而体表温度则易受环境温度和衣着情况等影响，故低于体核温度。

正常情况下，人体的体温调节中枢（下丘脑）会通过神经、体液调节产热或散热，将体表温度调控在37℃（体核温度则为37.5℃）左右。相对恒定的体温是维持机体内环境稳定，保证新陈代谢等生命活动正常进行的必要条件。但人的体温并不是一成不变的，诸如昼夜变化、环境温度、性别、年龄、情绪、进食甚至女性生理期等因素都可能导致体温的变化。例如，人在高温环境下、运动时或进餐后的体温会升高。只不过这些因素造成的体温波动范围较狭窄，通常不会超过1℃，属于正常现象。

★ 发热的定义与标准

一、发热的定义

发热是疾病的外在表现，是儿童常见的疾病症状，而非一种疾病。按国内标准，发热是指体温（通常采用肛门测温法）升高超出一天中正常体温波动的上限。急性发热是指热程不超过7天的发热。

儿童的免疫系统尚未发育完善，因而，他们在接触各种病原体后容易感染，从而引起发热。此时，儿童的免疫系统会启动防御机制，比如动用白细胞杀灭细菌，动用淋巴细胞杀灭病毒等。在这个过程中，发热可视为一种身体对抗感染的生理机制，它可以刺激免疫系统活动，是免疫系统起作用的表现。从这层意义上讲，发热其实是促进儿童免疫系统走向成熟的一个推动力。

尽管一定程度的发热是机体反应能力良好的表现，但体温过高或持续高热对机体则是不利的，因为发热过高或过久，可使能量物质和维生素消耗过多，引起代谢紊乱和组织、器官功能障碍，尤其是中枢神经系统功能障碍，进而引起更为严重的后果。

二、发热的标准

由于人体内部温度不易测量，因此通常以口腔（舌下）、耳部（鼓膜）、腋下、肛门（直肠）等部位的温度来代表体温。在正确使用测量工具的前提下，使用同一测量工具在同一个体的不同部位测量的体温结果是不同的，故不同部位测量的体温发热标准也是不一样的（见表4-1-1）。在这几个常用测温部位中，肛门温度不易受环境温度影响，因而最接近人体核心温度，被认为是外周体温测量的"金标准"，尤其是对3个月以下的婴儿来说。目前，大多数医学研究采用肛温≥38℃作为发热判断标准，而临床工作中通常采用肛温≥38℃或腋温≥37.5℃作为发热的判断标准[1]。

表4-1-1 不同部位体温的发热标准

测温部位	发热标准	测温部位	发热标准
口腔	≥ 37.8℃	腋下	≥ 37.5℃
耳部	≥ 37.8℃[2]	肛门	≥ 38.0℃

---

[1] 舒敏，罗双红，万朝敏，等．中国0至5岁儿童病因不明急性发热诊断和处理若干问题循证指南：相关词语定义和体温测量部分解读［J］．中国循证儿科杂志，2016，11（03）：232—234.

[2] 符霞林．儿童红外耳温计鼓膜测温与水银体温计肛门测温的比较研究［J］．中国实用护理杂志，2017，33（03）：207—210.

根据腋温的高低，可将发热分为低度、中度、高度及超高度四个级别（见表 4-1-2）。由于体温中枢的调控作用，儿童发热时的体温并不会一直升高，多为低度、中度、高度发热，所以在临床上通常较少出现超高热的情况。只有当身体处在极端的环境温度下时，体温才会高到超高热的程度。

表 4-1-2　发热的分级（腋温）

发热程度	体温范围	发热程度	体温范围
低度发热	37.5—38.0℃	高度发热	39.1—41.0℃
中度发热	38.1—39.0℃	超高度发热	≥ 41.0℃

探索 2　儿童发热了就表明有细菌感染吗？

豆豆午睡起来后突然发烧了，体温为 39℃。张老师及时联系了豆豆妈妈将孩子接回送医检查。豆豆妈妈来接孩子的时候对张老师说："孩子可能是感染了细菌，我回家给她吃点消炎药和退烧药，万一烧成肺炎、脑膜炎就麻烦了。"

1. 豆豆妈妈的观点或做法是否恰当？为什么？
2. 发热真的会"烧"成肺炎、脑膜炎吗？

....
....

学习支持 2

★ 儿童急性发热的病因

儿童急性发热大致可分为感染性和非感染性两大类。

一、感染性急性发热

儿童急性发热常与感染性疾病有关，常见的感染包括细菌感染和病毒感染。这些常见疾病包括：上呼吸道感染、咽炎、中耳炎、疱疹性口腔炎、细菌或病毒性肺炎、脑膜炎或脑炎、局部皮肤感染、泌尿系统感染等。尽管大多数的儿童急性发热性疾病为自限的病毒感染性疾病，但有部分为严重的细菌感染性疾病，可造成严重后果。此外，支原体、立克次体、真菌、寄生虫等病原体引起的感染也可导致发热。

二、非感染性急性发热

非感染性急性发热是指非病原体感染所致的发热，常见于肿瘤、过敏性疾病、内分泌及代谢障碍疾病、体温调节中枢功能紊乱（如中暑、脑出血、脑震荡、药物中毒）等。同时，由于儿童的体温调节功能较差，其体温容易受到外界环境温度的影响。例如，在高温、过度包裹等情况下体温会升高，主要见于新生儿和婴幼儿。儿童在接种疫苗（如麻腮风疫苗）后 1—2 天及出牙时也可能出现短期的低热症状。此外，儿童在脱水或患肿瘤性疾病、风湿性疾病等情况下也可出现发热。

学习提示 I

发热只是疾病的症状，并不会引发儿童脑膜炎、脑炎或肺炎，而真正导致脑部、肺部损伤的是脑膜炎、肺炎等疾病本身。所以，当儿童出现发热时，应更多地关注发热的具体病因，及时治疗。

探索 3　保教人员该如何识别儿童发热？

通过互联网搜索相关信息，了解不同类型体温计的工作原理和特点，并结合"学习支持 3"中的内容，将不同类型体温计的工作原理、优点及缺点填入表 4-1-3 中。

表 4-1-3　不同类型体温计的工作原理、优点及缺点

调查内容＼类型	水银体温计	红外额温枪	红外耳温枪	电子体温计
工作原理				
优点				
缺点				

学习支持 3

★ 儿童急性发热的识别

一、儿童发热时的体征

儿童发热时的最直接表现就是体温升高，此外还可能伴有精神状态不佳、嗜睡、情绪低落、脸或耳朵发红、活动量减少、不明原因的烦躁不安或哭闹、食欲不振、呼吸频率及脉率加快等表现。儿童的个体差异、发热程度及病因等因素可能使其表现出不同的症状。例如，在呼吸道感染时，儿童多伴随有咳嗽、流鼻涕、鼻塞等症状。而有的时候，儿童只是单纯发热，并不一定伴有其他异常表现。这就要求保教人员在一日活动中细心观察儿童，如果发现儿童有以上一种或多种异常表现，应及时为其测量体温。

二、儿童体温测量的部位和工具

1. 选择测温部位

由于额头及耳部等处的温度易受各种外在因素的影响，一般不用于临床发热的诊断，但被广泛用于发热的初步筛查。而口腔测温则不易得到低龄儿童（4—5 岁以下）的配合，可导致测温不准确，故多适

用于大龄儿童（5 岁以上）及成人。肛门测温最接近身体内部温度，但测量时的舒适度较差，存在交叉感染的风险，且操作也不太方便。相比之下，腋下测温则相对安全、操作方便，适用于各个年龄段的儿童。

2. 选择测温工具

常用的体温测量工具包括玻璃水银体温计、电子体温计、红外体温计（耳温枪、额温枪）、红外热像仪等。玻璃水银体温计是传统的体温测量工具，它的准确度、经济性都较高，但因破碎后易造成汞暴露、汞中毒的风险，我国国家药监局综合司于 2020 年 10 月明确提出"自 2026 年 1 月 1 日起，禁止生产含汞体温计和含汞血压计"，故本书不再介绍水银体温计的使用方法。红外体温计与红外热像仪使用简便、快捷、舒适、安全，但经济性相对较低，准确性、一致性和敏感度也较差，易受环境温度、湿度、灰尘、测试部位及被测人员运动、汗液、新陈代谢、皮肤清洁度等因素的干扰，目前广泛用于发热的快速筛查。相比较而言，在测量儿童腋温时，电子体温计与水银体温计之间的测量温度差异很小，电子体温计的测量精确度和经济性都较高，且使用方便、安全，是代替水银体温计测量体温的较理想工具之一[①]。

综上所述，在托幼机构的晨间、午间检查及全日健康观察等工作中，可使用红外体温计（推荐额温枪）、红外热像仪等进行大面积的、快速的体温筛查，而对于在体温筛查中所发现的异常者（如额温 ≥ 37.0℃），则建议选择电子体温计对疑似发热儿童进行腋下测温。

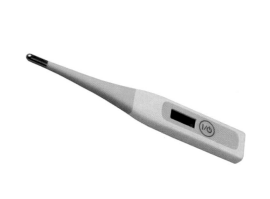

图 4-1-1　电子体温计

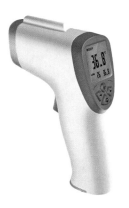

图 4-1-2　红外额温枪

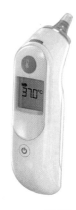

图 4-1-3　红外耳温枪

> **学习提示 2**
>
> 通过用手触摸儿童的额头或脸部的方式来判断儿童是否发热是不可靠的，仅可用于发热的初步识别，最终应以体温计测量结果为判断依据。

三、儿童体温测量的方法

正确的测量方法是确保体温测量准确度的前提之一，无论选择哪种测量工具，都应按照使用说明来规范操作。此外，在测量体温时，应选择在儿童安静、清醒的状态下进行，避免在其情绪激动或精神紧张、周围环境温度突然升高、被包裹太严等情况下测量。如果儿童刚完成运动、沐浴、进食等活动，应让其休息 30 分钟后再进行测量。

---

① 罗双红，舒敏，温杨，等．中国 0 至 5 岁儿童病因不明急性发热诊断和处理若干问题循证指南（标准版）［J］．中国循证儿科杂志，2016，11（02）：81—96.

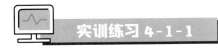

实训练习 4-1-1

使用红外额温枪测额温

1. 实训准备

红外额温枪、75% 酒精棉球或棉片、儿童体温测量记录表和笔。

2. 实训步骤与评价

在教师的指导下，完成额温测量练习，然后使用表 4-1-4 对小组成员的操作过程进行组内评价，并对自己的操作进行小结与反思。

表 4-1-4　儿童额温测量的操作步骤、要求及评价

评价项目	操作步骤与要求	分值（分）	得分（分）
1. 测温前的准备	① 取下探头保护盖（如有），确保探头干净、无异物、无水汽	5	
	② 打开额温枪电源，确保电量充足，并处于待测状态①	5	
	③ 让儿童根据自身情况选择舒适的体位（仰卧位、坐位或立位皆可）	5	
2. 测温时的要求	① 手持额温枪，将探头置于儿童额头正前方，距离额头皮肤 1—3 厘米处②	10	
	② 按下测温键，待屏幕显示体温数值后即可读数	10	
3. 测温后的记录与整理	① 当儿童额部体温异常（≥ 37.0℃）时③，应再次测量	10	
	② 正确、完整地记录儿童的体温信息	10	
	③ 测温后，关闭额温枪电源	5	
	④ 用 75% 酒精棉球或棉片消毒探头及其周围	10	
	⑤ 盖好额温枪探头保护盖（如有），然后收起保管	10	
4. 综合素养	① 积极与被测儿童友好互动，表达关怀	10	
	② 物品归位，干净整齐	10	
	总　分	100	

操作小结与反思：

---

① 说明：不同厂家生产的体温计会有不同的设置方式，请仔细阅读说明书。额温枪通常有"体温"和"物体表面温度"两种模式，测量体温时务必要设置在"体温"模式。

② 说明：大多数额温枪是非接触式红外体温计，该方式适用于该类体温计。若为接触式红外体温计，则需贴着额头测温。

③ 说明：在排除环境、运动等因素影响的情况下，当儿童额温 ≥ 37.0℃时，则提示其有发热的可能，需测腋温来进一步确认，但不能作为判断是否发热的标准。

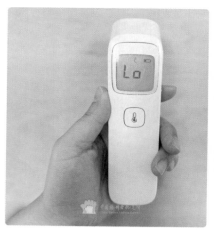
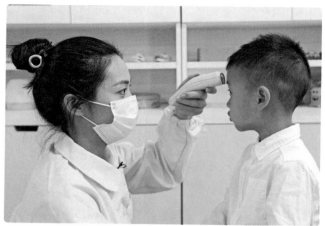

图 4-1-4　确认额温枪处于待测状态　　　　图 4-1-5　使用额温枪为儿童测温

学习提示 3

（1）应选择恒温、无风或微风、无阳光直射的环境测量额温；当被测儿童来自与测量环境温度差异较大的地方时，应在测试环境内停留 5—10 分钟后再测量。

（2）如果儿童额头皮肤表面有油脂、汗液、头发、灰尘等遮挡物，建议待清洁后过几分钟再测量。

（3）使用非接触式额温枪测量体表温度时，应避免探头接触儿童皮肤表面，以减少交叉感染。

（4）对于长期不使用的额温枪（包括耳温枪、电子体温计），应将其中的电池取出保管，避免电池漏液腐蚀设备。

 实训练习 4-1-2

使用红外耳温枪测耳温

1. 实训准备

红外耳温枪、75% 酒精棉球或棉片、儿童体温测量记录表和笔。

2. 实训步骤与评价

在教师的指导下，完成耳温测量练习，然后使用表 4-1-5 对小组成员的操作过程进行组内评价，并对自己的操作进行小结与反思。

表 4-1-5　儿童耳温测量的操作步骤、要求及评价

评价项目	操作步骤与要求	分值（分）	得分（分）
1. 测温前的准备	① 取下耳温枪探头保护盖（如有），确保探头干净、无异物遮挡	5	
	② 打开耳温枪电源，确保电量充足，并处于待测状态	5	
	③ 在探头上套上一次性专用耳套，并确认耳套无受损、破洞或脏污	5	

续 表

评价项目	操作步骤与要求	分值（分）	得分（分）
1. 测温前的准备	④ 让儿童根据自身情况选择舒适的体位（仰卧位、坐位或立位皆可），并保持头部位置固定	5	
2. 测温时的要求	① 一手捏住儿童一侧耳廓外上缘，并轻轻向耳后提拉[①]，使外耳道成一条直线	10	
	② 另一手持耳温枪，将探头轻轻伸入儿童耳道内，保持固定位置	10	
	③ 按下测温键，待屏幕显示体温数值后即可读数	10	
3. 测温后的记录与整理	① 当儿童耳温异常（≥ 37.8℃）时，应再一次测量同侧耳朵	10	
	② 正确、完整地记录儿童体温信息	5	
	③ 测温后，关闭耳温枪电源	5	
	④ 用 75% 酒精棉球或棉片消毒探头及其周围	5	
	⑤ 盖好探头保护盖（如有），然后收起保管	5	
4. 综合素养	① 积极与被测儿童友好互动，表达关怀	10	
	② 物品归位，干净整齐	10	
总　分		100	

操作小结与反思：

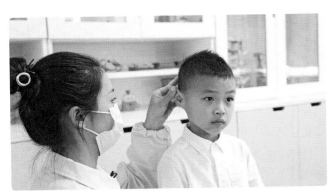

图 4-1-6　轻轻提拉儿童耳廓外上缘

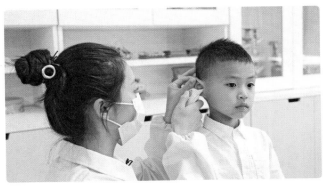

图 4-1-7　将探头放入耳道测温

---

① 说明：耳温枪是根据鼓膜释放的红外热波来测定体温的，探头和鼓膜要在同一水平线上才能测准确。如果直接把探头塞进耳朵测的是耳道温度而非鼓膜温度，故测温时应提拉儿童的耳廓。由于生理特征差异，当为 1 岁以下婴儿测温时，应轻轻牵拉其耳廓外缘中间处（垂直向后拉）；当为 1 岁以上儿童及成人测温时，则应牵拉耳廓外上缘（向耳后提拉）。

• 学习提示 4 •

（1）在使用耳温枪测温时，探头放入的深度以体温计说明书的要求为准，不要插入太深，避免引起儿童不适或损伤鼓膜。

（2）儿童的中耳有炎症，或耳道内有阻塞物（如耵聍）堆积都可影响测量结果。

（3）额温枪、耳温枪都属于非直接接触式测温设备，故无须一人一测一消毒，应根据实际情况，定期使用 75% 酒精棉球擦拭消毒；若怀疑被污染，应及时清洁消毒。

 实训练习 4-1-3

使用电子体温计测腋温

1. 实训准备

电子体温计、75% 酒精棉球或棉片、儿童体温测量记录表和笔。

2. 实训步骤与评价

在教师的指导下，完成腋温测量练习，然后使用表 4-1-6 对小组成员的操作过程进行组内评价，并对自己的操作进行小结与反思。

表 4-1-6　儿童腋温测量的操作步骤、要求及评价

评价项目	操作步骤与要求	分值（分）	得分（分）
1. 测温前的准备	① 取下电子体温计的探头保护盖（如有），确保探头干净、无污物	5	
	② 使用 75% 的酒精棉球或棉片对电子体温计的探头进行擦拭消毒	5	
	③ 打开体温计开关，确保电量充足，并处于待测状态	5	
	④ 让儿童根据自身情况选择舒适的体位（仰卧位、坐位或立位皆可）	5	
2. 测温时的要求	① 指导儿童解开上衣，选择一侧腋窝，擦去汗液（如有）	10	
	② 将电子体温计探头放置于儿童一侧腋窝中间，然后要求并协助儿童夹紧上臂，避免体温计松动	10	
	③ 观察体温计显示器的温度变化，待显示器温度不再继续上升，且体温计发出约 5 秒钟的蜂鸣提示声时，体温测量完毕，取出读数	10	
	④ 当儿童腋温异常（≥37.5℃）时，应再测量一次	10	

续　表

评价项目	操作步骤与要求	分值（分）	得分（分）
3.测温后的记录与整理	① 正确、完整地记录儿童的体温信息	5	
	② 测温后，关闭体温计电源	5	
	③ 再次使用 75% 的酒精棉球或棉片擦拭消毒	5	
	④ 盖好探头保护盖（如有），然后收起保管	5	
4.综合素养	① 积极与被测儿童友好互动，表达关怀	10	
	② 物品归位，干净整齐	10	
总　分		100	

操作小结与反思：

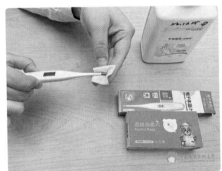
（a）对体温计探头进行消毒

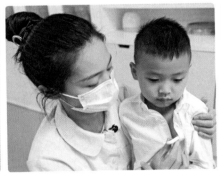
（b）将体温计放于儿童一侧腋窝中间

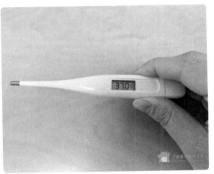
（c）取出体温计读数

图 4-1-8　使用电子体温计为儿童测量体温

学习提示 5

（1）测量腋温时，体温计探头应直接与腋下皮肤接触，如隔着衣服测量、腋下有汗，或体温计松动，将影响测量的准确度。

（2）选择口腔测温的前提是儿童能够配合保教人员进行测量。当儿童因伴有鼻塞或咳嗽症状而无法完成口腔体温测量时，保教人员应选择腋下测温。此外，口腔测温不适用于昏迷、意识不清或不能闭合嘴唇的儿童。

（3）在测量口腔温度时，电子体温计探头应固定在舌下位置，如果儿童张口呼吸或说话将影响测量的准确度。

（4）应使用不同的电子体温计对儿童进行口腔测温和腋下测温，并做好标记，分开消毒、保存。

探索 4 如果是低度发热，是否表明儿童的健康状况不太糟糕？

佳佳：腋温为 38.5℃，但是精神状态良好，食欲正常，睡眠正常，活动量也良好，无其他症状。

豆豆：腋温为 37.9℃，但是精神萎靡，食欲不佳，不愿活动，还有咳嗽、呕吐等症状。

请结合所学知识，对两位儿童的健康状况进行初步评估，粗略判断哪位儿童的疾病症状更严重，并说明原因。

学习支持 4

★ 儿童急性发热的健康评估

一、儿童发热的初步评估

发热是很多疾病的早期症状之一，不同的疾病可能伴有不同的症状或体征。保教人员应在儿童发热时观察其精神状态、呼吸频率、脉搏、意识状态、皮肤颜色等方面是否有异常，并关注儿童有无咳嗽、流涕、皮疹、腹痛、呕吐等症状。以上信息保教人员都应及时记录下来，并在与家长交接时详细告知。

需要注意的是，保教人员不能单纯以发热的程度来预测发热的病因以及疾病的严重程度，因为患儿即使是低热也可能存在严重的细菌感染；也不能以发热持续时间作为预示严重疾病的危险因素。也就是说，保教人员不应过度关注体温度数，也不能认为低热就是安全的，而应该更加关注儿童的精神、活动状态等整体表现，以此来初步评估其健康状况。

需警惕的是，如果儿童发热时伴有以下一项或多项危急症状或情况，有必要在第一时间通知家长，同时立即拨打 120 急救电话或将儿童送医处理。

- 高热超过 40℃（腋温），伴有寒战。
- 持续的或难以安抚的哭闹、烦躁不安。
- 明显的脱水症状，如黏膜干燥、皮肤弹性减弱、尿量减少等。
- 突然出现的异常皮疹，并迅速恶化。
- 精神萎靡，对外界刺激无反应，甚至意识模糊、昏迷。
- 呼吸频率（2—5 岁 > 40 次 / 分）、脉率（2—5 岁 > 140 次 / 分）明显超出正常范围。
- 严重呕吐或腹泻。
- 抽搐或惊厥发作。
- 剧烈的头痛、胸痛、腹痛或小便时疼痛。
- 皮肤颜色改变，如苍白色、灰白色、紫绀或大理石样斑纹。
- 其他危及生命的病症。

二、儿童脉搏、呼吸的测量

脉搏和呼吸是反映儿童健康的重要生命体征，保教人员在评估发热儿童的健康状况时，除了测量其体温外，还可观察、测量儿童的脉搏和呼吸状况，以在短时间内获得有关儿童全身状态、血液循环及呼吸功能的大致情况，及早发现儿童发热时的危险因素。

1. 脉搏的测量

在每个心动周期中，随着心脏节律性的收缩和舒张，主动脉内的压力也会一升一降，从而引起血管壁相应出现一次扩张和回缩的搏动，称为脉搏。每分钟脉搏搏动的次数称为脉率。健康儿童在安静状态下的脉搏是整齐、有规律，且强弱均匀的。

儿童的脉率可受某些因素的影响而在一定范围内波动，如发热、活动、疼痛、情绪波动、进食、饮浓茶及咖啡、服用某些药物等会使儿童的脉率增加，而休息、睡眠、患有某些疾病等则可使儿童的脉率减慢。

表 4-1-7　儿童呼吸和脉搏频率（次/分钟）的正常范围[①]

年龄	呼吸频率	脉搏频率	呼吸：脉搏
新生儿	40—45	120—140	1：3
1—12 个月	30—40	110—130	1：3—1：4
1—3 岁	25—30	100—120	1：3—1：4
4—7 岁	20—25	80—100	1：4
8—14 岁	18—20	70—90	1：4

若要得到准确的脉搏数，就要选取脉搏表浅的部位，如桡动脉、颈动脉、股动脉、肱动脉、颞动脉等进行测量。通常，首选手腕部的桡动脉为测量部位，且儿童在测量脉搏前的 30 分钟内无剧烈运动、紧张、恐惧、哭闹等，保持其情绪稳定，处于安静和放松的状态。

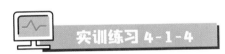

实训练习 4-1-4

儿童脉搏的测量（桡动脉）

1. 实训准备

记录表、笔、计时器（秒表）。

2. 实训步骤与评价

在教师的指导下，以组员为测量对象，分组进行"儿童脉搏的测量（桡动脉）"练习，然后使用表 4-1-8 对小组成员的操作过程进行组内评价，并对自己的操作进行小结与反思。

---

① 王卫平，孙锟，常立文. 儿科学（第 9 版）［M］. 北京：人民卫生出版社，2018：36.

表 4-1-8　儿童脉搏测量的操作步骤、要求及评价

评价项目	操作步骤与要求	分值（分）	得分（分）
1. 测量前的准备	① 说出健康儿童脉搏的特点	5	
	② 说出不同年龄健康儿童脉率的范围	5	
	③ 说出测量儿童脉搏前的要求	5	
	④ 准备好记录本、笔、计时器（秒表）	5	
2. 测量时的要求	① 引导儿童取舒适体位（坐位或卧位），将一只手臂平置，腕部放松伸展，掌心向上	10	
	② 测量者一手持计时器，另一手食指、中指和无名指三指并拢，将三指的指腹置于被测儿童的桡动脉处，压力大小以明显触及动脉的搏动为宜	10	
	③ 数出 1 分钟内脉搏的次数，并感知被测儿童脉搏的节律和强弱	10	
3. 测量后的记录与整理	① 如发现被测儿童脉搏有异常，如脉搏跳动过快、过慢，或脉搏跳动节律不规则，应换另一侧手腕再测一次	10	
	② 测量后，按姓名记录儿童的脉搏情况及测量时间	10	
	③ 整理操作材料	10	
4. 综合素养	① 积极与儿童友好互动，表达关怀	10	
	② 物品归位，干净整齐	10	
总　　分		100	

操作小结与反思：

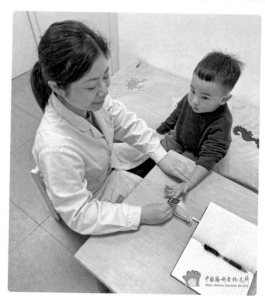
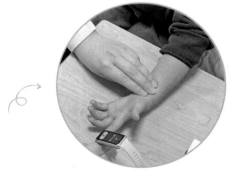

图 4-1-9　为儿童测量脉搏

学习提示 6

（1）当儿童脉搏细弱难以触及时，可用听诊器测心率 1 分钟。

（2）如果发现儿童脉搏跳动有快慢不一、强弱不等、跳动无力等异常情况，应让儿童呈卧位休息，减少耗氧量，并及时通知家长将儿童送医检查。

（3）如果发现儿童无脉搏、无自主呼吸、无意识反应，应立即为其实施心肺复苏术（如附近有 AED[①]，应及时取来辅助急救），并让身边的同事拨打 120 急救电话，以及联系保健教师与家长等相关人员。

2. 呼吸的测量

机体在新陈代谢的过程中，需不断地从外界摄取氧气，并排出体内的二氧化碳，这种机体与环境之间进行的气体交换，称为呼吸。

在安静状态下，儿童正常的呼吸表现为节律规则，均匀无声且不费力。人体的呼吸运动可受许多生理因素的影响而在一定范围内波动。通常，儿童年龄越小，呼吸频率就越快；随着年龄增长，儿童的呼吸频率呈下降趋势。此外，儿童在休息和睡眠时的呼吸频率会减慢；在剧烈运动、发热、疾病、强烈的情绪变化等情况下，其呼吸频率和深度会发生变化。保教人员可通过观察儿童胸腹部起伏的情况来测量其呼吸。儿童呼吸的测量需在其情绪稳定、安静、放松的状态下进行。

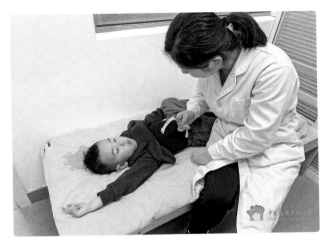

图 4-1-10 为儿童测量呼吸

 实训练习 4-1-5

儿童呼吸的测量

1. 实训准备

记录表、笔、计时器（秒表）。

2. 实训步骤与评价

在教师的指导下，以组员为测量对象，分组进行"儿童呼吸的测量"练习，然后使用表 4-1-9 对小组成员的操作过程进行组内评价，并对自己的操作进行小结与反思。

表 4-1-9 儿童呼吸测量的操作步骤、要求及评价

评价项目	操作步骤与要求	分值（分）	得分（分）
1. 测量前的准备	① 说出健康儿童呼吸的特点	5	
	② 说出不同年龄健康儿童呼吸频率的范围	5	
	③ 说出测量儿童呼吸前的要求	5	
	④ 准备好记录本、笔、计时器（秒表）	5	

---

① 说明：AED（自动体外除颤器）是一种能够自动识别异常心律，及时消除室颤，让心脏的窦房结重新开始工作，继而使得心跳恢复的急救设备。在抢救心脏骤停的患者时，如有 AED 配合徒手心肺复苏，则复苏效果可得到显著提升。

续　表

评价项目	操作步骤与要求	分值（分）	得分（分）
2. 测量时的操作	① 引导儿童取舒适体位（坐位或卧位），保持自然呼吸状态	10	
	② 测量者一手持计时器，同时观察儿童胸腹部上下起伏的情况，一起一伏为一次呼吸	10	
	③ 数出儿童 1 分钟内呼吸的次数，同时观察儿童呼吸时的节律、深浅变化，是否有异常声音，以及胸部是否有三凹征①等异常表现	10	
	④ 如发现儿童呼吸有异常，如呼吸过快、过慢，或呼吸节律异常，应再测一次	10	
3. 测量后的记录与整理	① 测量后，按姓名记录儿童的呼吸状况及测量时间	10	
	② 整理操作材料	10	
4. 综合素养	① 积极与儿童友好互动，表达关怀	10	
	② 物品归位，干净整齐	10	
总　　分		100	

操作小结与反思：

学习提示 7

（1）如果儿童呼吸表浅不易观察，可用一手轻抚儿童的腹部，随呼吸而运动，计数 1 分钟；也可将少许棉花纤维置于儿童鼻孔边缘，以棉花纤维的摆动来计数。

（2）如果发现儿童有呼吸频率增快或减慢、呼吸不规则、有叹息样呼吸、连续吸两次呼一次等异常表现，或表现出鼻翼翕动、口唇发青、三凹征、点头样呼吸、呼吸时有异常声音、呼吸时费力或表情痛苦、保持固定姿势呼吸等异常症状，应让儿童呈侧卧位安静休息，保持呼吸道畅通，并及时通知家长将儿童送医检查，必要时可拨打 120 急救电话。

---

① 说明：三凹征是指儿童在呼吸困难时表现为胸骨上窝、锁骨上窝及肋间隙在吸气时明显凹陷的征象。

探索 5　儿童发热后，保教人员该如何应对？

张老师发现贝贝午睡后精神状态不太好，小脸通红，她一个人坐在椅子上，不愿意参与活动。张老师怀疑贝贝发热了，于是用额温枪为贝贝测量体温，结果为 37.9℃。

请结合所学知识，思考张老师该如何恰当应对，并详细说明应对流程及做法。

学习支持 5

★ 儿童急性发热的应对流程

通常，发热儿童的降温措施主要有物理降温和药物降温两种。《中国 0 至 5 岁儿童病因不明急性发热诊断和处理若干问题循证指南（标准版）》建议，患儿腋温 ≥ 38.2℃，口温 ≥ 38.5℃，或因发热出现明显不适和情绪低落时，可采用退热剂退热[①]。此外，大多数情况下，发热是人体的一种生理机制，无论是物理降温还是药物降温，其目的主要是增加儿童的舒适度，并不能治疗疾病。物理降温护理的方法有很多种，但有些方法（如在额头贴退热贴或冰敷）并不一定能增加儿童的舒适度，反而可能增加儿童的不适感，也有些方法（如温水洗浴）不便在托幼机构实施，还有些方法甚至（如用冰水或酒精擦浴）会损伤儿童的健康。

此外，发热是学前儿童各种常见传染病的典型体征之一，在没有得到医生明确诊断之前都无法确认儿童是否患有传染病，因此如果对发热儿处置不当就可能造成传染病的进一步传播。值得注意的是，任何保教人员都不得自行为儿童喂服退热药物，只能为发热儿童提供物理降温护理。由此，保教人员在确定儿童有发热（腋温 ≥ 37.5℃）后，可参考以下应对流程进行处理。

第一步　初步评估儿童的健康状况

结合儿童的体温状况、其他伴随症状、精神与活动状态、呼吸与脉搏情况等对其健康状况进行初步评估。

第二步　根据评估结果采取应对措施

及时将儿童带至观察室休息，由保健教师做好进一步的健康检查，并在通知家长将儿童接回就医的同时，采取相应的处理措施。

❶　儿童未出现危急情况

（1）安抚儿童情绪，以减轻儿童的身体不适感和心理焦虑。

（2）让儿童选择舒适的体位休息。如果儿童精神状态良好，可让其根据自身感受和需求来选择自己感兴趣的活动，如安静地看书、玩玩具等。

（3）在不增加儿童不适感的前提下，为其提供适当的降温护理，例如：

---

① 罗双红，舒敏，温杨，等．中国 0 至 5 岁儿童病因不明急性发热诊断和处理若干问题循证指南（标准版）［J］．中国循证儿科杂志，2016，11（02）：81—96.

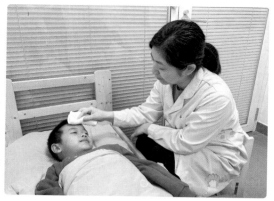

图 4-1-11 为发热儿童提供照护

① 若发热儿童穿的衣服较多，应减少其衣物。

② 开窗通风，使空气流通，或使用电扇、空调等设备降低室内温度（夏季室温控制在26—30℃）。

③ 鼓励儿童多喝温水，避免脱水。

④ 当儿童体温不再上升时，可用 32—36℃的温水沾湿毛巾，擦拭其额头、颈部、腋下等部位。

（4）密切观察儿童的体温、呼吸、脉搏、精神等体征变化。

❷ 儿童出现危急情况

如果儿童出现腋温≥40℃、精神萎靡、呼吸和脉搏明显超过正常范围、惊厥、严重腹泻或呕吐等危急症状或情况，应立即拨打 120 急救电话或将其紧急送医。

第三步　记录信息并关注儿童病情①

（1）及时将儿童发热的体温状况、其他症状、精神状态等，以及所采取的护理措施、与家长沟通的内容等信息记录下来。

（2）儿童离园后，需及时联系儿童家长，了解其就医情况。如果儿童被诊断为传染性疾病，应通知保健教师，启动传染病防控机制。

（3）儿童治疗期间，需关注其病情转归情况，表达问候。

● 学习提示 8

（1）如果儿童感觉发冷，应适当为其增加衣物或使用被毯保温，此时不可用擦浴护理。

（2）禁止使用增加衣物或捂盖被子发汗的方式来降温，因为这可能导致儿童体温的进一步升高，甚至诱发脱水、热性惊厥；禁止使用酒精擦浴的降温方式，因为这可能造成儿童酒精吸收过量，发生中毒。

（3）当儿童发热时，可能会出现情绪紧张、烦躁不安等表现，可通过以下方法给予安慰：

① 肢体接触。例如，握住儿童的手、用手抚摸儿童的额头或给儿童拥抱等。

② 用语言表达关心。例如，"别担心，你只是发烧了，每个人都会生病发烧的""老师陪着你呢，不要害怕，妈妈一会儿就来接你了"等。

③ 询问感受或需求。例如，"你现在感觉好点了吗""如果想喝水，请告诉老师"等。

④ 给儿童解释发热的原因。例如，读一些关于发热的绘本，缓解其焦虑情绪等。

（4）保教人员在通知家长来园接儿童时，应将儿童的具体病情（如体温、精神状态）及已采取的护理措施等信息报告给家长，并提醒家长带上孩子的病历本、口罩等物品。

---

① 说明：由于本模块其他任务中关于各病症应对流程第三步的内容基本一致，故后文不再赘述，请参照此处要求。

在线自测

---------------- ○ **课后练习** ○ ----------------

1. 通常，临床上以患儿肛温≥（　　）或腋温≥（　　）作为发热的评估标准。

 A. 38℃，38.5℃   B. 37.5℃，38℃   C. 38℃，37.5℃   D. 38.5℃，38.5℃

2. 下列关于发热的表述中，正确的是（　　）。

 A. 发热是人体的免疫机制，没有必要给发热儿童做退热处理

 B. 儿童体温没有超过 39℃，就意味着没有严重问题

 C. 过高的体温和长时间的发热可能对儿童的身体健康造成损伤

 D. 物理降温可以有效降低发热儿童的体温

3. 当儿童发热时，下列物理降温措施适合托幼机构保教人员采用的是（　　）。

 A. 白酒擦浴   B. 冰水擦浴

 C. 使用空调调节室温或减去过多的衣服 D. 洗温水浴

4. 为托幼机构儿童测量体温时，符合安全、准确、便捷、舒适标准的测量工具是（　　）。

 A. 额温枪   B. 电子体温计   C. 玻璃水银体温计   D. 红外体温热像仪

5. 当班级有儿童出现发热体征时，保教人员正确的应对措施是（　　）。

 A. 及时给发热儿童服用退热药物

 B. 如果发热儿童伴随有意识模糊或昏迷现象，应在通知家长的同时尽快拨打 120 急救电话或将儿童送医

 C. 先让儿童在卧室中休息，然后等待家长接回

 D. 通知班级其他儿童家长立即将孩子接回

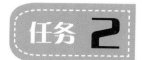

任务 2　皮疹的识别与照护

---○ **学习目标** ○---

- ☑ 知晓儿童的皮肤结构、功能、生理特点及日常保健要点。
- ☑ 熟悉儿童常见发疹性传染病的典型症状、传播途径及预防措施。
- ☑ 记住儿童出现皮疹时的应对流程及注意事项。
- ☑ 能根据儿童皮肤的异常表现识别儿童出疹，并对其进行初步的健康评估。
- ☑ 能根据评估结果，为出疹儿童提供恰当的健康照护。
- ☑ 能与发生皮疹的儿童及其家长进行有效沟通。
- ☑ 提高对儿童皮疹的识别能力和预防意识，积极参与相关知识的学习。

---○ **学习准备** ○---

- ☑ 预习本任务内容，完成预习测试。
- ☑ 结合预习内容，完成各探索活动中的思考题。

预习测试

探索 1　儿童的皮肤有什么特点？皮疹是一种疾病吗？

请查阅相关资料并结合"学习支持 1"中的内容，思考以下问题：

1. 儿童的皮肤与成人的皮肤相比较，有哪些不同的特点？
2. 皮疹只出现在皮肤上吗？不同类型的皮疹有什么不同的特征？

学习支持 1

★ 皮肤与皮疹

一、皮肤的结构与功能

皮肤是人体面积最大的器官，也是主要的感觉器官，具有感觉、调节、保护及吸收与代谢等功能。皮肤由表皮、真皮和皮下组织构成，并包含汗腺、皮脂腺、指甲、趾甲等附属器官以及血管、淋巴管、神经和肌肉等组织。

表皮位于皮肤的最外层，由角质细胞、黑素细胞和朗格汉斯细胞三种基本细胞组成。表皮的下面是真皮，它由胶原纤维、弹力纤维、网状纤维等结缔组织构成，并含有基质和细胞成分。真皮下方的组织为皮下组织，它包含大量的脂肪细胞，也被称为皮下脂肪层。

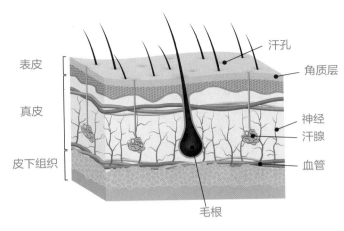

图 4-2-1　人体皮肤的构造

二、儿童皮肤的生理特点

1. 保护功能弱

皮肤是人体的一道天然屏障，对人体具有一定的保护作用。但因儿童皮肤角质层还未发育成熟，真皮及纤维组织较为薄嫩，皮肤的屏障功能发育不健全，所以容易被外部刺激物和微生物穿透，出现小外伤、皮炎、过敏、感染等问题。此外，儿童皮肤中的黑色素生成少，色素层较薄，容易被紫外线灼伤。

2. 调节体温的功能弱

皮肤的调节功能主要体现在对体温的调节上。当环境温度过高时，皮肤的血流量会增加，较多的体热从身体内部被带到体表层，同时汗腺分泌会增多，汗液的蒸发也可带走一部分热量。当环境温度过低时，体内代谢增强，产热量增加，同时皮肤的毛细血管收缩，血流减少，加上表面皮脂膜和皮下脂肪的保护，从而维持正常的体温。

与成人相比，儿童皮肤中的毛细血管网较为丰富，流经皮肤的血液量相对较多，皮肤散热较快，再加上汗腺发育较好，出汗量较多，水分容易丢失，散热也更多。此外，儿童皮下脂肪较少、保温作用较差，以及神经系统的体温调节作用还不稳定等因素，使得他们的环境适应能力较弱，这也是儿童在环境温度变化时容易感冒的原因。

3. 渗透作用强

皮肤可以通过角质层、毛囊、皮脂腺和汗腺管这四个途径来吸收外界物质，如吸收脂溶性物质、乙醇等。与成人相比，儿童的皮肤层较为细腻薄嫩，容易吸收外界具有刺激性的物质或有毒物质，且对过敏物质或有毒物质的反应较为强烈。

三、皮疹的类型

皮疹是皮肤损害体征的总称，是由病原体或其毒素直接或间接造成的皮肤、黏膜病变。皮疹只是各种疾病的一种症状，其形态多样，表现为从单纯的皮肤颜色改变到皮肤表面隆起或发生水疱等多种形态。根据皮疹的特征可将其分为斑疹、丘疹、斑丘疹、疱疹、风团等类型，其中，丘疹和斑丘疹最为常见。

（1）斑疹：指皮肤局限性的颜色改变，既不隆起于皮肤表面，也无凹陷，呈斑点状，直径一般小于1厘米，指压可褪色。根据斑疹颜色的不同又可将其分为红斑、色素沉着斑、瘀点和瘀斑等类型。

（2）丘疹：指隆起于皮肤表面、质地坚实的局限性皮肤损伤，直径一般小于1厘米。

（3）斑丘疹：指形态介于斑疹与丘疹之间的稍隆起皮损。

（4）疱疹：一般指疱疹病毒所致的皮疹，其表现为隆起于皮肤表面，且皮肤下面出现组织液。

（5）风团：指由真皮浅层水肿引起的局限性隆起的扁平斑块样皮肤损害，可呈苍白色或淡红色等，通常大小、形状不一，周围可有红晕，常伴有瘙痒。

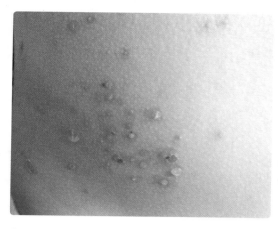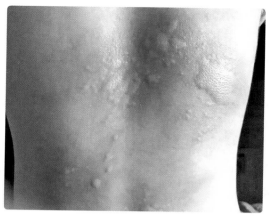

图 4-2-2　水痘（皮肤同时可见斑疹、丘疹、疱疹）　图 4-2-3　荨麻疹（皮肤出现大小不一的风团块）

探索 2　儿童皮疹的常见诱因有哪些？

你有过皮肤或黏膜出疹的经历吗？请结合生活经历，分享自己皮疹的引发原因及其特点。

....

....

学习支持 2

★ 儿童皮疹的常见原因

皮疹是儿童常见的一种病症，其诱因涉及多个系统的疾病。在临床中，感染性疾病是儿童皮疹最常见的引发原因，包括病毒、细菌、螺旋体、立克次体、寄生虫等感染。其次，由非感染性疾病引发的儿童皮疹也较为多见，包括湿疹、药疹、虫咬性皮炎等。此外，还有一些诱因复杂的疾病也可引发儿童皮疹，如荨麻疹等。

一、感染性疾病

1. 感染性疾病的常见类型

（1）病毒感染。病毒感染是儿童发疹性疾病中最为常见的病因。在病毒感染性发疹性疾病中，很多属于传染性疾病，如手足口病、水痘、风疹、麻疹等。此外，幼儿急疹也是常见的病毒感染性发疹性疾病，且有一定的传染性，但因其传染性较低，并不属于法定的传染病范围[1]。值得注意的是，虽然幼儿急疹在以 3—6 岁学前儿童为主的幼儿园中较少出现，但随着近年来托幼一体化的发展，托幼机构中 1—3 岁的低龄儿童数量正在逐渐增加，这就意味着幼儿急疹出现在托幼机构中的概率也可能增加，因此保教人员应了解幼儿急疹的相关知识（见表 4-2-1）。

（2）细菌感染。与病毒感染相比较而言，细菌感染伴有皮疹的疾病较少，主要包括传染性疾病，如猩红热、流行性脑脊髓膜炎菌血症等，以及非传染性疾病，如金黄色葡萄球菌感染（如疖子）、败血症等。

---

[1] 说明：根据 2013 年 6 月 29 日修正通过的《中华人民共和国传染病防治法》中的规定，幼儿急疹不属于甲类、乙类和丙类传染病。

表 4-2-1　幼儿急疹的病原体、临床特征及预防措施

疾病名称	病原体	临床特征	预防措施
幼儿急疹（又称婴儿玫瑰疹）	人类疱疹病毒	（1）以 6 个月至 2 岁婴幼儿为高发群体 （2）患儿及携带病毒的成人是主要传染源，潜伏期为 1—2 周 （3）主要通过呼吸道带出的唾液和密切接触传播 （4）典型特征是起病急、"热退疹出"。通常病程约为一周，患儿前期无特异性症状或体征，多是突发高热，持续发热 3—5 天，精神状态良好。退热后，患儿颈部、躯干等部位出现粉玫瑰色的小斑点或斑丘疹。皮疹经 3 天自然消退，皮肤不留任何痕迹。患儿一般预后良好，少有并发症	（1）将患儿隔离治疗至病愈 （2）加强晨检和全日观察，关注发热儿童 （3）引导儿童养成良好的个人卫生习惯，如不共用水杯和餐具等

（3）寄生虫感染。当儿童感染寄生虫时，寄生虫产生的毒素和过敏反应可能导致皮疹的发生。有多种寄生虫病可以导致儿童皮疹的出现，包括蛔虫病、钩虫病、血吸虫病、肺吸虫病、弓形虫病等。其中，蛔虫病是儿童常见的寄生虫感染疾病，其诱发的皮疹见于幼虫移动期，是全身过敏症状之一，可使患儿出现荨麻疹或斑丘疹，并伴有血管神经性水肿。

2. 常见发疹性传染病的流行病学特征和临床特征

研究表明，手足口病、水痘、猩红热、风疹、麻疹是我国学校儿童较为常见的发疹性传染病[1]，托幼机构儿童尤以手足口病、水痘、猩红热为常见。因此，保教人员应熟悉儿童常见发疹性传染病的流行病学特征、典型症状等知识（见表 4-2-2），以提高对此类传染病的预防和应对能力。

表 4-2-2　儿童常见发疹性传染病[2]的病原体、流行病学特征和临床特征

疾病名称	病原体	流行病学特征		临床特征
手足口病	肠道病毒	传染源	患儿和隐性感染患儿[3]，隐性感染率高	（1）潜伏期：多为 2—10 天，平均 3—5 天 （2）发热情况：可出现发热，大部分是低热 （3）皮疹特征：患儿口腔、手、足、臀等部位出现斑丘疹和疱疹。口腔黏膜或口周出现疱疹或溃疡。皮疹一般不疼、不痒、不结痂、不留疤 （4）其他症状：多为轻症，通常伴有咳嗽、流涕、食欲不振、恶心、呕吐、头痛等症状。重症还可出现脑膜炎、肺水肿等严重并发症，甚至死亡
		传播途径	传染性很强，主要通过胃肠道传播，还可通过呼吸道传播，也可因接触患儿口鼻分泌物、皮肤或黏膜疱疹液及被污染的物品等引起传播	
		易感人群	以 5 岁以下儿童为主，3 岁以下发病率最高，一般每年的 5—7 月为发病高峰	

---

① 翁熹君，王锐，王霄晔，等 .2014—2016 年全国学校（托幼机构）传染性突发公共卫生事件流行特征分析［J］. 疾病监测，2019，34（05）：446—450.

② 说明：在整个病程中伴有皮疹发生的传染病被统称为发疹性传染病。

③ 说明：隐性感染患儿是指感染了肠道病毒，尚未表现出症状，但具有传播病毒能力的患儿。

续 表

疾病名称	病原体	流行病学特征		临床特征
水痘	水痘–带状疱疹病毒	传染源	急性期病人	（1）潜伏期：10—21 天，为自限性疾病，10 天左右可自愈 （2）发热情况：一般有 39℃ 以下低热，也可无发热 （3）皮疹特征：皮疹呈向心性分布，多见于头面部、躯干，四肢远端较少。皮疹成批出现，同一部位斑疹、丘疹、疱疹、结痂同时存在，且伴有明显的瘙痒感 （4）其他症状：临床表现轻重不一，多伴有食欲减退、头痛，持续 1—2 天后出现皮疹
		传播途径	传染性很强，主要通过空气飞沫传播和接触传播	
		易感人群	婴幼儿和学前儿童发病较多，冬春季多发，一次患病终身免疫	
猩红热	β–溶血性链球菌	传染源	患儿和健康带菌者	（1）潜伏期：1—7 天 （2）发热情况：发病急，轻症低热或无发热，重症体温可达 39℃ 以上 （3）皮疹特征：皮疹在发病 24 小时内出现，开始于腋下、颈部及腹股沟，1 天内遍布全身；呈弥漫性猩红色密集点疹，指压可褪色，一周内退疹，消退时出现脱屑 （4）其他症状：咽痛明显，常影响吞咽。病初舌面覆盖灰白色苔，边缘充血浮肿，白色舌刺突出，称"草莓舌"。皮疹后 3—4 天，舌苔脱落，露出生牛肉样舌面及红肿的舌刺，称"杨梅舌"
		传播途径	主要通过空气、飞沫传播及密切接触传播	
		易感人群	多见于 3 岁以上儿童，冬春季多发，一次感染多数可获得持久免疫力	
风疹	风疹病毒	传染源	患儿是主要传染源	（1）潜伏期：10—21 天 （2）发热情况：伴有低热 （3）皮疹特征：皮疹于发热 1—2 天后出现，一日内均匀分布于躯干和四肢，手掌、足底无疹；为浅红色斑丘疹，2—3 天可消退 （4）其他症状：耳后及颈部淋巴结肿大，有轻度触痛，以及咽痛、轻度咳嗽、流涕等上呼吸道感染症状
		传播途径	主要通过空气、飞沫传播	
		易感人群	多见于学龄前及学龄儿童，冬春季高发，一次感染可产生持久免疫力	

续　表

疾病名称	病原体	流行病学特征		临床特征
麻疹	麻疹病毒	传染源	传染性极强，患儿是唯一传染源	（1）潜伏期：7—21 天 （2）发热情况：体温可达 38℃甚至更高 （3）皮疹特征：一般在发热 3—4 天后出疹，先见于耳后，逐渐累及面部、颈部，自上而下蔓延至胸背部、腹部及四肢，最后到达手掌和足底。起初为淡红色斑丘疹，大小不等，高出于皮肤，呈充血性皮疹，压之褪色，然后逐渐加深呈暗红色 （4）其他症状：可以概括为"发烧 3 天、出疹 3 天、退疹 3 天""疹出热退"
		传播途径	主要通过空气、飞沫传播	
		易感人群	未患过麻疹又未接种过麻疹疫苗者普遍具有易感性，尤其以 6 个月—5 岁儿童发病率最高；全年可流行，以冬春季为高发季	

二、非感染性疾病

1. 非感染性疾病的常见类型

（1）湿疹。湿疹是由多种内、外因素引起的儿童常见皮肤疾病，其病因较为复杂。研究表明，婴幼儿湿疹多是由食物（如谷类、牛奶、蛋类、海鲜、豆类等）过敏导致的；随着年龄的增长，学前儿童因吸入性过敏原（如粉尘、花粉、螨虫、汽车尾气等）导致的湿疹逐渐占多数。

（2）药疹。药疹也称药物性皮炎，是在使用药物后所引起的皮肤、黏膜炎症性损害，是药物不良反应的一种表现形式，出现药疹的患儿均有明确的出疹前用药史，主要致敏药物为抗生素类、抗癫痫类、解热镇痛类等，其中以抗生素类药物最多见。

（3）虫咬性皮炎。虫咬性皮炎是指皮肤在被昆虫叮咬或接触昆虫毒液后引发的过敏性反应，以夏秋季多见。由于昆虫种类的不同和机体反应性的差异，可引起叮咬处不同的皮肤反应。常见的引起虫咬性皮炎的昆虫有蚊、螨、跳蚤、臭虫、毛虫、隐翅虫等。

（4）痱子。痱子又称为"粟粒疹"，是指在高温炎热的环境中，因皮肤汗腺分泌过多，导致汗液淤积在皮肤表面未蒸发，使角质层受浸泡而肿胀，汗腺导管变窄或受阻，周围组织受到刺激所引发的皮肤损伤。

2. 常见非感染性发疹性疾病的病因、临床特征和预防措施

儿童常见的非感染性发疹性疾病的病因、临床特征及预防措施见表 4-2-3。

表 4-2-3　儿童常见非感染性发疹性疾病的病因、临床特征及预防措施

疾病名称	病因	临床特征	预防措施
湿疹	由多种内、外部因素引发的皮肤炎症	（1）最早表现为皮肤发红，然后出现皮疹，皮肤变粗糙，伴脱屑 （2）以头面部和四肢为多见，皮损具有多形性、对称性、瘙痒和易反复发作等特点	（1）避免有过敏史的儿童接触过敏原 （2）有湿疹病史的儿童需保持皮肤湿润，避免使用具有刺激性的肥皂或清洁剂 （3）引导儿童保持良好的情绪状态 （4）避免儿童在过热的环境中活动或出汗过多

续　表

疾病名称	病　因	临床特征	预防措施
药疹	因使用药物引起的皮肤、黏膜炎症性损害	（1）一般先有用药史，然后出现皮疹 （2）皮疹类型多样，可伴有不同程度的瘙痒，患儿常抓挠且烦躁不安	（1）掌握儿童药物过敏史，避免使用可能致敏的药物 （2）引导家长在儿童生病时遵医嘱用药，避免药物滥用
虫咬性皮炎	因昆虫毒素引发的皮肤过敏反应	患儿局部皮肤出现红肿、丘疹、风团或瘀点，表面可出现水疱及大疱，皮损中心可见叮咬痕迹，且多伴有刺痛、灼疼、瘙痒感	（1）蚊虫活跃季节做好防蚊、杀虫工作 （2）避免在园所内种植易吸引昆虫的植物 （3）儿童外出活动时需穿长袖、长裤
痱子	汗腺分泌汗液过多，阻塞汗孔，从而刺激周围组织所引起的皮肤损伤	（1）皮疹多发于面部、颈部、躯干以及肘窝、腹股沟等皮肤褶皱部位 （2）皮疹为密集小丘疹，出汗后明显增多，天气转凉后好转 （3）皮疹伴有剧痒，患儿可有挠、抓及烦躁不安等表现	（1）注意室内空气流通，保持室内环境凉爽 （2）引导儿童勤洗澡、勤换衣，保持皮肤干燥、清洁 （3）避免儿童在烈日下玩耍，以免出汗过多

三、其他疾病

荨麻疹也是儿童常见的发疹性疾病。它是一种由多种原因导致的皮肤、黏膜小血管扩张及渗透性增加，从而出现局限性水肿反应的皮肤疾病。荨麻疹的发病机制复杂，既可由感染性因素引发，也可由非感染性因素引发。其临床特征及预防措施详见表4-2-4。

表4-2-4　荨麻疹的病因、临床特征及预防措施

疾病名称	病　因	临床特征	预防措施
荨麻疹	发病机制复杂，目前尚未明确	（1）任何年龄的人都可能发生 （2）主要症状为局部皮肤出现大小不等的风团，伴瘙痒，还可伴有血管性水肿，以及腹痛、腹泻、上呼吸道感染等症状 （3）急性荨麻疹起病急，先是皮肤瘙痒，紧接着瘙痒部位出现风团，大小不一，搔抓后常常连成一大片，数小时内自行消退	（1）避免有过敏史的儿童接触过敏原 （2）保证儿童的睡眠和营养，加强体育锻炼，提高自身免疫力 （3）引导家长在儿童生病时遵医嘱用药，避免药物滥用

儿童以急性自发性荨麻疹为多见，常因感染（如细菌、病毒、寄生虫等）及食物因素（如鸡蛋、牛奶、大豆、花生、小麦、海鲜和坚果等）诱发，其中感染性因素占绝大多数。此外，昆虫叮咬、药物、环境因素等也可引发荨麻疹。

探索 3　保教人员如何识别儿童皮疹？

今天的午餐是虾仁炒鸡蛋，豆豆一开始并不想吃，因为她从小就不喜欢海鲜的腥味，所以没吃过虾仁。张老师看到后便引导豆豆不要挑食，鼓励她先尝试吃几口，慢慢学会适应不同食物的味道。在张老师的鼓励下，豆豆无奈地吃了几口。然而，张老师在午睡巡视中发现，豆豆在不停地抓挠脸部和手臂，烦躁不安，难以入睡。经检查后发现，豆豆的脸和手臂上出现了红红的块状皮疹，还哭着说自己肚子疼。这可急坏了张老师。

1. 请结合所学知识并思考：豆豆的皮疹可能是什么原因引发的？
2. 根据豆豆皮疹发生的情境、伴随症状和皮疹特征等信息，对她的健康状况进行初步评估。

....

....

学习支持 3

★ 儿童皮疹的识别与健康评估

一、儿童皮疹的识别

通常情况下，保教人员在晨间、午间检查和全日健康观察中较容易发现儿童头面部、手掌、口腔黏膜等部位的皮疹，而较难发现儿童臀、躯干、上臂等部位的皮疹。因此，保教人员可以通过儿童主动报告、观察儿童是否挠痒，以及在儿童穿衣、盥洗、如厕时留心其不容易暴露的皮肤部位来发现异常。

皮疹是儿童常见的病症，多种疾病都可导致皮疹的出现。但是，皮疹的形态较为复杂，具有"同病异症，异病同症"的特点，即便是专业的医务人员也很难仅通过皮疹的外在形态来辨别儿童疾病的类型，更不用说普通的保教人员和家长了。因而，保教人员在健康观察中的重点在于：及时发现儿童的皮疹，然后对儿童的健康做初步的评估，以尽早排查其可能存在的疾病。

二、儿童皮疹的健康评估

保教人员在发现儿童出现皮疹后，应结合儿童目前的状态（如精神状态、活动量等）及以下四个因素对其健康状况进行评估，以进一步排查可能的传染性疾病或其他危险情况。

1. 皮疹的特征

观察皮疹的形态、分布范围、部位、是否伴有瘙痒等特征，然后再评估其是否符合常见传染性发疹性疾病的典型特点。通常，全身分布的、伴有瘙痒的、具有传染病典型特征的皮疹都可能意味着情况较严重。

2. 其他伴随症状

除了皮疹外，儿童其他伴随症状也是重要的评估因素。在诸多伴随症状中，有无发热是非常有价值的因素，因为很多传染性疾病在出疹时都伴随有发热体征。除了发热外，还应观察儿童是否伴随有咳嗽、咽痛、恶心、呕吐、腹泻、腹痛等其他疾病症状。

3. 流行病学线索

流行病学线索是排除传染病疑似病例的重要信息。保教人员可结合园所内有无传染病的发生、儿童有无传染病接触史以及当前季节的主要流行病类型等信息来初步判断儿童皮疹的可能诱因。

4. 相关病史

儿童与皮疹相关的疾病史也有重要的参考价值，尤其是了解儿童有无过敏史，有无接触致敏食物、药物等信息。

值得注意的是，即便发疹儿童在以上四个方面都没有明显异常，该儿童仍可能患有传染性发疹性疾病，因为有的发疹性疾病在早期并无其他明显的异常症状。

大多数儿童的发疹性疾病都表现为轻度症状，但发疹儿童如伴有以下一项或多项危急症状或情况，应在通知家长的同时，立即联系 120 急救中心或将儿童送医诊治。

- 伴有高热（腋温超过 40℃）或惊厥。
- 全身或大面积皮肤出现皮疹，并伴有剧烈瘙痒。
- 出现意识模糊、呼吸困难或呼吸伴有喘鸣声、舌头肿胀或咽喉水肿，以及皮肤出现大面积风团或瘙痒等过敏性休克体征。
- 皮疹部位出现较大范围的肿胀或剧烈疼痛。
- 其他危及儿童生命的症状或任何紧急情况。

探索 4　儿童出现皮疹后该如何处理？

请以"探索 3"中的案例为背景，针对豆豆午睡中突发皮疹的紧急情况，思考张老师此时该如何做出恰当的处理。请结合所学知识，说明具体的应对流程及做法。

....

....

学习支持 4

★ 儿童皮疹的应对流程

在保教人员发现儿童出现皮疹时，可参考以下应对流程进行规范处理。

第一步　初步评估儿童的健康状况

结合儿童目前的状态、皮疹的特征、其他伴随症状（尤其是发热）、流行病学线索等信息，对儿童的健康状况进行初步评估。

第二步 **根据评估结果采取应对措施**

① 儿童无危急情况

（1）无其他疾病症状。如果儿童皮疹只是在局部皮肤或黏膜范围内出现，且儿童无其他异常症状或体征，也无过敏病史，这种情况通常不需要特殊护理。保教人员可先将儿童交由保健教师做进一步检查，然后根据保健教师的指导，选择在教室中加强观察，或由家长接回。

（2）有其他疾病症状。如果儿童在出现皮疹的同时，还伴有发热、咳嗽等伴随症状，或有传染病接触史、过敏病史等，应先将儿童送保健室做进一步检查，并安排在隔离室观察。在通知家长接回的同时，为儿童提供初步的照护，具体参考如下：

- 安抚儿童情绪，对儿童表达关切。
- 引导儿童不要抓挠出疹处皮肤，避免造成感染；有必要的话可以帮助儿童修剪手指甲。
- 开窗通风，保持空气流通，衣着应宽松。
- 保持皮肤清洁，用温水擦拭皮肤（禁止使用肥皂水、酒精），使患处保持干净、干燥①。如皮疹发生破溃，应用碘伏进行消毒处理。
- 密切观察儿童体征变化，如有发热还应进行降温护理。
- 让儿童选择舒适的活动，如躺在小床上休息、看书或玩玩具等。

② 儿童出现危急情况

如果发现儿童出现大范围皮疹，或伴有剧烈瘙痒、严重过敏反应等危急症状，应在安排好班内儿童看护的前提下，立即拨打 120 急救电话或将儿童紧急送医诊治，同时让身边同事通知保健教师、儿童家长。

第三步 **记录信息并关注儿童病情**

及时将儿童的皮疹特点、体温状况、其他症状、精神状态等，以及所采取的护理措施、与家长沟通的内容等信息记录下来。同时，还应与家长保持联系，了解儿童就医结果及病情转归情况，必要时还应做好传染病防控工作。

探索 5 如何预防或减少儿童皮疹的发生？

请结合儿童皮疹的常见诱因，思考保教人员可从哪些方面来预防或减少儿童皮疹的发生。

_____

_____

学习支持 5

⭐ **儿童皮疹的预防**

一、加强发疹性传染病的预防

皮疹只是疾病所引发的一种症状，保教人员需要关注的重点不是皮疹本身，而是引起儿童出疹的疾病。因而，托幼机构儿童皮疹的预防重点在于常见发疹性疾病的预防，尤其是对儿童常见发疹性传染病

---

① 说明：这里介绍的"保持患处干燥"是初步的皮疹处理方法，如儿童被确诊为湿疹，可遵医嘱注意皮肤的保湿护理。

（如手足口病、水痘、猩红热等）的预防。为此，托幼机构保教人员需加强对传染病防控知识的学习，提高儿童常见发疹性传染病的初步辨识能力，同时在传染病流行季节加强晨检、午检与全日健康观察，当发现儿童有疑似传染病体征时应及时对其进行隔离观察。一旦有儿童被确诊为发疹性传染病，应立即启动传染病应急机制，避免疾病的进一步扩散。

二、引导儿童养成良好的卫生习惯

保教人员应与家长一起合作，共同引导儿童养成良好的卫生习惯。例如，夏季时要做到勤洗澡、勤换衣，不要在高温炎热的环境中玩耍，保持皮肤表面清洁，以免皮肤表面的皮脂和汗液中的有机物滋生细菌，堵塞汗腺开口和皮脂腺，影响正常代谢；冬季时要注意皮肤保湿，勤晒被褥。此外，还要勤剪指甲、勤洗手；发现身上有皮疹时不要抓挠，应及时告诉教师或家长。

学习提示

日常的洗手、洗澡并不是越频繁越好、越干净越好，而应保持适度。因为过度清洁会除去皮肤上的皮脂，破坏皮肤的水脂膜屏障，造成皮肤干燥和透皮水分[①]丢失增加，这反而不利于皮肤健康。

三、多种途径提高儿童免疫力

保教人员应积极组织儿童参加户外锻炼，根据季节为儿童选择不同的户外体育锻炼项目，通过充足的日光照射和空气温差来促进儿童免疫系统的发展，提高儿童皮肤对环境的适应力和抗病能力。但要注意的是，需避免儿童在高温下活动。同时，还应引导家长主动完成儿童相关疫苗的接种，提高儿童对特定疾病的免疫力；建议家长在传染病多发季节避免带儿童到人群密集或空气不流通的场所；一旦发现儿童健康有异常应及时将其送医诊治，并与保教人员保持沟通。

四、避免各种诱发皮疹的因素

首先，保教人员应多关注班级中有过敏病史的儿童，避免他们接触可能的过敏原。同时，儿童使用的肥皂、洗手液、护手霜、面霜等日用品应选择温和、刺激性小，且不含致敏成分的产品。其次，保教人员应在夏秋季定期进行灭蚊杀虫工作，减少因蚊虫叮咬引发的儿童皮疹。最后，保教人员还应及时对家长进行安全教育宣教，如避免给儿童滥用药物。

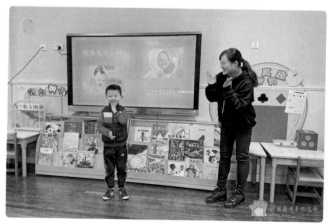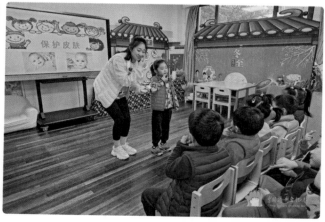

图 4-2-4 儿童皮肤卫生保健教育

---

① 说明：皮肤表皮的最外层是角质层，为人体提供了一个渗透屏障，保证人体既不丢失水分，又不受外界侵犯。同时，在角质层之外还覆盖有一层水脂膜，具有润滑皮肤及减少皮肤表面的水分蒸发等作用。如果皮肤屏障功能异常，会导致经表皮丢失的水分增加。

---------------------------- ○ 课后练习 ○ ----------------------------

1. 人体体温过高时会增加皮肤汗腺分泌，通过汗液的蒸发带走一部分热量。这句话表述的是皮肤的（　　　）。

　　A. 感觉功能　　　　　　B. 调节功能　　　　　　C. 保护功能　　　　　　D. 吸收与代谢功能

2. 隆起于皮肤表面、质地坚实的局限性皮肤损伤，且直径一般小于 1 厘米，这指的是（　　　）。

　　A. 斑疹　　　　　　　　B. 疱疹　　　　　　　　C. 丘疹　　　　　　　　D. 风团

3. 在下列发疹性传染病中，属于由细菌感染引发的是（　　　）。

　　A. 风疹　　　　　　　　B. 手足口病　　　　　　C. 麻疹　　　　　　　　D. 猩红热

4. 在晨间检查时，某儿童精神状态良好，但保健教师在检查中发现其口腔黏膜上有三个较小的疱疹，进一步测量体温后发现，该儿童的腋温为 38℃。按照皮疹的规范应对流程，此时保健教师应（　　　）。

　　A. 告知家长和班主任，让儿童进班观察

　　B. 让家长将儿童接回家观察或送医诊断，并与班主任保持联系

　　C. 给儿童服用退热药，做好晨检记录，并让儿童在观察室休息

　　D. 先让儿童在观察室休息，等退热后再进班

5. 下列关于儿童皮疹的相关表述中，不正确的是（　　　）。

　　A. 皮疹是一种疾病，形态具有多样化特征

　　B. 儿童发疹性传染病多伴有发热症状

　　C. 儿童皮疹的预防要点之一在于对发疹性传染病的预防

　　D. 儿童皮疹常见的病因是病毒感染

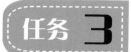

任务 3 腹痛的识别与照护

------------------◯ 学习目标 ◯------------------

☑ 知晓儿童腹痛的概念、常见原因及主要的预防措施。
☑ 记住儿童发生腹痛时的应对流程及注意事项。
☑ 能根据症状与体征识别儿童腹痛发作，并对其进行初步的健康评估。
☑ 能根据健康评估结果，为腹痛的儿童提供恰当的健康照护。
☑ 能与腹痛的儿童及其家长进行有效沟通。
☑ 提高对儿童腹痛的识别能力和预防意识，积极参与相关知识的学习。

------------------◯ 学习准备 ◯------------------

☑ 预习本任务内容，完成预习测试。
☑ 结合预习内容，完成各探索活动中的思考题。

预习测试

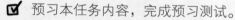 **探索 1** 哪些因素可能引发儿童腹痛？

　　豆豆刚上幼儿园小班，她非常不愿去幼儿园。在开学初的几天里，豆豆每天都要在去幼儿园的路上上演一场"哭闹大戏"。一天早上，豆豆突然告诉老师自己肚子痛。老师发现豆豆眉头紧锁、脸色苍白、满头是汗，以为豆豆可能吃坏了肚子，便通知妈妈带她到医院检查。可是医生经过检查后，并未发现豆豆的身体有什么明显异常。回到家后，豆豆的腹痛有了明显改善。第二天，豆豆再次出现了类似的腹痛症状，看起来并不像假装出来的样子。老师建议豆豆妈妈再次带孩子去医院做检查。

　　医生在详细了解了豆豆的日常生活环境和刚入园的情况后，结合有针对性的检测，诊断豆豆是因为强烈的精神紧张和焦虑引发了腹痛。原来，豆豆从小就和祖辈生活在一起，大部分时间都待在家中，很少与外界接触，这导致豆豆非常缺乏安全感，害怕与陌生人接触。进入幼儿园后，豆豆到了一个完全陌生的环境，失去爷爷奶奶的保护，妈妈又每天强行把她"丢"在幼儿园，使得豆豆产生了过度的恐惧情绪，从而引发身体上的不适。

　　请阅读案例并分析：引发豆豆腹痛的原因可能是什么？保教人员该如何帮助豆豆恢复健康呢？

....

....

学习支持 **1**

★ 儿童腹痛的定义及常见原因

一、腹痛的定义

腹痛是指肋弓以下到腹股沟以上的部位有疼痛感或不舒服，是儿童常见的病症之一。引起儿童腹痛的原因有很多，病情的轻重缓急和症状表现也各不相同：可以是腹内脏器病变，也可以是腹外病变；可以是器质性病变，也可以是功能性病变。

二、儿童腹痛的常见原因

诱发儿童腹痛的原因很复杂，既可以由各种疾病引起，也可以由饮食过饱、胃肠胀气等非疾病因素引发。下面介绍几种引发儿童腹痛的常见原因。

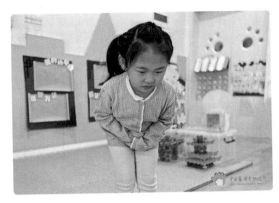

图 4-3-1 儿童腹痛发作

1. 蛔虫病

蛔虫病是由蛔虫的幼虫在人体内移行和/或成虫寄生于人体小肠所致的疾病[1]。蛔虫病具有较强的传染性，学前儿童感染率较高，传染源为能排出受精蛔虫卵的蛔虫感染者和病人。儿童主要通过食入被感染期虫卵污染的食物、水，或通过吸入附着在尘埃上的感染期虫卵而引起感染。

当蛔虫仅寄生于肠道中时，较少数量的蛔虫感染可无症状，而较多数量的感染则可使患儿出现不定时的、反复发作的上腹部或脐周腹痛。通常，患儿腹痛持续时间较短，按摩腹部可暂时缓解疼痛。此外，患儿还可伴有食欲下降、消化不良、厌食、恶心、呕吐、腹泻或便秘等症状，部分患儿还可出现低热、精神萎靡不振、烦躁、睡眠不安、磨牙等表现，严重时可引发营养不良，以及肠梗阻、胆道蛔虫病、阑尾炎、荨麻疹等并发症，给儿童的生长发育带来不良影响。随着环境卫生水平和个人卫生习惯的改善，儿童蛔虫病的发病率呈逐渐下降趋势。

2. 急性阑尾炎

急性阑尾炎是儿童常见的急腹症，以 5 岁以上的儿童多见。虽然儿童发病率较成人低，但通常病势

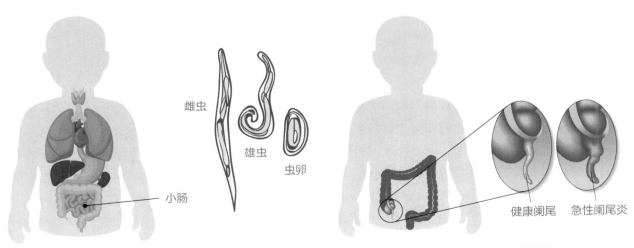

图 4-3-2 肠道中的蛔虫及虫卵

图 4-3-3 儿童急性阑尾炎

---

① 臧炜，陈颖丹，朱慧慧，等.《蛔虫病诊断》（WS/565—2017）解读［J］.中国血吸虫病防治杂志，2019，31（02）：207—209.

较成人严重，阑尾穿孔率高，因此必须引起重视。腹痛是儿童急性阑尾炎最常见、最早出现的临床症状，儿童最初感觉上腹部（胃区）疼痛或肚脐周围疼痛，数小时后转为右下腹部疼痛。同时，患儿还可伴有恶心、呕吐、腹胀、发热等症状。患儿年龄越小，所表现出的症状越不典型，加上表达能力有限，易被忽视和误诊，短时间内即可发生阑尾穿孔、坏死。因此，若诊治不及时，患儿可发生严重的并发症，甚至死亡。

3. 肠套叠

肠套叠是指一段肠管套入与其相连的肠腔内，导致肠内容物通过障碍的疾病，3 岁以下的儿童发病率较高。天气变化、季节性病毒感染、运动或饮食异常、胃肠道发育异常等都有可能导致肠套叠的发生。患儿常出现阵发性腹痛、呕吐、腹部肿块、果酱样鲜红的血便等典型症状，患儿在疼痛时还可伴有哭闹、烦躁、精神状态差等表现，有的患儿身体会呈蜷缩状或翻来覆去。

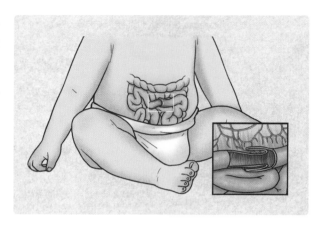

图 4-3-4　儿童肠套叠

由于患儿肠道的一部分滑入了另一部分中，肠道的不通畅使得肠腔内容物（气体、液体和食物）发生阻塞，无法像正常时一样顺畅通过肠道，因此极易导致肠梗阻。如果未能及时诊治，可造成肠道穿孔、出血、坏死等严重后果，甚至危及生命。

4. 肠梗阻

肠梗阻是指因肠管内或肠管外的病变引起的肠内容物通过障碍。根据诱因可分为两大类，一类为机械性肠梗阻，多由肠道异物、肠道肿瘤等原因所致；另一类为功能性肠梗阻，多因消化不良、腹膜炎、肠炎等引起。在发生肠梗阻后，因肠内容物堵塞，肠管蠕动紊乱，患儿早期表现为不同程度的腹痛、腹胀、恶心、呕吐、发热。随着病情的加重，患儿可出现停止排气、排便，精神状态差，神志障碍，脱水等症状。如果未能及时诊治，可造成肠坏死等严重后果，甚至危及患儿生命。

> ● **学习提示 I**
>
> 　　儿童患肠套叠或肠梗阻后，如果继续进食和饮水会加重腹痛和腹胀，使病情更为严重。因此，保教人员一旦怀疑儿童发生肠套叠或肠梗阻，应立即停止给该儿童进食和饮水，并及时通知家长将儿童送医诊治。

5. 胃肠道异物

胃肠道异物是指进入胃肠道内不能被消化且未被及时排出而滞留的各种物体。胃肠道异物是引发儿童腹痛的常见原因之一，且学前儿童是胃肠道异物的高发群体。一般情况下，体积小的异物可随排泄物排出体外，不会引发严重后果。但是，较大的异物可嵌顿在消化道的狭窄部位，造成黏膜损伤、消化道梗阻；一些边缘尖锐、不规则的异物（如枣核）容易划伤消化道黏膜，导致出血、穿孔；而具有腐蚀性的异物（如电池）则可能造成食管及胃黏膜灼伤甚至穿孔。以上这些异物导致的损伤都可引发腹痛。

6. 过敏性紫癜

过敏性紫癜是一种侵犯皮肤和其他器官细小动脉和毛细血管的过敏性血管炎，是儿童时期常见的变态反应性炎症，主要易发于学龄期儿童。患儿的典型症状为四肢（尤其以踝、膝关节处明显）及臀部出现对称分布的紫红色斑丘疹，高出皮面，按之不褪色，躯干及面部较少见。除了皮肤改变外，患儿还可出现阵发性剧烈腹痛、关节肿胀或疼痛、呕吐、血尿等症状。通常，患儿是先出现皮肤改变，然后再出现腹痛症状。

7. 胃肠生长痛

胃肠生长痛是因肠壁肌肉强烈收缩引起的阵发性腹痛，为儿童急性腹痛中常见的情况。胃肠生长痛多见于 3—12 岁处于生长发育期的儿童，属于正常的生理现象，一般无须治疗。胃肠生长痛的特点是：腹痛反复发作，疼痛无规律，每次腹痛时间较短，一般不超过 10 分钟，疼痛发作的次数因人而异；疼痛部位以脐周为主，程度各不相同，轻则仅有腹部不适，重则还伴有面色发青或发白、疼痛难忍，甚至有恶心、呕吐症状。通常情况下，疼痛缓解快，缓解后儿童的精神状态、饮食和玩耍等情况恢复常态。

除了以上几种原因外，过敏、便秘、细菌性痢疾、尿路感染、腹股沟斜疝、腹部外伤等很多疾病都可能引发儿童腹痛。此外，儿童饮食不规律、消化不良、精神压力（如亲子关系紧张、过度焦虑、害怕去幼儿园）等也可导致腹痛的产生。通常情况下，儿童大多数的腹痛是因自限性、轻度的疾病引起的，但仍有一小部分疾病可能危及生命。由此，保教人员应熟悉引发儿童腹痛的几种特殊疾病及其典型症状，提升对儿童腹痛的应对能力，做到早发现、早处理。

探索 2　保教人员如何识别儿童腹痛？

一天，小一班的孩子们刚开始午睡，豆豆就突然爬起来向巡视的张老师说自己肚子疼。张老师摸了摸豆豆的额头，未发现体温异常，而且豆豆看起来情况不太严重，心想可能是她中午吃太饱的缘故。于是，张老师安抚豆豆继续入睡。过了十几分钟，豆豆哭着说自己的肚子还是疼，而且精神状态明显不好。张老师立即请来了保健教师。经保健教师检查发现，豆豆有低烧、脸色苍白，且腹痛有加剧的趋势，要求张老师立即通知家长将其送医诊治。结果，豆豆被确诊为小儿急性阑尾炎，险些出现穿孔，须立即手术治疗。

1. 如果张老师没能及时发现豆豆的紧急情况，可能会带来什么后果？
2. 保教人员可通过哪些方面来判断儿童腹痛的严重程度？

学习支持 2

★ 儿童腹痛的识别与健康评估

一、儿童腹痛的识别

不同年龄段的儿童在生理特点、发展水平等方面有较大差异，因此其腹痛时的表现也有所不同。具体而言，3 岁以下的低龄儿童由于缺乏自述腹痛的能力，且不能确切地陈述腹痛的性质、部位及演变过程，因此，他们多表现为阵发性或持续性的哭闹、烦躁不安或精神萎靡、双下肢蜷曲、面色苍白、出汗、拒食等。3 岁以上的学前儿童在发生腹痛时则常表现为哭闹或辗转不安，双下肢向腹部蜷曲并以手护住腹部。虽然该阶段儿童能对腹痛性质、部位等进行简单描述，但通常描述得不够确切，对腹痛部位的定位能力也较差。因而，保教人员应结合儿童的年龄特点，在一日活动中细心观察每一个孩子，以及时发现腹痛儿童。

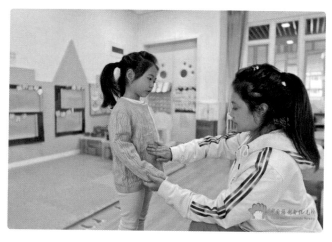
图4-3-5 对腹痛儿童健康状况进行评估

二、儿童腹痛的健康评估

鉴于某些引发腹痛的疾病起病急、发展迅速、变化快，甚至可能危及儿童生命，因此保教人员在发现儿童出现腹痛症状后，应综合其腹痛发生的情境、其他伴随症状及相关疾病史等因素对儿童的健康状况进行初步评估，以尽早排查可能存在的传染性疾病或其他危险情况。

1. 腹痛发生的情境

如果儿童腹痛是发生在腹部受到外力撞击、挤压或高处坠落之后（通常在运动中易出现），应怀疑儿童腹内脏器可能受到损伤；如果儿童腹痛是发生在吞食可疑的有毒食物或药物之后，或儿童身边有毒物残留，应考虑儿童可能发生了中毒；如果儿童腹痛是发生在进食过量不易消化的食物（如花生、玉米、糯米制品等）之后，应考虑儿童为肠梗阻或消化不良；如果多个儿童在进餐后同一时间或相继出现腹痛、腹泻、呕吐等症状，应怀疑儿童可能发生集体食物中毒或肠道病毒感染。

2. 伴随症状

儿童腹痛有时是突然出现的，并没有特殊的诱发情境。此时，保教人员应检查儿童在腹痛的同时有无发热、腹泻、呕吐、排便异常、皮肤异常等伴随症状。这些伴随症状往往是疾病的征兆，保教人员应给予重视，尤其要留意有无其他传染性疾病特征。

3. 儿童相关疾病史

保教人员应掌握儿童既往有无类似腹痛发作、大便排虫（蛔虫）、皮肤紫癜史等信息。通常，有相关疾病史的儿童，其腹痛可能由这些疾病引发。

如果诱发儿童腹痛的情境和伴随症状都不明显，保教人员还可通过观察儿童腹痛时的活动状况来初步评估其疾病的严重程度。例如，儿童腹痛持续时间较短，或只是阵发性的轻微腹痛，且儿童表情比较放松，仍可正常参与日常的学习、生活、游戏等活动，这表明儿童健康状况尚可，暂时留意观察即可；如果儿童脸色不好、表情痛苦，且不愿或不能参加一日活动，这意味着儿童健康状况不佳，应尽快送医检查。总之，及时发现儿童腹痛发作，并结合以上几个因素对潜在风险进行初步评估，才能做到儿童疾病的早发现、早处理。

需要注意的是，无论是什么原因引起的腹痛，只要出现以下一项或多项危急症状或情况，保教人员都需在通知儿童家长的同时，立即联系120急救中心或将儿童送医诊治。

- 有持续的剧烈疼痛表现（如表情痛苦、大汗、脸色苍白、持续哭闹、双腿蜷缩或辗转不安、拒绝触碰或按摩腹部），或腹痛看起来有逐渐加重的倾向。
- 伴有高热（腋温超过40℃）、精神萎靡、寒战等。
- 伴有呕吐，且呕吐物呈黄绿色或带血。
- 伴有腹部膨隆，停止排气、排便等。
- 伴有频繁、大量腹泻，有口干、眼窝凹陷、虚弱、精神萎靡等脱水表现。
- 大便异常，如脓血便、黑便、果酱样大便等。
- 四肢伴有紫斑或皮疹。
- 怀疑儿童可能吞入有毒物质或危险异物（如尖枣核）。
- 多名儿童同一时间出现腹痛、呕吐、腹泻等症状。
- 出现意识不清或昏迷等危急情况。
- 其他危及儿童生命的症状或任何紧急情况。

探索 3　儿童发生腹痛时该如何处理?

　　今天的午点是桂花糯米糕,小朋友们很快就吃完了手里的糕点。豆豆看到保育员李老师的食物盘里还剩了两块糕点,便对李老师说:"我最喜欢吃糯米糕了,剩下的都给我吃好不好?"李老师便将糕点都给了豆豆,还叮嘱她慢慢吃,不要急。然而,在午点后的户外游戏中,豆豆突然哭着找到带班张老师,说自己肚子疼。张老师将豆豆送到保健室后发现她脸色发白、表情痛苦且伴有低热,双手捧腹哭着说肚子疼,接着还出现了呕吐的情况。

　　1. 请结合所学知识,对豆豆目前的健康状况进行初步评估。
　　2. 此时,保教人员该如何恰当应对?请详细说明应对流程及做法。

学习支持 3

★ 儿童腹痛的应对流程

　　当发现儿童出现腹痛时,保教人员可参考以下应对流程进行规范处理。

第一步　**初步评估儿童的健康状况**
　　结合儿童的精神和活动状态、腹痛发生的情境、其他伴随症状、相关疾病史等信息,对儿童的健康状况进行初步评估。

第二步　**根据评估结果采取应对措施**
　　① 儿童无危急情况
　　(1)无其他疾病症状。一般情况下,如果儿童只是一过性[①]、轻度的腹痛,且腹痛对儿童的活动没有明显影响,也无其他异常症状出现,那么保教人员可以让儿童在自己的视野范围内休息一下,直到儿童感觉好转或腹痛消失。保教人员也可鼓励儿童尝试排便,这是因为如果是因便秘或胃肠炎导致的腹痛,通常在排便后有助于缓解症状。
　　(2)有其他疾病症状。如果儿童持续性腹痛,并出现发热、呕吐、腹泻等伴随症状,或无法正常参与日常活动、有传染病接触史等,应在经保健教师做进一步检查后,将其安排在隔离室观察。在通知家长接回的同时,为儿童提供初步照护,具体参考如下:

- 安抚儿童情绪,避免其过度紧张、焦虑。
- 让儿童选择舒适的体位躺下休息。
- 如果儿童有呕吐或排便,应提供盛放呕吐物或排泄物的容器,并记录(建议拍照保存)呕吐物或排泄物的性状。如果儿童出汗较多,应及时用毛巾为其擦汗,并保持观察室通风良好、温度适宜。
- 暂时禁食禁水,避免加重病情,同时密切观察儿童的病情变化。

---

① 说明:"一过性"是指某一临床症状或体征在短时间内出现一次。

❷······● 儿童出现危急情况

如果儿童出现持续性的、剧烈的腹痛或大便异常等危急症状，应在安排好班级儿童看护的前提下，立即拨打 120 急救电话或将儿童紧急送医诊治，同时让身边同事通知保健教师、儿童家长。

第三步　记录信息并关注儿童病情

及时将儿童腹痛的特点、其他症状、精神状态等，以及所采取的护理措施、与家长沟通的内容等信息记录下来。同时与家长保持联系，了解儿童就医结果及病情转归情况，必要时还应做好传染病防控工作。

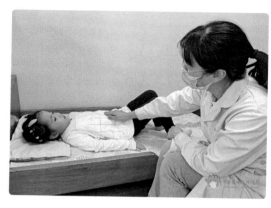

图 4-3-6　让儿童选择舒适的体位休息

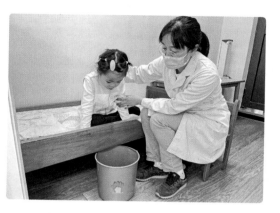

图 4-3-7　为儿童准备呕吐物容器

学习提示 2

（1）保教人员可通过抚摸额头、分散注意力、给予鼓励等方式来缓解儿童的焦虑情绪，减轻儿童的疼痛程度。

（2）如果怀疑儿童腹痛是由传染性疾病所引发的，应对其呕吐物和排泄物进行加强消毒处理。

（3）由蛔虫引起的腹痛可通过轻轻按摩儿童腹部的方式使蛔虫变得安稳，从而缓解腹痛；而热敷腹部则可能会加强对虫体的刺激，从而加剧腹痛。此外，有些原因（如急性阑尾炎、肠梗阻或肠套叠等）引发的急性腹痛则不能采取按摩的方法处理，也不能热敷，因为这样反而会加重病情。因此，保教人员应根据对儿童的健康评估情况来选择正确的护理方式。

探索 4　如何预防或减少儿童腹痛的发生？

请结合儿童腹痛的常见诱因，思考保教人员可以从哪些方面来预防或减少儿童腹痛的发生。

学习支持 4

★ 儿童腹痛的预防

一、确保儿童饮食安全与健康

首先，托幼机构应加强对儿童饮食与饮水的安全管理，做到食材新鲜、来源明确，食物存储和加工规范，并禁止儿童自带食物入园，以确保儿童饮食和饮水安全；每天为儿童提供的食物还应按照要求进行留样保存，并做好详细记录。其次，营养员应根据儿童消化系统发育的特点，为儿童提供营养丰富、易消化的食物，不提供难以消化、生冷油腻、辛辣刺激的食物，避免增加儿童胃肠的负担。最后，保教人员还应引导儿童养成健康的饮食习惯，如吃饭时细嚼慢咽、少食多餐、饭前便后洗手等，避免过度饥饿、暴饮暴食及餐后剧烈运动。

二、提供安全的环境和进行教育引导

保教人员应加强安全检查，禁止儿童携带危险物品（如玻璃球、磁铁、电池、别针等）入园，定期排查儿童活动室中的危险物品，为儿童提供安全的活动环境。此外，保教人员还应对儿童进行必要的安全引导和教育，如告诉儿童不要将异物放入口中玩耍，如果不慎吞入异物应及时告知成人。在组织儿童进行户外运动时，应做到科学合理、规则明确，同时注意加强看护，防止儿童做出危险动作（如从高处跳下、身体叠压在一起等），以免腹部受伤。

三、积极预防和排查相关疾病

引发儿童腹痛的疾病有很多，保教人员应与家长共同合作，加强对相关疾病的预防和排查工作，一旦发现儿童出现腹痛症状，应按流程进行规范处理。具体而言，保教人员应加强托幼机构环境及物品的清洁与消毒工作，避免肠道病毒的传播；还应鼓励儿童积极参加户外运动及保持充足的睡眠，以增强儿童的体质和免疫力；根据天气变化做好儿童的防寒保暖工作，减少胃肠道感染性疾病的发生。此外，使儿童在园时保持良好的情绪及养成良好的排便习惯等措施，也可以减少儿童因便秘而引发腹痛的情况。

◉ 课后练习 ◉

在线自测

1. 下列关于蛔虫病的表述中，不正确的是（　　　）。

　A. 肠道蛔虫病可使患儿出现肛门疼痛、瘙痒等症状

　B. 蛔虫病严重时，可引发肠梗阻、阑尾炎等并发症

　C. 蛔虫病会影响儿童的生长发育

　D. 儿童蛔虫病主要是通过"粪—口"传播的

2. 下列关于引发儿童腹痛原因的表述中，不正确的是（　　　）。

　A. 儿童患肠套叠时可能引发肠梗阻

　B. 儿童急性阑尾炎穿孔率较低，一般无须手术

　C. 胃肠生长痛属于正常的生理现象，一般无须治疗

　D. 儿童精神压力较大时可引发腹痛

3. 下列关于学前儿童腹痛时表现的表述中，不符合实际的是（　　　）。

　A. 可能会哭闹或辗转不安　　　　　　　B. 表情痛苦，并以手护住腹部

　C. 通常能主动反馈肚子痛　　　　　　　D. 通常能准确描述出腹痛的部位和特点

4. 午睡时，豆豆突然大哭起来，说自己肚子很疼。张老师一边安抚豆豆，一边带她去上厕所。继而，豆豆又发生了呕吐，还排出了果酱样鲜红的大便，同时豆豆的腹痛并没有减轻。此时，张老师恰当的应对措施是（　　　）。

　　A. 用手轻轻按摩豆豆的腹部

　　B. 立即联系保健教师和家长，必要时通知 120 急救中心或将豆豆送医

　　C. 将豆豆送至保健室做进一步评估，然后通知家长将豆豆接回

　　D. 鼓励豆豆喝一杯温水

5. 下列关于儿童腹痛的预防措施中，不恰当的是（　　　）。

　　A. 保育员将儿童午餐剩下的饭菜倒入厨余垃圾桶

　　B. 李老师鼓励儿童进餐时专心吃饭、细嚼慢咽

　　C. 保健教师晨检时没收了某儿童携带的大头针

　　D. 某托幼机构鼓励家长在孩子生日的那天于班级中分享自制的蛋糕

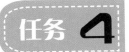 **任务 4　呕吐的识别与照护**

○ **学习目标** ○

- ☑ 知晓儿童呕吐的概念、主要体征及常见诱因。
- ☑ 记住儿童发生呕吐时的应对流程及注意事项。
- ☑ 能根据症状或体征及时识别儿童呕吐，并对其进行初步的健康评估。
- ☑ 能根据评估结果，为呕吐的儿童提供恰当的健康照护。
- ☑ 能与发生呕吐的儿童及其家长进行有效沟通。
- ☑ 提高对儿童呕吐的评估能力和预防意识，积极参与相关知识的学习。

○ **学习准备** ○

- ☑ 预习本任务内容，完成预习测试。
- ☑ 结合预习内容，完成各探索活动中的思考题。

预习测试

探索 1　呕吐是一种疾病吗？人为什么会呕吐？

　　大多数人都有呕吐的经历。请结合自己的生活经验，分享自己发生呕吐的情境和症状，然后结合所学知识，思考你曾经的呕吐经历属于哪种类别的呕吐。

_____

_____

学习支持 1

⭐ **呕吐及其分类**

一、呕吐的定义

　　呕吐是指胃内容物或一部分小肠内容物通过消化道逆流而上，从口腔排出的一种反射动作。这种反射活动是由大脑中的呕吐中枢诱发的，由一系列复杂而协调的反射动作组成。作为儿童常见的病症之一，呕吐可以单独发生，也常随原发病而伴有其他症状及体征。

二、呕吐的分类

根据诱因，呕吐可以分为以下几个类别：

（1）反射性呕吐：指因咽部受到刺激（如咽炎、剧烈咳嗽）、胃肠疾病（如急性阑尾炎、肠梗阻）、肝胆胰疾病（如急性肝炎、急性胆囊炎）、腹膜及肠系膜疾病（如急性腹膜炎）等导致的呕吐。

（2）中枢性呕吐：指因神经系统疾病（如脑膜炎、脑炎、脑损伤、癫痫）、全身性疾病（如代谢及内分泌疾病、各种感染性疾病）、药物、中毒、精神因素（如胃神经症、神经性厌食）、妊娠等导致的呕吐。

（3）前庭障碍性呕吐：指因晕动病[①]、迷路炎等引发的呕吐。

儿童在呕吐发生前期可伴有恶心、头晕等症状，但他们常无法准确描述这种感觉（大龄儿童可能会报告自己肚子痛或不舒服等），因此，保教人员较难对儿童呕吐做出预判。对此，保教人员不必过分担心，因为儿童偶发的、轻度的、无其他异常体征的呕吐通常不需要任何治疗就可以很快自愈。但是，儿童如出现频繁而剧烈的呕吐，保教人员须引起重视，因为这会造成体液流失、电解质紊乱、酸碱失衡等后果，甚至引起食管和胃损伤，从而严重影响儿童的生长发育及身体健康。此外，呕吐也可能是严重疾病的早期表现，保教人员需要结合儿童其他伴随症状予以识别，及早采取规范的应对措施。

探索 2　儿童发生呕吐就是生病了吗？

辰辰有挑食的习惯，他不喜欢吃蔬菜类的食物。为了引导辰辰养成良好的饮食习惯，张老师在午餐时鼓励他尝试吃几口蔬菜。辰辰虽然答应了，但他一直将蔬菜含在口中咀嚼，怎么也不愿吞下。"老师，辰辰吐了！"其他孩子叫道。原来辰辰将刚吃下的食物混着蔬菜都吐了出来。辰辰皱着眉头说："老师，我不想吃蔬菜！"张老师只好作罢，让他吃完其他剩下的食物。

1. 请结合所学知识，分析辰辰发生呕吐的可能原因。
2. 思考由疾病引发的呕吐有什么共同特点。

学习支持 2

★ 儿童呕吐的常见原因

呕吐是儿童常见的病症，导致儿童呕吐的原因非常多，有些是由疾病引发的，而有些则是非疾病因素导致的，且不同年龄段儿童的呕吐原因也有差异。

一、非疾病因素

（1）婴儿期生理性的胃食管反流。这类呕吐十分常见，因为婴儿的胃肠发育不健全，胃容量小，且胃呈横位，食管下段肌肉松弛，所以在吃得太多、吃进过多气体、吃奶后活动过于剧烈时，胃内容物容

---

① 说明：晕动病，也称晕动症，指因身处运动环境而引发的头晕、恶心、呕吐、面色苍白、出冷汗等症状群，"晕动"严重者甚至会出现心律不齐、虚脱、休克等症状。

易向上反流，具体表现为吐奶。这种呕吐往往不会引发婴儿痛苦的表情，并会随着婴儿年龄的增长而逐渐减少。

（2）不良的饮食习惯。儿童在进餐时吃得太急、太饱可引发呕吐；有些挑食儿童还会以呕吐的方式来逃避或拒绝吃自己不喜欢的食物。在这种情况下，呕吐物一般较少，儿童精神状态良好，且无其他异常体征。

（3）呕吐中枢敏感。有些儿童呕吐中枢敏感性较高，容易受到环境中的不良因素影响（如汽油味、食物腐败散发的气味等），从而引发恶心、呕吐。

二、疾病因素

1. 病毒感染

多种疾病都会引发呕吐。对于儿童而言，病毒感染胃肠道是引起呕吐的主要原因，而且这种感染往往会进一步引起腹泻和发热[1]。常见的胃肠道病毒有轮状病毒、诺如病毒等。其中，轮状病毒可以通过疫苗接种来预防，而诺如病毒目前则尚无疫苗可提供保护，所以托幼机构和小学成为诺如病毒多发的场所[2]。病毒感染性胃肠炎通常具有传染性，保教人员应做好严格的传染病防控工作，做到"五早"。

表 4-4-1 诺如病毒感染性胃肠炎的病原体、流行病学特征和临床特征

疾病名称	病原体	流行病学特征		临床特征
诺如病毒感染性胃肠炎	诺如病毒	传染源	病人、隐性感染者是重要的传染源	（1）潜伏期：通常为 1—2 天 （2）主要症状：一般急性起病，以轻症为主，最常见的症状是呕吐和腹泻，其次为恶心、腹痛、头痛、发热、畏寒和肌肉酸痛等。儿童以呕吐为主，成人则以腹泻居多 （3）其他特征：属于自限性疾病，多数患者发病后 2—3 天即可康复
		传播途径	主要通过"粪—口"传播，包括接触由患者粪便或呕吐物产生的气溶胶；摄入受粪便或呕吐物污染的食物或水；间接接触被污染的环境物体表面	
		易感人群	任何年龄可感染，以儿童和老人为多见；全年均可发生，尤以 10 月到次年 3 月为高发季	

2. 细菌与寄生虫感染

除了病毒感染外，由细菌、寄生虫造成的消化道内感染也会引起儿童呕吐。例如：当食物或餐具清洁、消毒不彻底或保管不当时会滋生细菌，其产生的毒素会诱发儿童中毒呕吐；当儿童感染消化道内寄生虫（如蛔虫）时，寄生虫活动所引起的刺激也可诱发恶心、呕吐。在少数情况下，儿童呕吐是由消化道外感染引发的，包括呼吸系统感染（如扁桃体炎、肺炎）、尿路感染、脑膜炎及阑尾炎等。

3. 其他诱因

诸如肠套叠、肠梗阻、疝气嵌顿等腹部外科疾病，药物不良反应或药物过敏，毒物误服，消化道异物，脑损伤，甚至严重的咳嗽等都有可能导致儿童呕吐。还有部分儿童患有晕动病，他们在乘坐汽车、船、飞机或电梯时会出现头晕、恶心、呕吐、脸色苍白等不适反应。

总之，呕吐作为一种非特异性症状，既可能是由不良饮食习惯等非疾病因素导致的，也可能是由普通的呼吸道感染、消化不良或病毒感染性胃肠炎等疾病诱发的，同时还可能是重症手足口病、颅内肿瘤

---

① 塔尼娅·奥尔特曼.美国儿科学会育儿百科（第七版）［M］.唐亚，等，译.北京：北京科学技术出版社，2020：549.
② 黄艳红，刘潇潇，杨雄，等.2015—2018 年北京市西城区诺如病毒胃肠炎聚集性疫情流行特征分析［J］.现代预防医学，2019，46（24）：4424—4426，4430.

等致死性疾病的早期表现①。因此，保教人员不可疏忽大意，应提高警惕，按照规范的应对流程进行处理，以免耽误儿童治疗或造成传染病扩散。

探索 3　　儿童呕吐后，如何评估其健康状况？

孩子们在区角进行自主游戏，张老师在教室中巡视指导。突然，她看到贝贝猛地朝教室的垃圾桶方向跑去，还没来得及打开垃圾桶，贝贝口中就喷出了大量的呕吐物，紧接着又连续吐了 3 次水样物后才停下来。贝贝一边哭一边说难受。

请结合所学知识，根据贝贝呕吐时的表现对其健康状况进行初步评估。

....

....

学习支持 3

★ 儿童呕吐的识别与健康评估

一、儿童呕吐的识别

儿童在突发呕吐时常伴有恶心或难受的表情，易被识别。但如果儿童发生的是轻度呕吐，则呕吐物一般很少，且无其他异常表现，保教人员可能无法及时察觉。因此，保教人员需加强对儿童一日活动的看护与健康观察，注重对儿童的日常健康教育，引导他们在发生呕吐时主动报告。

二、儿童呕吐的健康评估

当儿童发生呕吐时，保教人员应先根据儿童目前的状态（如精神状态、活动量等）初步判断其健康状况，然后再结合以下因素进行评估，以进一步排查儿童可能感染的传染性疾病或其他危险情况。

1. 呕吐发生的情境

保教人员可结合儿童呕吐发生的背景或情境来大致推断引发其呕吐的诱因。例如：如果儿童呕吐发生在进餐时或进餐后，则可能是由进餐过饱或过快、挑食或食物过敏等因素引发的；如果儿童在服用药物后发生呕吐，则可能是由药物刺激咽部或胃部引发的；如果有 2 个及以上儿童在餐后同时或相继出现呕吐、腹泻等症状，则应怀疑食物中毒或传染性疾病暴发的可能。

2. 呕吐的程度

呕吐带来的主要风险是脱水，因此保教人员可以通过儿童呕吐的次数来粗略评估其呕吐的严重程度。通常，儿童呕吐的次数越多，表明病情越严重，发生脱水②的风险也就越高。根据脱水的风险，可以对呕吐做一个简单分级：轻微呕吐为一天呕吐 1—2 次；中度呕吐为一天呕吐 3—7 次；严重呕吐为一天呕吐 8 次以上③。

---

① 黄锐，马容. 以误诊病例入手探讨儿童呕吐的鉴别诊断［J］. 中国医师进修杂志，2015，38（09）：694—696.
② 说明：脱水是指人的身体失去了过多的液体，通常是由呕吐或腹泻导致的。当人体损失的水分超过体重的 3% 就是脱水。一般来说，轻度腹泻、呕吐或饮水少并不会导致脱水。
③ 巴顿·施密特. 美国儿科学会：宝宝生病了怎么办［M］. 欧茜，译. 北京：北京科学技术出版社，2017：133.

3. 呕吐物的特征

一般情况下，呕吐物的内容、颜色、量等特征与儿童吃下的食物有直接联系。如果呕吐物的颜色为黄绿色、咖啡色甚至带血，或呕吐时呈喷射状等，都可视为异常。

4. 其他伴随症状

如果儿童呕吐时无其他伴随症状，只是单纯的、偶发的一次呕吐，且精神状态、活动状态等都正常，这通常意味着儿童并无大碍，但仍需加强观察。如果儿童在呕吐发生前已患有呼吸道感染等疾病，或者伴有咳嗽、发热、腹泻、腹痛等疾病体征，又或在没有明显的伴随症状的同时，伴有精神状态不佳、表情痛苦等表现，都可考虑是由疾病引发的呕吐。如果儿童只是反复干呕，没有或很少有呕吐物吐出，这种情况可能是儿童吞下异物所致。

无论是什么原因引起的呕吐，只要儿童出现下面任何一种或多种危急症状或情况，保教人员都需在通知家长的同时，尽快拨打120急救电话或将儿童送医诊治。

- 反复呕吐不止。
- 伴有高热（腋温超过40℃）。
- 伴有严重的腹泻或排血便，或伴有间断性腹痛。
- 出现嘴唇干燥、哭时没有眼泪、脸色苍白、尿量少、虚弱等脱水症状。
- 呕吐物中带血、黄绿色胆汁，或红褐色、咖啡样物质。
- 行为异常、意识不清、嗜睡或烦躁易怒。
- 多个儿童出现呕吐，怀疑可能发生中毒[①]。
- 怀疑儿童可能吞下异物。
- 男童腹股沟和阴囊发生肿胀、触痛或颜色变化。
- 儿童腹部、头部受过撞击。
- 其他危及生命的病症。

探索 4　儿童发生呕吐后该如何处理？

一天早上，豆豆像往常一样来到幼儿园，晨检时并未有任何异常。然而，豆豆却在午睡时因呼吸道异物（胃内容物）吸入导致急性呼吸功能障碍而抢救无效死亡。

视频监控显示，事发前3名老师都在卧室看护，其中A老师站在豆豆的床边，并与豆豆有交谈，还在交谈中轻拍孩子示意其躺下睡觉。待豆豆躺下睡觉后，A老师一直坐在其旁边的床上，其间不时环顾四周孩子的情况。大约1分钟后，豆豆开始出现异样，身体及肚子出现起伏，A老师坐在旁边的床上摆弄手上物品没有注意到。紧接着，豆豆嘴角有呕吐物溢出，A老师仍没有察觉。大约十几秒后，A老师终于发现豆豆的呕吐体征，于是站起来想将豆豆的头侧抬起，并尝试将其拉起，但由于豆豆体重过重（肥胖儿），A老师在多次尝试失败后离开了卧室。此时，豆豆一人躺在小床上，偶有其他孩子围观。在场的B老师要求其他孩子离开，但并未与C老师上前救助。约半分钟后，A老师与D老师一起进入卧室，D老师给豆豆拍背、侧身及清理呕吐物。之后，D老师将豆豆抱至保健室进行救助处理，其间幼儿园两次拨打120急救电话。随后，幼儿园自行开车将豆豆送至医院。在此过程中，老师打电话通知豆豆妈妈到医院。从孩子出现异样到送医救治，全程约23分钟。

---

① 说明：如果怀疑儿童发生中毒，不建议使用手指抠喉咙等方法诱导呕吐，因为这有可能造成儿童口腔损伤及呕吐物阻塞气道，正确的应对方法是紧急送医就诊。

请先阅读案例材料，再结合所学知识，分析案例中的保教人员在处理儿童突发呕吐事件的过程中存在什么问题。如果你是现场的老师，你该如何做出恰当处理？

学习支持 **4**

★ 儿童呕吐的应对流程

保教人员在发现儿童发生呕吐后，可参考以下应对流程做出规范处理。

第一步 **初步评估儿童的健康状况**

结合儿童呕吐发生的情境、呕吐的程度、呕吐物的特征以及其他伴随症状等信息，对儿童的健康状况进行初步评估。

第二步 **根据评估结果采取应对措施**

❶ 儿童无危急情况

（1）无其他疾病症状。如果儿童为偶发、轻度的一次呕吐，并无其他疾病症状，一般并不需要特殊的护理，可在教室中继续观察，并及时做好呕吐物和环境的清洁。如果儿童一日内呕吐的次数 ≥ 2 次，即使无其他疾病症状出现，也应按"有其他疾病症状"中的要求进行处理。

（2）有其他疾病症状。如果儿童呕吐较严重，或出现疑似传染病症状、其他疾病体征，应由一名教师疏散其他健康儿童至宽敞通风处，另一名教师将该名儿童送保健室做进一步检查，并将其安排在隔离室观察，保育员则对呕吐物和现场环境进行清洁与消毒处置。教师在通知家长接回呕吐儿童的同时，还需为其提供初步照护，具体参考如下：

- 安抚儿童情绪，对儿童表示关切。
- 指导儿童用温水漱口，清洁口腔，并帮助他清洁口周皮肤；对被呕吐物污染的衣物或鞋子（如有）进行消毒处理。
- 鼓励儿童喝适量的温水，以补充水分；如呕吐程度严重，应暂时禁食禁水。

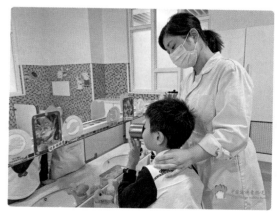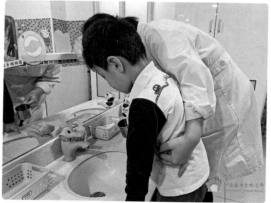

图 4-4-1 为呕吐儿童提供照护

● 让儿童呈坐位或侧卧位休息，以免呕吐物进入气管。

● 密切观察儿童的体温、精神状态等方面是否有变化，是否出现腹泻、腹痛、头痛等症状或体征。

❷　儿童出现危急情况

如果发现儿童出现反复呕吐不止、大便异常等危急症状或情况，应在安排好班级儿童看护的前提下，立即拨打 120 急救电话或将儿童紧急送医诊治，同时让身边同事通知保健教师和家长。

第三步　记录信息并关注儿童病情

及时将儿童呕吐的情况（如呕吐的次数、时间、呕吐物的量和特点）、其他症状、精神状态等，以及所采取的护理措施、与家长沟通的内容等信息记录下来。同时与家长保持联系，了解儿童的就医结果及病情转归情况，必要时还应做好传染病防控工作。

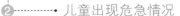

（1）儿童发生呕吐后，应引导健康儿童不要围观，远离呕吐物。

（2）负责陪护呕吐儿童的保教人员应随身携带呕吐袋，以免儿童再次呕吐，污染其他区域。

（3）如果发生呕吐物误吸的情况，应及时帮助儿童清理口腔中的呕吐物，保证其呼吸道畅通。若儿童出现窒息的情况，应立即使用"海姆立克急救法"①对其进行现场救助，并联系 120 急救中心和保健教师、家长等相关人员。

（4）托幼机构发生集聚性的呕吐可能是病毒感染诱发的，也可能是其他病原体或者食物中毒等因素造成的，在未获专业部门判定前，所采取的消毒隔离措施都应按照传染病处理原则进行。

探索 5　如何对儿童呕吐物和环境进行清洁消毒处理？

请结合"学习支持 5"中的内容，尝试使用吐泻物应急处置包进行"呕吐物及环境处置"自主操作练习，熟悉操作步骤与规范，然后将学习收获记录下来。

学习支持 5

★ 呕吐物及环境处置

因为儿童呕吐可能是由病毒感染性胃肠炎诱发的，对呕吐物及现场环境处置不当会造成病毒污染和扩散，所以保教人员应按规范要求，及时、有效、安全地对呕吐物和环境进行清洁、消毒处理。这是传染病处置、防控的关键环节。对于在地面或桌面上的呕吐物，保教人员可使用吐泻物应急处置包进行清

---

① 说明：海姆立克急救法又叫海姆立克腹部冲击法，适用于患者突发气道异物阻塞时的急救。其原理是用适当的力量冲击患者的上腹部，使腹部的膈肌迅速上抬，胸腔的压力突然增加，从而给气道一股向外的冲击力，促使梗塞气道的异物排出。

洁消毒操作，具体方法如下：

一、环境通风

保教人员应及时开窗，使室内形成对流风；自然通风不良时，可采用机械通风，如开电风扇。

二、个人防护

取出吐泻物应急处置包，包括清洁吸附巾、消毒湿巾等；穿戴好个人防护用品，包括一次性的隔离衣、口罩、乳胶手套、鞋套及帽子；准备好消毒器械和用品，包括浓度为 2 000 mg/L 的含氯消毒液，以及消毒用抹布、拖把等。

三、污染物处置

（1）打开清洁吸附巾，将呕吐物完全覆盖 5 分钟；再用手按压吸附巾的塑料面，移动污物直至其完全吸附，之后将脏污的吸附巾放到密封包装袋中。（注意：在整个过程中，双手只可接触吸附巾的塑料面，不可接触到污物）

（2）取出消毒湿巾，在吸附后的溢漏区域，从清洁区到污染区沿"S"形线路进行擦拭。擦拭后把脏污的消毒湿巾丢入密封包装袋中，并向袋中喷洒适量浓度为 2 000 mg/L 的含氯消毒液，然后封住包装袋袋口，丢弃在垃圾袋中。

（3）使用浓度为 2 000 mg/L 的含氯消毒液对可能接触到呕吐物的物体表面及其周围进行擦拭消毒；达到作用时间（30 分钟）后，用清水去除消毒液残留[①]。

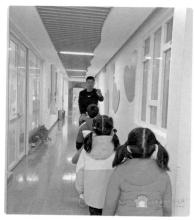
（a）及时疏散现场其他儿童

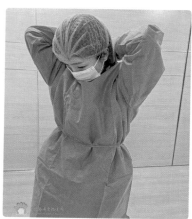
（b）保教人员做好个人防护

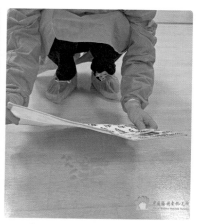
（c）用清洁吸附巾覆盖污物

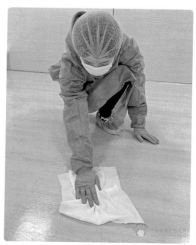
（d）用消毒湿巾擦拭污染区

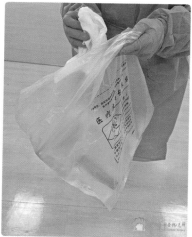
（e）将污染物封袋后丢弃

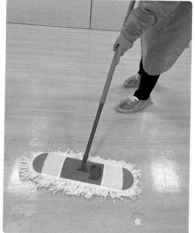
（f）消毒被污染的物品及环境

图 4-4-2 呕吐物及环境处置流程

---

① 注意：消毒范围为呕吐物周围 2 米，建议消毒 2 次；消毒作用时间为 30 分钟，其间该房间内不得有儿童进入。

四、清洁用品处理

消毒完成后，一次性清洁用品（如一次性使用的防护用品[①]）可直接丢入垃圾袋中，然后喷洒适量浓度为 2 000 mg/L 的含氯消毒液，并扎紧袋口，按医疗废物处理。抹布、拖把等非一次性使用的物品应放置在浓度为 2 000 mg/L 的含氯消毒液内浸泡消毒 30—60 分钟，再以洗涤剂及清水洗净，晒干后备用。

· 学习提示 2 ·

（1）为避免可能存在的病原体的进一步污染和扩散，保教人员应做好自我防护，且不可使用拖布或抹布直接清理患儿呕吐物。

（2）患儿呕吐物、腹泻物的处置应由保教人员执行，不得由儿童参与。

探索 6 如何预防或减少儿童呕吐的发生？

请结合儿童呕吐的常见诱因，思考保教人员可以从哪些方面来预防或减少儿童呕吐的发生。

....

....

学习支持 6

★ 儿童呕吐的预防

一、预防并治疗引发呕吐的疾病

引发儿童呕吐的疾病有很多种，积极预防和治疗各种可引发儿童呕吐的疾病是预防呕吐的关键所在。具体做法有：第一，保教人员在日常工作中应加强对儿童饮食的安全管理工作，避免出现食物变质、食物加工或存储不规范、餐具清洁消毒不规范等问题，从而预防儿童胃肠道疾病的发生。第二，在轮状病毒、诺如病毒等病原体流行季节，保教人员应加强晨间检查和全日健康观察工作，在发现疑似病毒感染性胃肠炎患儿后，及时启动传染病防控机制，待患儿彻底治愈后才可返园，以避免疾病的传播和扩散。第三，如果儿童被确诊为呼吸系统感染、尿路感染、肠道寄生虫等疾病，应积极配合治疗，根除疾病。

此外，为避免患有晕动病的儿童在集体乘车、乘船时发生呕吐，保教人员在组织外出活动前应向家长了解儿童晕动病的病史情况，并提醒家长按医嘱使用相关药物来减少儿童呕吐的发生。同时，在乘车、乘船途中，保教人员也应给予晕动病儿童更多的关注，缓解儿童的不适感。

二、引导儿童养成良好的饮食、卫生习惯

保教人员要引导儿童逐渐养成细嚼慢咽、不暴饮暴食、不挑食、不偏食等良好的饮食习惯，避免儿童因进食过饱而发生呕吐。如果儿童有较严重的挑食、偏食习惯，保教人员不要批评、责骂儿童，也

---

① 个人防护用品脱卸的顺序和规范为：脱去乳胶手套→消毒双手→脱去一次性隔离衣→消毒双手→脱去一次性帽子→消毒双手→脱去一次性口罩→消毒双手→脱去一次性鞋套→消毒双手。在脱卸防护用品时，应尽量避免双手接触到防护用品的外表面（可使用快速手消毒液对手进行消毒）。

不能强迫儿童吃不喜欢的食物，而应通过创设轻松、舒适、愉快的进餐氛围，给儿童更多的自主选择权（如丰富食物品种，让儿童自助选餐），多鼓励儿童尝试不同的食物，让儿童知道挑食、偏食的不良后果等途径来引导他们改变不良的进餐习惯。此外，保教人员还应注意儿童个人卫生习惯的养成教育，避免有害的病菌通过儿童的手、口等部位侵入身体，诱发疾病。

三、其他预防措施

除了以上两种预防措施外，保教人员还应严格管理托幼机构中的消毒液、清洁剂、杀虫剂等危险物品，并提醒家长管理好家庭中的各类药物、有毒化学制品等，避免儿童因吞食有毒物或危险异物而发生呕吐。此外，在组织户外运动时，保教人员应避免儿童在餐后进行剧烈运动，并做好安全保护工作，尤其是避免儿童头部受到碰撞或损伤。

------------------------------------- ◉ 课后练习 ◉ -------------------------------------

在线自测

1. 有些儿童在乘车、乘船时会出现头晕、恶心、呕吐的现象，这类呕吐属于（　　　）。
　　A. 反射性呕吐　　　　　　B. 中枢性呕吐　　　　C. 前庭障碍性呕吐　　　D. 精神性呕吐

2. 在儿童呕吐的疾病性诱因中，最为常见的是（　　　）。
　　A. 细菌感染　　　　　　　B. 呼吸道感染　　　　C. 寄生虫感染　　　　　D. 病毒感染

3. 下列关于诺如病毒的表述中，正确的是（　　　）。
　　A. 易感染人群仅限于儿童
　　B. 全年可感染，尤其以 10 月到次年 3 月为高发季
　　C. 可以通过接种疫苗来预防
　　D. 传播途径多种多样，但传染性较弱

4. 儿童发生呕吐后，不需要立即送医的情况是（　　　）。
　　A. 呕吐物中有黄绿色胆汁　　　　　　　　B. 轻度呕吐 1 次，精神状态良好，无其他异常
　　C. 伴有 40℃ 发热　　　　　　　　　　　D. 伴有严重腹痛

5. 儿童疑似患传染病时，其呕吐物及环境的消毒应选用浓度为（　　　）的含氯消毒液。
　　A. 250 mg/L　　　　　　B. 500 mg/L　　　　C. 1 000 mg/L　　　　D. 2 000 mg/L

任务 **5** 咳嗽的识别与照护

---○ **学习目标** ○---

- ☑ 知晓呼吸系统的结构、功能及儿童呼吸系统的生理特点。
- ☑ 熟悉儿童咳嗽的常见诱因及主要预防措施。
- ☑ 记住儿童发生咳嗽时的应对流程及注意事项。
- ☑ 能根据症状与体征识别儿童咳嗽，并对其进行初步的健康评估。
- ☑ 能根据评估结果，为发生咳嗽的儿童提供恰当的健康照护。
- ☑ 能与咳嗽的儿童及其家长进行有效沟通。
- ☑ 认同及时识别咳嗽与正确照护对儿童健康的重要意义，积极参与相关知识的学习。

---○ **学习准备** ○---

- ☑ 预习本任务内容，完成预习测试。
- ☑ 学习微课"口服给药法"，熟悉操作步骤与要求。
- ☑ 结合预习内容，完成各探索活动中的思考题。

预习测试

微课
口服给药法

探索 1 儿童的呼吸系统与成人相比有什么不同之处？

请结合所学知识，概括儿童呼吸系统的特点，思考保教人员需要做好哪些卫生保健措施。

....

....

学习支持 1

★ 儿童的呼吸系统

一、呼吸系统的结构与功能

呼吸系统是机体和外界进行气体交换的器官的总称。呼吸系统由呼吸道和肺两个部分组成，其中，呼吸道是传送气体的管道，肺是气体交换的场所。呼吸道包括鼻、咽、喉、气管和支气管，其中，鼻、咽、喉等属于上呼吸道，气管、支气管属于下呼吸道。呼吸系统的主要功能是与外界进行气体交换，即吸入氧气，呼出二氧化碳。

二、儿童呼吸系统的特点

1. 鼻

鼻是呼吸道的起始部分，也是嗅觉器官。鼻腔内的鼻毛和黏膜分泌物能阻挡、吸附灰尘和病菌，对吸入的空气有湿润和加温的作用。儿童鼻腔相对狭窄、黏膜柔嫩、鼻毛较少，容易发生上呼吸道感染。呼吸道感染可引起鼻黏膜充血、肿胀，分泌物增多，造成鼻腔堵塞。此外，儿童鼻中隔前下方的黎式区血管丰富、管壁较薄，容易因外伤、空气干燥等情况而出血。

2. 咽

咽是呼吸道和消化道的共同通道。儿童的咽部较狭窄且垂直，咽鼓管相对较短、粗，且呈水平位，因此儿童在发生呼吸道感染时，病菌容易从咽鼓管进入中耳，引起中耳炎。

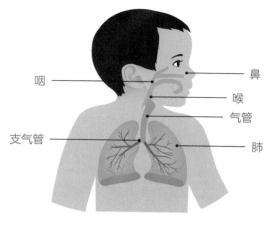

图 4-5-1　儿童呼吸系统的结构

3. 喉

喉是呼吸道的一部分，也是发音器官。当吞咽动作发生时，喉部的会厌软骨会自动把喉口盖住，使食物进入食管。然而，由于儿童喉部的保护性反射机能尚不完善，因此在进食速度过快或进食时嬉笑、哭闹等情况下，喉口易关闭不全，使食物被呛入气管，从而引发剧烈咳嗽、呼吸困难，甚至窒息。儿童喉腔狭窄、软骨柔软、黏膜柔嫩，血管和淋巴组织丰富，在发生炎症时易出现梗阻，进而导致呼吸困难。此外，儿童的声带不够坚韧，声门肌肉也容易疲劳，所以在发音时间过长或方法不当时，易造成声带损伤。

4. 气管、支气管

气管和支气管的管壁上覆盖着表面有纤毛的黏膜，能分泌黏液，吸附空气中的灰尘和病菌。纤毛也会不断地向喉部摆动，把粘有灰尘和病菌的黏液推向喉头，最后形成痰并被咳出。儿童气管和支气管的管腔狭窄，缺乏弹性组织，黏膜柔嫩，纤毛摆动较弱，黏液分泌少，因此不易清除外来的有害物质，容易发生感染。同时，因儿童气管的管腔较小，在发生炎症后容易引发水肿、充血，从而导致呼吸困难。

5. 肺

儿童肺组织发育尚未完善，肺容量小，肺泡数量少，弹力组织发育较差，气体交换面积不足，但间质发育良好，血管丰富，毛细血管与淋巴细胞间隙较成人宽。因此，儿童的肺含气量少而含血量多，易受感染。

在呼吸频率方面，儿童新陈代谢旺盛，机体需氧量相对成人较多，但因其呼吸中枢发育不够完善，呼吸表浅，肺容量较小，所以只能通过增加呼吸频率来满足需要，这使得儿童的呼吸频率比成人要高。在呼吸方式方面，由于婴幼儿膈肌较肋间肌相对发达，且肋骨呈水平位，肋间隙小，故呈腹膈式呼吸。而随着年龄增长，儿童的膈肌和腹腔脏器下降，肋骨由水平位变为斜位，其呼吸方式逐渐转化为胸腹式呼吸。7 岁以后，儿童的呼吸方式逐渐接近成人。

探索 2　咳嗽是一种疾病吗？如何正确认识咳嗽？

有些家长在看到孩子咳嗽时往往较为紧张，他们很担心孩子如果继续咳下去会引发"肺炎"或"支气管炎"，还有些家长会通过给孩子服用止咳药来减轻其咳嗽的程度。

以上这些家长的观点和做法是否恰当？如何正确、客观地认识"咳嗽"？

学习支持 2

★ 咳嗽及其分类

一、咳嗽的定义

咳嗽是儿童常见的一种症状，而非独立的疾病。咳嗽是机体的一种反射性防御动作，借以清除呼吸道过多的分泌物及有害因子。咳嗽本质上是人体呼吸道固有的生理功能。当咽、喉、气管或肺部的神经末梢受到刺激时，人体就会产生一种神经反射，迫使气体通过呼吸道咳出。

儿童的呼吸道对各种刺激都非常敏感，呼吸道分泌物、异物、有刺激性的气体和气味等都容易引起咳嗽。咳嗽虽是身体自我防御能力的表现，但频繁、剧烈的咳嗽对儿童的生活和健康将造成消极影响，尤其是夜间咳嗽或长期慢性咳嗽会使儿童出现情绪焦虑、烦躁不安、睡眠不足、注意力不集中等不良表现。

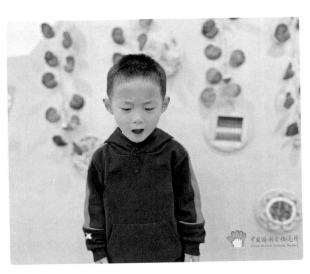

图 4-5-2　儿童咳嗽

二、咳嗽的分类

根据持续的时间，儿童咳嗽通常可以分为急性咳嗽（病程在 2 周以内）、迁延性咳嗽（病程在 2—4 周）和慢性咳嗽（病程长于 4 周）[1]。突然起病的急性咳嗽多由上呼吸道炎症、气管或支气管内异物吸入、刺激性气体吸入等引起；如果急性咳嗽未能得到有效治疗则可能发展为迁延性咳嗽；而慢性咳嗽病程较长（可长达数月至数年），多由呼吸道慢性疾病引起，如慢性支气管炎、气道异物、支气管哮喘、肺结核等。大多数儿童的急性咳嗽与病毒性呼吸道感染有关，病程多为自限性，一般情况下都会自然缓解[2]。

根据咳嗽的性质，还可以将咳嗽分为干性咳嗽和湿性咳嗽。干性咳嗽是指咳嗽时无痰或痰量很少，可为单声咳嗽或阵发性咳嗽，在呼吸道感染早期比较常见。湿性咳嗽则是指咳嗽时伴有痰液，多见于呼吸系统的炎症。由于儿童的喉部、气管及支气管管腔相对狭窄，且缺乏有效的咳嗽反射，咳嗽的力量也较弱，所以儿童在发生咳嗽时常难以咳出痰液。

探索 3　哪些因素可能会引起儿童咳嗽？

请结合生活经验并思考：哪些因素会使人发生咳嗽？咳嗽一定是由感冒引起的吗？

....

....

....

① 中华医学会儿科学分会呼吸学组慢性咳嗽协作组，《中华儿科杂志》编辑委员会. 中国儿童慢性咳嗽诊断与治疗指南（2013 年修订）[J]. 中华儿科杂志，2014，52（03）：184—188.
② 洪建国. 重视儿童咳嗽病因识别与用药选择［J］. 中国实用儿科杂志，2016，31（03）：161—164.

学习支持 3

★ 儿童咳嗽的常见病因

引起儿童咳嗽的病因复杂多样，其中以呼吸系统疾病最为常见，包括上呼吸道感染、流行性感冒、气管与支气管疾病、肺部疾病等。此外，气道或食道异物、心理因素等也可导致儿童出现咳嗽症状。

一、上呼吸道感染

上呼吸道感染简称"上感"，是鼻腔、咽或喉部急性炎症的总称。常见的病原体为病毒，仅少数由细菌引起。根据病因不同，上呼吸道感染的临床表现可分为普通感冒、急性咽炎、急性喉炎、急性疱疹性咽峡炎、急性扁桃体炎等类型。

不同病原体导致的感染所表现出的症状也不同。轻型的上呼吸道感染主要表现为低热或无发热、鼻塞、流清鼻涕、轻微咳嗽、打喷嚏、流泪、咽部不适等症状，一般 3—4 天自愈；而重型的上呼吸道感染则起病较急，常伴有高热、头痛、畏寒、全身无力、食欲不振、睡眠不安、鼻涕较多、频繁咳嗽等症状，持续一周左右。上呼吸道感染全年均可发病，但多发于冬春季节。急性上呼吸道感染虽不是法定传染病，但仍具有一定的传染性，儿童、老年人等免疫力较弱的群体容易感染，主要通过含有病毒的飞沫传播，也可通过被污染的手和用具传染。

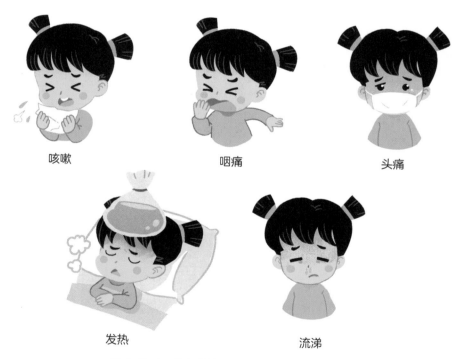

咳嗽　　　　　　咽痛　　　　　　头痛

发热　　　　　　流涕

图 4-5-3　儿童急性上呼吸道感染的常见症状

二、流行性感冒

咳嗽也是流行性感冒（简称"流感"）的典型症状之一。由于流行性感冒的症状包括了急性上呼吸道感染的症状，因此这两类疾病易被混淆，而事实上两者有很大的区别。流行性感冒是由流行性感冒病毒引起的急性呼吸道传染病，是托幼机构重点预防的常见传染病之一。

表 4-5-1 流行性感冒的病原体、流行病学特征和临床特征

疾病名称	病原体	流行病学特征		临床特征
流行性感冒	流感病毒	传染源	患儿及隐性感染者	（1）潜伏期：1—7 天，平均 2—4 天 （2）主要症状：起病急骤，伴有高热（一般在 39℃以上）、寒战、头痛、肌肉酸痛、咽痛、乏力、眼结膜充血、鼻塞、流鼻涕、频繁干咳等症状；发热 3—5 天后消退 （3）其他特征：单纯性流感还可能引起腹痛、呕吐和腹泻，免疫力较弱的儿童可出现肺炎等并发症
		传播途径	主要经空气飞沫传播，以及接触被病毒污染的物体表面传播	
		易感人群	人群普遍易感，冬春季发病较多	

学习提示 1

当上呼吸道感染患儿出现发热、哭声嘶哑、咳嗽呈"犬吠样"，或吸气时发出音调很高的喘鸣声等症状，并伴有张口呼吸、呼吸费力等呼吸困难体征时，可能属于急性喉炎发作。该病虽无传染性，但是病情进展迅速，患儿容易因喉头水肿而窒息死亡，因此，保教人员或家长应尽快将患儿送医诊治。

三、气管与支气管疾病

儿童急性气管与支气管疾病也多伴有咳嗽症状，如急性气管炎、急性支气管炎、支气管哮喘等。儿童急性气管炎、急性支气管炎多由病毒感染引发，发病可急可缓，早期表现有上呼吸道感染症状，如流涕、干咳，2—3 天后咳嗽逐渐加剧，伴分泌物增多，发热可有可无。此外，患儿还可伴有头痛、胸痛、疲乏、食欲不振、睡眠不安等症状。

儿童支气管哮喘是一种气道慢性炎症性疾病，以反复发作的喘息、咳嗽、胸闷、呼吸困难为主要临床表现，多在接触过敏原或者冷空气刺激下出现，常在夜间或凌晨发作或加剧，严重者往往不能平卧，伴有面色苍白、鼻翼翕动、口唇青紫等症状。发病时，患儿有烦躁不安的表现，呼气时可以听到肺部有哮鸣音。

四、肺部疾病

儿童患肺部疾病时（如肺炎、肺结核等）多会出现咳嗽症状，其中以儿童肺炎最为常见。儿童肺炎是由细菌、病毒等病原体或其他因素（如出生前吸入羊水或出生后有过敏反应等）引起的肺部炎症，不具有传染性。儿童肺炎的常见症状包括咳嗽、喘息、呼吸急促、发热等，有时还可伴有鼻塞、流涕等上呼吸道症状，严重的可出现口唇青紫、三凹征等呼吸困难症状，甚至出现呼吸衰竭，危及生命。

肺结核是由结核分枝杆菌感染所致的传染病，有较强的传染性，主要通过患者咳嗽、打喷嚏或喷出的飞沫传播。儿童肺结核的呼吸道症状和体征通常相对较轻，最常见的症状是咳嗽和发热，伴结核中毒症状，如低热、夜间多汗、食欲差、乏力等。尽管大多数的儿童在出生时都接种了卡介苗①以预防结核病，但肺结核目前仍是威胁我国儿童健康的重要传染病之一。由于肺结核患儿一般有与肺结核患者的密切接触史，传染源多为身边的成人患者，包括家长、教师等，因此，肺结核也是托幼机构重点防控的传染病之一。

---

① 说明：卡介苗是一种减毒的活性牛型结核杆菌疫苗。

学习提示 2

（1）"咳嗽导致肺炎""发热导致肺炎"的说法都是错误的，因为咳嗽和发热都是身体的一种保护反射，一般不会对身体造成伤害（超高热除外），且咳嗽和发热都只是肺炎引起的症状。症状是"果"，疾病才是"因"。

（2）儿童即使接种了卡介苗也可能患上肺结核。接种疫苗能够使肺结核的发病概率大大降低，或减轻其发病时的症状，但并不能确保不患上肺结核。

五、气道或食道异物

儿童在没有生病的情况下，如突然出现剧烈咳嗽，多是由于异物（以食物为多见）进入呼吸道所引发的刺激反应。通常，轻度的气道异物可以通过咳嗽反射将异物排出，且儿童很快可以恢复正常。但有些细小的异物（如小螺丝钉、纸团）可能会进入或卡在儿童气道深处，导致儿童出现慢性咳嗽、呼吸道炎症等。气道异物是导致儿童慢性咳嗽的重要病因之一，多发于 1—3 岁的儿童[1]，也可见于其他年龄的儿童。

如果进入气道的异物较大（如食物团、糖果），可将气道完全阻塞，儿童可能会因此出现表情痛苦、无法发声或说话、口唇及脸部呈青紫色等窒息体征，这属于严重的呼吸道梗阻，儿童在数分钟内就可能窒息死亡。此时，保教人员应立即为儿童实施"海姆立克急救法"进行现场急救，同时尽快向 120 急救中心及其他相关人员寻求帮助。

六、心理因素

由于学习压力大、不良习惯、亲子关系或同伴关系紧张等心理因素引发的咳嗽称为心理性咳嗽，又称为习惯性咳嗽、心因性咳嗽，是儿童慢性咳嗽的原因之一。患儿通常具有呼吸系统症状，但没有器质性病变，典型表现为干性咳嗽，特别是有人（如教师、父母）在场时咳嗽加重，且发生咳嗽前多有心理诱因；当患儿专注于某一事物及夜间休息时咳嗽消失，常常伴随焦虑症状。通过心理疏导、积极的暗示，以及家庭辅导、改善不良亲子关系和同伴关系等可以让咳嗽症状逐渐消失。如果没有及时诊断和矫治，心理性咳嗽可能会严重影响儿童的正常学习和活动[2]。

探索 4　儿童咳嗽时，如何评估其健康状况？

在冬天的户外活动中，刚结束运动的贝贝突然咳嗽了几声。细心的张老师及时过来查看贝贝的健康状况，并询问："贝贝，你咳嗽了，还有哪里不舒服吗？"

如果你是张老师，你将通过哪些方面来初步评估贝贝的健康状况？

....

....

---

① 中华医学会呼吸病学分会哮喘学组 . 咳嗽的诊断与治疗指南（2021）［J］. 中华结核和呼吸杂志，2022，45（01）：13—46.
② 王爱华，张纪水，范祎慕，等 .33 例儿童心理性咳嗽临床诊治分析［J］. 北京医学，2016，38（08）：808—810.

学习支持 4

★ 儿童咳嗽的健康评估

咳嗽是一种常见的症状，即使健康的儿童也可能会偶尔发生咳嗽。当发现儿童咳嗽时，保教人员可先根据儿童目前的状态（如精神状态、活动量等）对其健康状况进行初步判断，然后再结合以下因素进行评估，以进一步排查可能的传染性疾病或其他危险情况。

一、咳嗽发生的情境

如果儿童是在进餐、饮水、睡眠时突然出现一阵短暂的咳嗽，那多是由食物（如饭粒）、少量的水、唾液等进入气道引发的刺激反应，此时应观察儿童有无气道梗阻体征，再做出相应的处理。如果在天气干燥的季节，儿童在运动中或运动后有轻度的咳嗽，那可能是因为喝水太少，因咽部干燥而引发的轻微刺激反应。如果儿童咳嗽是突发的，找不到相关刺激因素，应结合咳嗽的程度、其他伴随症状、儿童相关病史等因素再做判断。

二、咳嗽的程度

尽管咳嗽的程度并不完全代表着疾病的严重程度，但保教人员可以通过儿童咳嗽的频率以及咳嗽对儿童日常活动的影响来对其病症进行初步评估。一般情况下，如果儿童只是偶有短暂咳嗽，精神状态良好，且进餐、游戏、午睡等日常活动未受到明显影响，这提示我们儿童目前的健康状态尚佳；如果儿童是频繁咳嗽，且咳嗽时表情痛苦、精神不佳，日常活动也受到明显影响，这往往提示我们儿童目前的健康状态不太理想，需多加关注。

三、其他伴随症状

保教人员首先要评估儿童是否有发热体征，因为咳嗽和发热若同时出现则提示儿童可能患有疾病。然后再观察儿童是否有流鼻涕、鼻塞、咽痛、咽喉红肿等上呼吸道感染症状，以及腹痛、腹泻、呕吐等其他疾病征兆。

四、儿童相关病史

保教人员应掌握本班级儿童的健康状况，尤其要关注咳嗽的儿童是否有慢性咳嗽、支气管哮喘、肺炎、过敏等疾病史。如果儿童有相关疾病史，应考虑可能是这些疾病复发导致的咳嗽。

综合以上四个因素的观察与评估，保教人员可以大致掌握儿童目前的健康状况。但是，无论是什么原因引起的咳嗽，只要儿童出现下面任何一种或多种危急症状或情况，保教人员都需在通知家长的同时，尽快拨打 120 急救电话或将儿童送医诊治。

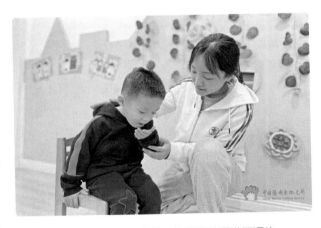

图 4-5-4　对咳嗽儿童的健康状况进行评估

- 咳嗽不止，伴有高热（腋温超过 40℃）、寒战。
- 伴有喘息、呼吸急促等呼吸困难体征。
- 咳嗽时有胸部疼痛。
- 呼吸时伴有异常声音或口唇青紫。
- 怀疑儿童气道内有异物（当气道中有异物时，儿童会突发剧烈咳嗽，或突然出现无法呼吸、无法发声说话、表情痛苦、脸部及口唇青紫等窒息表现）。
- 咳出血或粉红色的痰。
- 儿童为高风险（如有支气管哮喘、反复肺炎病史等）人群。
- 其他危及生命的病症。

探索 5　儿童发生咳嗽时该如何处理?

　　在午睡前的健康检查中,张老师发现悠悠偶有咳嗽,但无其他症状,且精神状态较好。在午睡的巡视中,张老师发现熟睡的悠悠突然再次咳嗽起来,这样断断续续的咳嗽让悠悠有些烦躁,无法再入睡,小脸也变得通红起来。

　　根据所学知识,思考张老师此时该如何处理,并详细说明应对流程及做法。

....

....

....

....

学习支持 5

★ 儿童咳嗽的应对流程

　　如果发现儿童出现咳嗽症状,保教人员可参考以下应对流程做出规范处理。

第一步　初步评估儿童的健康状况

　　结合儿童咳嗽发生的情境、咳嗽的程度及体温变化、儿童相关病史等信息,对儿童的健康状况进行初步评估。

第二步　根据评估结果采取应对措施

❶ 儿童无危急情况

　　(1) 无其他疾病症状。如果儿童只是偶发的轻微咳嗽,精神状态良好,且无其他异常症状,则可以继续在园观察。保教人员应提醒儿童多饮水,避免剧烈运动;午睡时将儿童安排在靠近自己的位置,并关注儿童的体温变化。

　　如果儿童是在进食中或饮水时突发持续的剧烈咳嗽,但仍能正常呼吸、发声,也无其他异常症状。此时,保教人员应在一旁陪伴,安抚儿童情绪,鼓励儿童咳出刺激物,直至其恢复正常。注意不要盲目处理,应观察儿童的体征变化。

　　(2) 有其他疾病症状。如果咳嗽儿童伴有发热、精神不佳、咽喉肿痛等疾病症状,应先将其送保健室做进一步检查,并安排在隔离室观察。保教人员在通知家长接回孩子的同时,还需为其提供初步照护,具体参考如下:

- 安抚儿童情绪,避免其过度紧张、焦虑,并给儿童提供一次性口罩,以免病菌进一步传播。
- 保持室内空气清新、温度和湿度适宜,温度以 18—26℃ 为宜,湿度以 40%—50% 为宜。
- 让儿童选择舒适的体位休息,一般采取侧卧屈膝位、半坐卧位或坐位。
- 让儿童适量饮用温水,这有助于湿润呼吸道,减少刺激。
- 指导儿童正确的咳嗽方式,并鼓励儿童在咳嗽时将痰液吐出。
- 密切观察儿童的体征变化,如有发热还应进行降温护理。

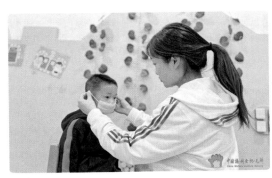
图 4-5-5　为咳嗽儿童提供一次性口罩

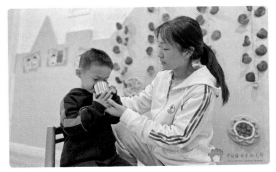
图 4-5-6　鼓励咳嗽儿童适当饮水

❷　儿童出现危急情况

如果发现儿童为急性气道异物梗阻或窒息，应立即为其实施现场急救[①]，并让身边同事联系 120 急救中心、保健教师、儿童家长等相关人员。如果发现儿童出现呼吸困难、咳血等危急症状或情况，应立即拨打 120 急救电话或将儿童紧急送医诊治，同时通知保健教师、儿童家长。

第三步　**记录信息并关注儿童病情**

及时将儿童咳嗽的情况、其他伴随症状、精神状态等，以及所采取的护理措施、与家长沟通的内容等信息记录下来。同时与家长保持联系，了解儿童就医结果及病情转归情况，必要时还应做好传染病防控工作。

学习提示 3

（1）如果发现有多名儿童在同一时间段出现咳嗽、发热症状，保教人员应考虑传染病（如流感）暴发的可能，尽早启动传染病应急机制。

（2）如果怀疑儿童为支气管哮喘发作，必要时应拨打 120 急救电话寻求支持，并让儿童保持半卧位，以利于呼吸。同时，保教人员可以鼓励儿童做缓慢的深呼吸运动，安抚其情绪，以缓解症状。

（3）在与咳嗽儿童沟通时，保教人员可以通过语言呵护、肢体接触等方式安抚其情绪，还可通过绘本向儿童解释咳嗽的作用及咳痰对疾病恢复的必要性。

（4）当儿童处于仰卧位时，易因鼻腔分泌物流动而引发咽部刺激，从而增加咳嗽的频率，因此，保教人员可通过垫高枕头的方式来减轻儿童的咳嗽症状。

探索 6　如何为儿童喂服口服药物？

请结合微课"口服给药法"与"学习支持 6"中的内容，尝试"口服给药法"的自主操作练习，熟悉操作步骤与规范，然后将学习收获记录下来。

_____

_____

_____

---

① 说明：当儿童因突发急性气道异物梗阻而窒息时，应立即使用"海姆立克急救法"实施现场救助，并等待 120 急救人员的到达。

学习支持 6

★ 口服给药法

口服给药法是指药物通过口服经胃肠道吸收、利用，以达到预防、治疗和诊断疾病目的的方法。通常，托幼机构儿童患呼吸道疾病较多，口服给药法非常常见。但需注意的是，口服给药法只能在儿童意识清醒、吞咽能力正常时进行。

一、物品准备

当日的儿童在园用药委托单、儿童带药用药记录表、儿童需服用的药物（需核对，确保与清单一致）、药箱、经消毒的或一次性喂药工具（如带刻度的药杯或滴管、药匙、搅拌棒等）、温开水、儿童水杯、消毒毛巾 / 纸巾、快速手消毒液等。

二、给药方法

6 岁以下儿童口服药多以水剂、糖浆剂、粉剂、颗粒剂为主，具体给药方法可参考实训练习 4-5-1。

 实训练习 4-5-1

口服给药法

1. 实训准备

一次性喂药工具（带刻度的药杯或滴管、药匙、搅拌棒等）、口服药品（模拟）、温开水、儿童水杯、消毒毛巾 / 纸巾、快速手消毒液等、记录本、笔等。

2. 实训要求

在教师的指导下，分组进行"口服给药法"练习，然后使用表 4-5-2 对小组成员的操作过程进行组内评价，并对自己的操作进行小结与反思。

表 4-5-2　口服给药法的操作步骤、要求及评价

评价项目	操作步骤与要求	分值（分）	得分（分）
1. 操作前的准备	① 物品准备齐全	5	
	② 与班主任核对儿童的姓名、年龄及用药名称、剂量、时间等	5	
	③ 初步检查儿童目前的健康情况	5	
2. 操作时的要求	① 将儿童带至安静、光线充足的场所，取坐位或立位	5	
	② 向儿童说明给药目的、配合要点	5	
	③ 使用快速手消毒液彻底消毒手部，戴好口罩，然后从药箱中取出儿童所需服用的药物，并再次核对相关信息	5	

评价项目	操作步骤与要求		分值（分）	得分（分）
2. 操作时的要求	水剂或糖浆剂	④ 先将药水摇匀，再根据喂服剂量将药水倒入一次性药杯中或吸入滴管内	5	
		⑤ 在使用药杯喂服时，应先举起药杯，使所需刻度和视线平齐，确定剂量无误后，再指导儿童服用	5	
		⑥ 在使用滴管喂服时，先吸入所需剂量的药液，再引导儿童将头稍抬高并张口，然后将药物滴在其舌下吞服	5	
	粉剂或颗粒剂	⑦ 先在儿童水杯内盛适量温开水，然后将粉剂或颗粒剂药物倒入温水中	5	
		⑧ 用汤匙充分搅拌，确保药物充分溶解，然后指导儿童服用	5	
		⑨ 服药后，指导儿童饮温开水漱口，用纸巾擦净口唇，并及时给予表扬	5	
3. 操作后的记录与整理		① 再次核对并记录儿童服药信息	5	
		② 要求班主任及时向家长反馈，并观察儿童用药后的反应	5	
		③ 将剩余药品整理好并放回药箱，清洁双手	5	
		④ 将一次性喂药工具丢入垃圾桶内；对重复使用的喂药工具进行清洁、消毒，晾干后备用	5	
4. 综合素养		① 积极与儿童友好互动	10	
		② 操作后确保物品干净、整齐	10	
总 分			100	

操作小结与反思：

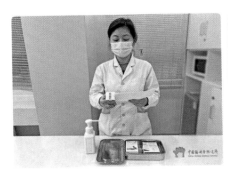

（a）核对信息

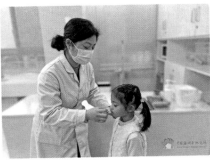

（b）喂服药物

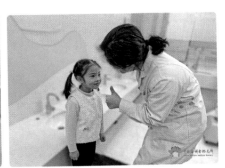

（c）给予表扬

图 4-5-7 指导儿童使用药杯服药

· 学习提示 4 ·

（1）如果儿童一次需要口服几种药物，应分开单独喂服；如果口服药为片剂或丸剂，则可将其研磨成粉末状后，加入温水送服。

（2）如果儿童哭闹或不愿配合，不可强行捏鼻喂药，避免儿童对服药产生消极情绪，或造成呛咳甚至窒息。

探索 7　如何预防或减少儿童咳嗽的发生？

请结合儿童咳嗽的常见诱因，思考保教人员可以从哪些方面来预防或减少儿童咳嗽的发生。

....

....

学习支持 7

★ 儿童咳嗽的预防

一、加强呼吸道疾病的预防

空气飞沫是呼吸道疾病的主要传播途径，保教人员应在呼吸道疾病多发的冬春季适当延长室内通风时间。此外，引导儿童养成良好的生活卫生习惯也是有效预防呼吸道疾病的重要措施，如勤洗手，不要用手触碰眼睛、鼻子和嘴巴，不与他人共用毛巾、杯子等生活用具等。如果在园人员有呼吸道感染症状，应戴上口罩或在家休息，避免交叉感染。园内一旦有确诊的传染性呼吸道疾病病例，应及时启动传染病应急预案，避免疾病的进一步传播。另外，保教人员还需注意儿童的防寒保暖工作，及时根据气温变化指导儿童增减衣物。

二、提高儿童呼吸系统的适应能力

加强户外体育锻炼可以提高儿童呼吸系统的环境适应能力，尤其是一些有氧运动，它能锻炼儿童的呼吸机能，促进儿童胸廓和肺的发育。通常，夏季户外活动的时间一般安排在上午九点以前、下午四点以后，以避开最为炎热的时段；冬季一般安排在上午九点至下午四点，以保证儿童有充足的日照。同时，保教人员在组织户外运动时，应提醒儿童及时休息、喝水、擦汗，避免运动过度。如遇到空气污染的情况，应调整为室内活动。

三、防止异物进入呼吸道

鉴于呼吸道异物可能引发严重后果，保教人员要培养儿童良好的进餐习惯，如进餐时做到细嚼慢咽、不说笑打闹、安静地吃完自己的饭菜、咽下最后一口饭菜再离开座位、饭后漱口等。保教人员在为低龄儿童喂食时也要注意：等儿童咽下一口饭菜后再喂下一口，不强迫喂食，也不在儿童哭闹时喂食。除此之外，日常生活中还应做好安全教育，告知儿童不要把细小物体含在嘴里玩耍或塞入鼻腔，以防呛入气道。

四、关注有相关病史的儿童

保教人员应关注班级中有慢性咳嗽相关病史的儿童，尤其是患有支气管哮喘的儿童。具体事项有：建议家长在儿童疾病急性发作时及时将孩子送医治疗；在园期间避免患有哮喘的儿童参加剧烈运动，因为如果他们在寒冷、大风环境中剧烈运动，则可能会诱发或加重疾病；在一日生活中需避免儿童接触过敏原、污染物（如二手烟、雾霾及一些洗涤喷剂）等可能诱发疾病的物质；引导儿童掌握控制情绪的方法，避免因情绪起伏过大而诱发哮喘。

在线自测

 课后练习

1. 下面关于儿童呼吸系统生理特点的表述中，不正确的是（　　　）。
   A. 鼻腔相对狭窄、黏膜柔嫩，易在发生感染时堵塞
   B. 咽鼓管相对较短、粗，且呈水平位，易在患上呼吸道感染时引起外耳道炎
   C. 喉部的保护性反射机能尚不完善，食物容易被呛入气管
   D. 气管的管腔较小，在发生炎症后容易引发水肿、充血，造成呼吸困难

2. 当发现某班级有一例流行性感冒病例后，以下采取的防控措施中正确的是（　　　）。
   A. 让患儿居家隔离至体温恢复正常后方可返园
   B. 该班级儿童应进行 7 天医学观察
   C. 该班级儿童不能参加集体运动会，但其他班级可以参加
   D. 因流感主要是经空气传播的，所以该班级只需加强开窗通风、空气消毒即可

3. 保健教师在晨间检查时发现某儿童有轻微咳嗽，腋温为 37.8℃，但精神状态良好。此时，保健教师正确的做法是（　　　）。
   A. 将异常情况做好记录，然后让该儿童进班观察
   B. 给儿童贴上退热贴，然后在留观室观察，退热后再让其进班
   C. 建议家长将儿童带回家观察、休息，然后做好记录，并告知班主任
   D. 给儿童喂服止咳药和退热药

4. 丹丹小朋友在午餐时突然出现剧烈咳嗽，小脸涨得通红，表情很痛苦，张老师立即赶到丹丹身边。以下应对措施中，张老师应该做的是（　　　）。
   A. 让丹丹立即喝点水
   B. 鼓励丹丹继续咳嗽，观察其体征变化，并安慰她不要紧张
   C. 立即使用"海姆立克急救法"为丹丹急救
   D. 立即拨打 120 急救电话

5. 儿童咳嗽时，如果出现（　　　）的情况，应尽快拨打 120 急救电话求助或将孩子送医诊治。
   A. 咳嗽时有浓痰
   B. 呼吸时伴有异常声音或口唇青紫
   C. 食欲不佳
   D. 发热至 38℃

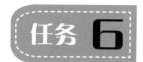

任务 6 排便异常的识别与照护

---------------------------------- ○ 学习目标 ○ ----------------------------------

☑ 知晓儿童消化系统、泌尿系统的结构、功能及生理特征。
☑ 熟悉儿童排便异常的常见原因及主要预防措施。
☑ 记住儿童排便异常时的应对流程及注意事项。
☑ 能根据儿童排便的情况识别异常排便，并对其进行初步的健康评估。
☑ 能根据评估结果，为排便异常的儿童提供恰当的健康照护。
☑ 能与排便异常的儿童及其家长进行有效沟通。
☑ 提高对儿童异常排便的评估能力和预防意识，积极参与相关知识的学习。

---------------------------------- ○ 学习准备 ○ ----------------------------------

☑ 预习本任务内容，完成预习测试。
☑ 结合预习内容，完成各探索活动中的思考题。

预习测试

探索 1 我们吃下的食物是如何转化成营养物质的？

在"我们的身体"主题背景下，爱思考的乐乐问张老师："张老师，我们吃下的食物都到哪里去了？它们是怎么变成营养物质的？"这可是个复杂的问题，张老师不知该如何回答。

1. 请结合所学知识，尝试帮助张老师回答乐乐的问题。
2. 儿童的消化系统与成人的有什么不同？保教人员该了解哪些卫生保健措施？

....
....

学习支持 1

★ 儿童的消化系统

一、消化系统的结构与功能

消化系统是人体八大系统之一，由消化管和消化腺两部分组成。消化系统的基本生理功能是摄取、转运、消化食物及吸收营养、排泄废物，这些功能的完成有赖于整个胃肠道协调的生理活动。

1. 消化管

消化管是一条起自口腔，延续咽、食道、胃、小肠、大肠、肛门的很长的肌性管道，主要包括口腔、咽、食道、胃、小肠（十二指肠、空肠、回肠）及大肠（盲肠、结肠、直肠）等器官。其中，结肠包括升结肠、横结肠、降结肠和乙状结肠。

2. 消化腺

人体共有 5 个消化腺，分别为：唾液腺、胃腺、肠腺、胰腺和肝脏。消化腺能够分泌消化液，消化液中含有促使食物消化分解的消化酶。这些消化酶可以分别促使淀粉分解为麦芽糖，再分解为葡萄糖，将蛋白质分解为氨基酸，将脂肪分解为甘油和脂肪酸等，然后被人体吸收利用。

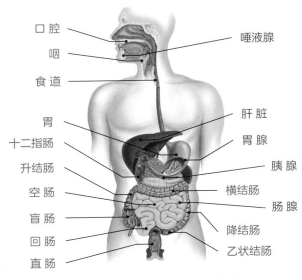

图 4-6-1　人体消化系统示意图

3. 食物的消化与吸收

食物中的营养物质除维生素、水和无机盐可以被直接吸收利用外，蛋白质、脂肪和糖类等物质均不能被机体直接吸收利用，需在消化管内被分解为结构简单的小分子物质，才能被吸收利用。消化是指在消化管内将食物分解为结构简单、可被吸收的小分子物质的过程。这种小分子物质透过消化管黏膜上皮细胞进入血液和淋巴液的过程就是吸收。消化和吸收是以摄取营养为目的紧密联系的两个过程，食物在被消化成为营养物质的同时，营养物质也在被人体逐渐吸收。

消化过程是从口腔开始的，食物在口腔内停留的时间很短，主要是被咀嚼磨碎，并与唾液混合湿润形成食团，便于吞咽。食物经过食道进入胃内后，将受到胃液的化学性消化和胃壁肌肉运动的机械性消化，然后不断地将食糜向十二指肠排出，再进入空肠、回肠。食糜进入小肠后，将受到胰液、胆汁和小肠液的化学性消化以及小肠蠕动的机械性消化。食糜经过小肠后，消化过程基本完成。

食物经过消化后才能变成营养物质被人体吸收利用。口腔和食道基本没有吸收的作用，胃也只能吸收少量的水、无机盐和酒精。小肠是吸收营养物质的主要部位，如葡萄糖、氨基酸、甘油、脂肪酸以及大部分的无机盐、维生素和水等物质都是由小肠吸收的。食物在小肠一般停留 3—8 小时，而后食物所含的营养物质随血液循环被输送到全身各组织。大肠没有重要的消化活动，其主要生理功能是吸收残余的水分、无机盐和暂时储存粪便。食物残渣在直肠聚集到一定的数量后就会产生便意，由肛门排出。

二、儿童消化系统的生理特点

儿童的消化系统发育尚未完善，胃黏膜血管丰富，胃肌层发育较差，胃壁较薄，分泌的胃酸及各种酶也较成人少，消化能力较弱。儿童肠道的肌肉组织和弹力纤维发育不够成熟，肠的蠕动能力比成人弱，加上自主神经调节能力差，容易发生肠功能紊乱。同时，儿童的肠壁薄，通透性高，屏障功能差，肠内毒素及消化不全产物等过敏原可经肠黏膜进入体内，容易引起全身感染和变态反应性疾病。而且，儿童的肠系膜相对较长且活动度大，容易患肠套叠及肠扭转；肝功能也不够成熟，解毒能力较差，容易受到病菌的损害。

儿童消化系统的另一个重要特点是消化能力弱、吸收能力强。具体而言，儿童的小肠呈现不规则的蠕动模式，蠕动收缩幅度、频率和收缩传播速度均比成人低，对食物的消化能力较弱。同时，儿童的肝脏分泌胆汁较少，对脂肪的消化能力差，饥饿时易发生低血糖。此外，儿童肠管相对较长，小肠黏膜有丰富的毛细血管和淋巴管，分泌面积及吸收面积较大，故吸收能力较强。

探索 2　哪些原因可导致儿童大便异常?

"欣欣,你怎么不吃饭呀?"张老师在午餐巡视中发现欣欣食欲不太好。"老师,我不想吃饭,肚子很饱。"张老师通过联系家长才知道,原来欣欣最近在家的食欲也不太好,而且有 4 天没大便了,好几次想排便,却只能排出很少的量,还说肚子痛。为此,欣欣妈妈希望张老师能提供好的建议。

1. 欣欣可能是由什么原因引发的排便异常?
2. 如果你是张老师,你有什么好的建议?

学习支持 2

★ 儿童大便异常的常见原因

儿童大便异常主要包括大便性状异常(如颜色、形态)、大便次数或频率异常(包括过多或过少)、排便顺畅度异常(如大便排出困难、有疼痛感)、自主控制排便异常等情况。引发儿童大便异常的原因有很多,包括消化系统疾病、非消化系统疾病及其他因素,下面介绍几种常见的诱因。

一、腹泻

腹泻是一组由多病原、多因素引起的以大便次数增多和性状改变为主要特征的消化道综合征,是引发儿童排便异常的常见原因之一。

引起儿童腹泻的病因分为感染性和非感染性两种。其中,感染性腹泻又分为肠道内感染和肠道外感染。肠道内感染是指因细菌、病毒、真菌、寄生虫等病原体进入儿童消化道而引起的腹泻,其中以病毒、细菌多见,尤其是病毒(如轮状病毒、诺如病毒等)。肠道外感染是指儿童在患中耳炎、上呼吸道感染、肺炎、泌尿系统感染或急性传染病时,由于感染原释放的毒素、抗生素治疗、直肠局部激惹等而引发的腹泻。非感染性腹泻主要与饮食不当、消化不良、乳糖不耐受及过敏等因素有关。此外,在气候突然变化、腹部受凉时,儿童肠道蠕动增加也可能诱发消化功能紊乱,导致腹泻。

腹泻患儿表现出的症状与其程度轻重有关。通常情况下,轻型腹泻常由饮食不当及肠道外感染引起,起病可急可缓,以胃肠道症状为主,表现为食欲缺乏、大便次数比平时增多(每日 3 次以上)、大便稀薄或水样便、颜色呈黄色或黄绿色,但无脱水及全身中毒症状,多在数日内痊愈。重型腹泻多由肠道内感染引起,常急性起病,也可由轻型腹泻逐渐加重、转变而来,主要表现为大便每日十余次至数十次,多为黄色水样或蛋花样便,少数患儿也可有少量血便。此外,重型腹泻患儿还有较明显的脱水、电解质紊乱和全身感染中毒症状,如发热或体温不升、烦躁或精神萎靡、嗜睡、面色苍白、意识模糊甚至昏迷、休克等[①]。

二、便秘

便秘也是儿童排便异常的常见诱因之一,其病因较复杂。便秘患儿的主要症状表现为排便次数减少

---

① 王卫平,孙锟,常立文.儿科学(第 9 版)[M].北京:人民卫生出版社,2018:229.

（每周排便 ≤ 2 次）、大便量减少、大便干硬呈团块状、排便困难或费力等，通常患儿还可伴有情绪烦躁、易怒、食欲下降、腹胀、大便带少量鲜血或血丝等症状。

便秘是一组临床综合征，而不是一种独立的疾病。根据便秘的性质，可分为器质性便秘和功能性便秘。其中，器质性便秘通常由先天性巨结肠、肠神经元发育不良症等疾病因素导致，而功能性便秘则多由不良的排便习惯（如排便时不专心、刻意延迟排便或抑制便意等）、膳食纤维和水分摄入过少、运动量过少、心理因素、遗传因素等引发。儿童便秘中有 90% 以上属于功能性便秘，仅有少数儿童为器质性便秘。膳食纤维素摄入不足、不良的排便习惯是儿童便秘的常见原因。此外，心理及环境因素对儿童便秘的形成也有较大影响。例如，成人强制儿童进行如厕训练、对儿童排便过度干预、排便环境陌生等都可能引发儿童便秘。

便秘会给儿童带来很多身体上的痛苦，如腹胀、腹痛、食欲差，甚至大便失禁，还会影响儿童的情绪和心理。长期、慢性的便秘甚至还可能影响儿童正常的生长发育。儿童在便秘时，大便会淤积于结肠，大便中的水分被过度吸收后会变得粗且硬，排出时使肛门扩张，儿童因此产生疼痛感，故不愿排便。此外，儿童长期便秘还可引起肛门疾病，如肛裂、痔疮、肛门周围脓肿、直肠脱出等。这些疾病又会加剧儿童排便时的疼痛感，使儿童更不愿排便，便秘程度因此加重，形成恶性循环。

世界胃肠病学组织（WGO）发布的临床指南明确指出，高纤维饮食和足量饮水是预防和治疗儿童便秘的主要措施。因此，托幼机构应在保证儿童蛋白质摄入足够的同时，适当为儿童增加绿叶蔬菜、粗粮、水果（如西梅、火龙果、苹果、梨）等含纤维素较多的食物，并保证足量饮水，以润肠通便。

▷ 学习提示 ◁

（1）儿童每日大便的次数并不是判断其是否便秘的主要依据，而是要看儿童排便是否困难、大便性状是否干硬等。

（2）让儿童放松心情，多鼓励他们排便，帮助他们树立信心也是应对便秘的有效措施。如果儿童不慎出现大便排在裤子里的情况，保教人员应保持积极的态度，避免批评或责骂儿童。

（3）儿童每天饮水过少不利于粪便排出，而饮水过多则只能增加排尿量，不能达到软化粪便和增加排便的效果。通常，建议 2—3 岁儿童的每日饮水量为 600—700 毫升，4—5 岁儿童的每日饮水量为 700—800 毫升[①]。

（4）保教人员可通过营造宽松的心理氛围、做好儿童如厕时的隐私保护（如在排便处设置带门的独立隔间）、引导儿童有便意时及时排便等措施来减少他们在园时刻意憋大便的问题，避免儿童因环境改变而引发便秘。

三、肛裂

肛裂是指因肛门齿状线以下肛管皮肤全层破裂而形成的慢性溃疡，是引发儿童排便异常的常见疾病之一。患儿主要表现为肛门疼痛（多在排便时出现）、肛门瘙痒、排便时出血（血量少且颜色鲜红）、便秘等症状。通常，儿童肛裂多由便秘引发，因为便秘儿童的粪块（尤其是其头端）干燥且坚硬，当儿童用力排便时，干结粪块的排出冲击力超过了肛门顺应扩展的限度，从而导致肛门皮肤黏膜撕裂，形成溃疡，继而导致肛裂。

肛裂患儿在排便的时候，伤口会被牵拉刺激，肛门处可感到较明显的疼痛，表现出来的就是患

---

① 中国营养学会妇幼营养分会. 中国妇幼人群平衡膳食宝塔 / 婴儿母乳喂养指南关键推荐示意图［EB/OL］.（2018-06-05）［2022-11-24］.https://www.cnsoc.org/tool/561800200.html.

儿不敢或不愿意排大便，甚至有时会因疼痛而哭闹，这种疼痛会在排便后得到缓解。同时，患儿的大便表面常带有少量鲜血，或者肛门在便后有鲜血滴出。肛裂所导致的排便疼痛会加重儿童的便秘，使其大便越来越干硬，这也会反过来加重肛裂，形成恶性循环。如果没有得到及时的治疗，久而久之，儿童的急性肛裂会逐渐发展为慢性肛裂。因此，解决便秘问题是治疗儿童肛裂的关键所在。儿童肛裂的发病率较高，除了疾病本身会给儿童带来疼痛外，还会对儿童的身体和心理发展带来一系列不良影响。

四、消化道异物

消化道异物多发于 6 月龄至 6 岁的儿童，是引发儿童排便异常的常见诱因之一。一般情况下，圆滑的、较小的、无毒的异物（如小玻璃球、硬币等）被儿童吞入后能从消化道顺利排出，并不会对消化道造成损伤。但是，某些尖锐或有锋利边角的异物（如枣核、别针、螺丝钉等）在被儿童吞入消化道后，容易造成消化道出血或损伤，引起腹部疼痛，此时儿童的大便为黑色柏油样大便（黏稠而发亮）或鲜血便。如果异物为多个有磁性的物体（如磁铁、磁力球），且吸力足够大，则可导致磁体隔着肠壁吸在一起，使肠壁因被持续压迫而坏死，引发穿孔、腹膜炎、肠瘘、肠梗阻等病症。如果没有得到及时的治疗，因消化道损伤而引发的并发症甚至可危及儿童生命，保教人员应给予足够的重视。

五、肠套叠

肠套叠的定义和临床症状在本模块的任务 3 中已有详细介绍，这里不再赘述。患儿出现症状的最初几小时大便可正常，之后大便量少或无便，多数患儿在发病后 6—12 小时会排出果酱样黏液血便。

六、细菌性痢疾

细菌性痢疾（简称菌痢）是一种由细菌感染引起的常见肠道传染病，患儿多有进食不洁食物或与菌痢患者密切接触史。该病高发于夏秋季，原因在于：夏季温度、湿度高，有利于痢疾杆菌的繁殖，且学前儿童免疫力较差，良好的卫生习惯又尚未养成，故容易被感染；在秋季开学时，儿童短时间内的再度聚集给菌痢的流行与传播创造了有利条件。

菌痢患儿表现出的主要症状包括发热、畏寒、乏力、恶心、呕吐、腹痛、腹泻、粪便稀薄、黏液脓血便等。鉴于菌痢有较强的传染性，保教人员应熟悉菌痢的相关流行病学知识，严格做好传染病的防控工作。

表 4-6-1　细菌性痢疾的病原体、流行病学特征和临床特征

疾病名称	病原体	流行病学特征		临床特征
细菌性痢疾	痢疾杆菌	传染源	患者和带菌者是主要的传染源	（1）潜伏期：一般为 1—3 天 （2）主要症状：通常起病急，典型症状为腹痛、里急后重感、黏液脓血便等，同时，患儿还常伴有发热、腹痛、恶心、呕吐等症状；严重者可引发感染性休克和（或）中毒性脑病
		传播途径	主要通过"粪—口"传播，细菌可通过患者或带菌者的排泄物直接或间接（通过苍蝇等）污染食物、饮水、食具、日常生活用具和手等，再经口传染给健康人	
		易感人群	人群普遍易感染，以儿童和青壮年为多见，以夏秋季（7—9 月）为高发季	

七、功能性大便失禁

功能性大便失禁又称功能性遗粪症，是指年龄或智龄在 4 周岁以上的儿童，在无器质性疾病的情况下仍在厕所以外的场所不由自主地排出正常粪便的过程（至少每月 1 次，且持续 3 个月以上）。需要注意

的是，该病患儿大便性状正常，并无腹泻。一般情况下，患儿多数排便在内裤上，有时粪块会落在园所的其他场所，且多数发生在儿童站立的时候，特别是在运动、步行、玩耍时，有时洗澡时也排便。

儿童功能性大便失禁是一种排便功能障碍，也是一种慢性行为问题，其病因较复杂，涉及家庭、托幼机构，以及环境、人际关系等方面，是多种因素相互作用的结果。它的发生机制可能与遗传因素、神经系统发育成熟延迟、教育方法不当（如强迫儿童进行排便训练）及心理社会因素（如强烈的精神刺激、过度激动的情绪和严重的精神创伤）等有关。如果未得到及时治疗，患儿不仅在生活上多有不便，而且还可出现不同程度的社会适应障碍、情绪和行为问题（如反社会攻击行为、退缩）等。

探索 3　我们的尿液是如何形成的？

李老师来到小一班实习，她观察到张老师经常提醒小朋友们去饮水和小便。对此，她很好奇，心想：为什么要经常提醒小朋友们喝水、小便？难道他们自己不知道渴了或要小便吗？

1. 请结合所学知识，尝试解答李老师的疑问。
2. 儿童的泌尿系统与成人的相比有什么不同？保教人员该了解哪些卫生保健措施？

学习支持 3

★ 儿童的泌尿系统

一、泌尿系统的结构与功能

泌尿系统由一对肾脏、两条输尿管、一个膀胱及一条尿道组成（见图4-6-2）。人体在新陈代谢过程中所产生的二氧化碳、尿素、尿酸、无机盐等代谢产物，绝大多数是以尿液的形式通过泌尿系统排出体外的。因而，泌尿系统是人体代谢产物的重要排泄途径。此外，泌尿系统还能调节水盐代谢和酸碱平衡，产生多种具有生物活性的物质，对维持机体内环境的稳定有重要作用。

肾脏位于腹后脊柱的两侧，左右各一个。肾脏内部的结构可以分为肾实质和肾盂两部分。每个肾实质都由100多万个肾单位组成。肾单位是肾脏结构和功能的基本单位，每个肾单位都包含肾小球、肾小囊及肾小管。肾脏有许多重要功能，包括排出体内代谢终末产物（如尿素），调节机体水、电解质及酸碱的平衡，产生激素和生物活性物质等。

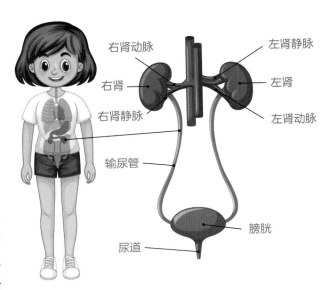

图4-6-2　人体泌尿系统示意图

输尿管是一对细长的管道，上端与肾盂相连，下端与膀胱相通，其功能是将尿液从肾盂向下送入膀胱。膀胱是贮尿器官，伸缩性很强，大小、形状随着尿液的多少而变化。排尿是一个由意识控制的复杂反射活动，受大脑皮层和脊髓排尿中枢的控制，相关结构如受到损伤，可引起尿失禁。尿道是尿液从膀胱排出体外的通道。由肾脏产生的尿液经输尿管流入膀胱暂时贮存，当尿液达到一定数量后产生尿意，最后经尿道排出体外。因此，泌尿系统是造尿、输尿、贮尿、排尿器官的总称。

二、儿童泌尿系统的生理特点

儿童肾脏的储备能力较差，调节机制还不够成熟，在喂养不当、疾病等情况下容易出现肾功能紊乱。而且，儿童年龄越小，肾小管就越短，其重吸收和排泄功能越差，肾小球滤过率越低，尿浓缩能力也越差，因此在有大量水负荷时容易出现水肿[①]。

儿童膀胱容量较成人小，黏膜柔软，肌肉层及弹力纤维发育不完善，贮尿功能差，因此儿童年龄越小，每日的排尿次数就越多。随着年龄的增大，儿童每次排尿量逐渐增多，次数也随之减少。儿童每日排出的尿量受气温、饮水量、疾病、运动等因素的影响。

儿童尿道较短，尿道黏膜柔嫩，弹性组织发育也较差，容易受损伤。女孩因尿道开口离阴道、肛门很近，容易受粪便污染，故易引发尿路感染。男孩尿道虽然相对较长，但包皮容易藏纳污垢，在清洁不彻底时也易引发细菌感染。

此外，由于 1 岁以下婴儿的大脑皮质发育不成熟，对排尿尚无约束能力，因此当膀胱内尿液充盈到一定量时，就会不自觉地排尿。大部分儿童控制排尿的神经和肌肉要到 1.5—2 岁时才会逐渐成熟，因此，成人可在儿童 1.5 岁左右，训练他们逐渐形成自主控制排尿的能力。至 3 岁时，儿童已基本能自主控制排尿。

探索 4　哪些原因可导致儿童小便异常？

"张老师，我想去小便！"贝贝皱着眉头，说想去上厕所。"张老师，我又想去小便了！"没过十几分钟，贝贝又要求去上厕所。张老师心想：贝贝今天是不是喝太多水了？可仅过了半小时，贝贝第三次要求上厕所。张老师感到很奇怪，她问贝贝有没有不舒服，贝贝说："我总想小便，而且小便时还很痛。"

1. 结合生活经验，思考哪些因素可能引发小便异常。
2. 请结合所学知识，思考贝贝可能是什么原因引发的小便异常。

....

....

....

....

---

① 说明：当血液流经肾小球时，除了血细胞、大分子蛋白质外，血液中的尿酸、尿素、水、无机盐和葡萄糖等物质通过肾小球的滤过作用至肾小囊中，形成原尿。当原尿流经肾小管时，全部的葡萄糖、99% 的水和部分无机盐等被肾小管重新吸收，回到血液里，而剩下的部分水、无机盐、尿素经肾小管和集合管流出，形成尿液。

学习支持 4

★ 儿童小便异常的常见原因

儿童小便异常是指儿童在排尿时出现的一些异常症状或表现，主要包括：小便性状异常（如颜色、气味），排尿次数或排尿量异常（包括过多或过少），排尿时有尿急感、刺痛感，排尿时有困难（如排尿费力、间断排尿、尿线细、滴尿），无法有效自主控制排尿等。引发儿童小便异常的原因很复杂，下面介绍几种常见的原因。

一、尿路感染

尿路感染是病原体直接侵入尿路，在尿液中繁殖生长，继而侵犯泌尿组织或黏膜，从而引起损伤的疾病。可发生在儿童时期的任何年龄阶段，尤以3—6岁为尿路感染的高发年龄[1]。儿童易患尿路感染的原因与其特殊的生理结构有关，例如：男孩阴茎包皮过长，易使污物在尿道口堆积；女孩尿道比较短，括约肌功能差，尿道口与肛门毗邻，细菌容易侵入尿道，从而引发感染。此外，儿童免疫机制尚未完善，在不注意清洁卫生（如排便后未擦干净、穿开裆裤等）、排便习惯不良（如憋尿）等因素的影响下，各种病原微生物容易污染或侵袭尿道，导致尿路感染。儿童尿路感染也可由泌尿系统疾病或先天畸形等因素引发。

发生尿路感染后，儿童表现出的症状因年龄的不同而有所差异。通常，大龄儿童可能会表现出与成人一样的尿频、尿急、排尿疼痛、尿液颜色浑浊且伴有异味、腹痛等异常或局部刺激症状，有些还可伴有发热、血尿。低龄儿童所表现出的症状并不典型，因他们无法准确诉说自身感受，常表现为原因不明的哭闹、腹泻、呕吐、食欲不佳、发热等症状。由于低龄儿童尿路感染时的症状不典型，不易引起成人的注意，若任其反复发作或者发展为轻症慢性感染，在无法及时得到有效治疗的情况下，可能使儿童的肾功能受到损害。所以，保教人员及家长应留意儿童日常排尿情况是否有异常，以免延误治疗。

> **学习提示2**
>
> 对于尿路感染患儿，除了遵医嘱用药治疗外，还可鼓励患儿多饮水，以增加排尿量。这样既可以让发热患儿加快降温，又可通过冲洗尿道来抑制细菌增长，加速炎性分泌物和细菌的排出。

二、儿童糖尿病

儿童糖尿病是一种发生在儿童时期的内分泌代谢性疾病。根据世界卫生组织2019年的分类，糖尿病可分为1型糖尿病、2型糖尿病、混合型糖尿病、其他特殊类型糖尿病、未分类型糖尿病、妊娠糖尿病共6类亚型。与成人不同的是，儿童糖尿病绝大多数属于1型糖尿病。近些年来，我国儿童糖尿病的发病率有上升的趋势[2]。

1型糖尿病通常起病迅速，"三多一少"症状明显，即突然出现口渴多饮、多尿（尤其是夜间起夜次数变多）、多食、体重急剧减少（消瘦）的情况。有的儿童还有厌食、乏力、消瘦、尿床等表现。其中，频繁口渴和多尿是多数儿童糖尿病患儿的早期症状。通常情况下，儿童一般不会主动告诉成人自己多尿，如果保教人员察觉到儿童有多尿的情况，或者原本不尿床的儿童出现多次尿床且夜间频繁喝水、短时间

① 卢可士，肖伟伟，李守林，等.1980株儿童尿路感染病原菌分布及耐药性分析［J］.国际泌尿系统杂志，2019，39（04）：672—675.
② 邹丹，胡陶，谢坚.儿童青少年1型糖尿病研究进展［J］.中国糖尿病杂志，2019，27（09）：715—717.

内体重明显下降等现象,则需及时将其送医就诊。

儿童糖尿病与遗传、环境、自身免疫等多种因素有关,但具体病因还不明确,因而没有很理想的预防办法。因此,保教人员需要及早察觉儿童糖尿病的早期症状,引导家长及时将儿童送医诊治。如果儿童没有得到及时的治疗,1 型糖尿病可能会引起全身各系统的病变,危害儿童的身体健康,影响生长发育。

> **● 学习提示 3 ●**
>
> (1)吃甜食或喝含糖饮料本身并不会增加儿童患 1 型糖尿病的风险。但是,高能量(高脂肪、高糖)饮食会导致血糖升高、体重增加,进而增加儿童患 2 型糖尿病的风险。
>
> (2)对于患 1 型糖尿病的儿童来说,需要综合运用注射胰岛素、监测血糖、积极运动、控制饮食和糖尿病教育这五项措施来对其进行规范治疗。

三、遗尿症

遗尿症在临床上是指 5 周岁以上儿童在夜间不能从睡眠中醒来而发生的无意识排尿行为,且平均每周遗尿至少发生 2 次,持续超过 3 个月[①]。遗尿症病因较多样,发病机制十分复杂,主要与夜间多尿、觉醒障碍、发育延迟、心理行为、家族遗传、不良排尿习惯及其他疾病等因素有关。值得注意的是,部分儿童在新入园时可因分离焦虑、情绪低落、环境陌生等在午睡时出现多次尿床的现象,这种情况与遗尿症是有区别的。大多数的儿童在适应幼儿园环境后便不再出现尿床现象,但少数儿童的尿床问题可能会蔓延到夜间,需要保教人员和家长给予重视。

遗尿问题会对儿童的身心健康造成较大的危害,如果未得到及时治疗,该病可严重影响儿童的自尊心与自信心,还可导致社交障碍、性格孤僻等心理问题。

> **● 学习提示 4 ●**
>
> 部分家长认为"孩子尿床不是病",尿床是随着孩子的年龄增长而能自愈的生理现象。甚至还有家长认为,孩子尿床是"故意的行为",进而责骂孩子。研究表明,家长对孩子尿床问题的错误认识既会耽误孩子疾病的治疗,也会影响其身心健康发展。

四、神经性尿频

神经性尿频是一种多发生于学前儿童中的常见疾病,表现出的特点为尿频、尿急。患儿在白天清醒时的排尿次数明显增加(一般情况下,儿童每天的排尿次数为 6—8 次),平均每 2—10 分钟就要排一次尿,且一有尿意就不能忍耐。同时,患儿每次排尿量很少,有时甚至只有几滴,总的尿量也没有增加。此外,患儿在睡眠后无尿频现象,常在上床睡觉前、吃饭及上课时症状加重。

神经性尿频患儿的排尿系统并无器质性病变,其诱因为:① 儿童大脑皮层发育尚不够完善,对脊髓初级排尿中枢的抑制功能较差,容易受外界不良刺激的影响而出现障碍,表现出尿频、尿急;② 由生活中的引起精神紧张或对精神状态造成不良刺激的因素(如家庭成员的死亡、突然离开父母、受到惊吓、新入幼儿园、住院等)而导致排尿抑制功能发生障碍。神经性尿频会影响儿童的生活、学习及心理健康,还会因尿湿裤子继发尿路感染或阴部湿疹。

---

① 沈茜,刘小梅,姚勇,等 . 中国儿童单症状性夜遗尿疾病管理专家共识[J]. 临床儿科杂志,2014(10):970—975.

· 学习提示 5 ·

（1）保教人员应给予新入园儿童更多的关注，通过多种方法来缓解儿童的分离焦虑，避免儿童精神过度紧张。

（2）如果新入园的儿童出现尿频现象，保教人员应表示理解，可通过安抚情绪、转移注意力、鼓励将两次排尿的间隔时间尽量延长等方式来消除儿童不良的心理因素，从而缓解症状。

　　导致儿童排便异常的原因多种多样，除了以上介绍的几种常见原因外，还有许多疾病也可引发儿童大小便异常。保教人员需要关注儿童大小便的情况，必要时还可为儿童做好在园排便情况记录，从而及时发现儿童的排便异常问题，以便对其健康状况做进一步的评估。

探索 5　保教人员如何识别儿童的异常排便？

　　情境 1："老师，我要拉臭臭！"张老师正在上课，贝贝突然大声哭喊道。张老师走近一看，发现贝贝已经将大便拉在裤子里了，而且都是稀水样的大便。

　　情境 2：张老师在盥洗室中指导孩子们有序盥洗、如厕。"老师，快看！亮亮的小便是红色的！太神奇了！"张老师听后赶紧上前查看，发现亮亮的小便池里是淡红色的尿液。

　　1. 结合所学知识，分析贝贝的大便和亮亮的小便是否正常。

　　2. 除了观察儿童大小便的性状，保教人员还可以通过哪些信息来初步评估儿童的健康状况？

....

....

....

学习支持 5

★ 儿童排便异常的识别与健康评估

一、大便异常的识别

　　通常，保教人员可以从儿童的排便次数、大便性状、排便时间、排便顺畅度、自主控制排便等方面来初步识别儿童是否存在大便异常。

1. 健康大便的特征

　　（1）排便次数。研究表明，在排便次数上，90% 以上的 1 岁儿童已接近成人（1—2 次 / 日），健康的 4—14 岁儿童在排便次数上为每周 3 次至每日 2 次，平均为每周 7.96 次。

　　（2）大便性状。大便的性状为成形软便和半成形便，颜色以黄色、黄绿色等为常见。

　　（3）排便时间。每次排便时间应少于 30 分钟（控制在 5—10 分钟为宜）。

（4）排便顺畅度。排便时无费力感，无不适感（如腹痛、肛门疼痛、排便不尽等），也无其他异常表现（如便血）。

（5）自主控制排便。2 岁左右的儿童即可在有便意时用语言来表达排便需求，在 3—4 岁以后很少出现遗粪现象。

以上列举的健康大便的特征可以作为保教人员识别儿童排便功能异常的参考依据。值得注意的是，儿童排便的状况还受其进食量、食物成分、个体差异等多种因素的影响，不同儿童个体之间的排便特征也可能不同。例如，儿童在食用较多的火龙果、西瓜等水果后可排出红色大便；在进食大量含有铁元素的食物（如动物血）或药物（如铁剂）之后可能排出黑色大便[①]。这两种情况都是正常的。

2. 异常大便的特征

在排除饮食因素的前提下，保教人员如果发现儿童排便出现以下表现，通常提示其健康可能出现问题，应及时提醒家长将儿童送医诊治。

● 大便次数过少（每周少于 3 次），或大便次数过多（每天多于 3 次）。

● 大便稀、不成形，或大便呈干硬的颗粒状、团块状，或大便呈灰白色、暗红色（果酱样）、脓血色等异常颜色，或大便带鲜血，呈水样、泡沫样等。

● 平均每次排大便的时间超过 30 分钟。

● 大便时有疼痛感，或因排便疼痛而哭闹。

● 超过 3 岁的儿童多次出现不自主的遗粪现象。

二、小便异常的识别

1. 健康小便的特征

保教人员可以从儿童小便的量与颜色、排尿顺畅度、自主控制排尿等方面来对儿童排尿的状况进行初步评估。

（1）小便的量与颜色。一般情况下，健康儿童的新鲜小便应该是清亮透明，或略带淡黄色的。但是，儿童小便的量、颜色并不是一成不变的，会受到饮水、出汗、饮食等因素影响。例如，当儿童饮水多而出汗少时，其小便量多而颜色浅；当儿童饮水少且出汗多时，其小便量少而颜色深。此外，儿童晨起后第一次小便的颜色较白天的小便颜色更深，在服用某些药物或短时间内大量食用某些食物（如胡萝卜）时，小便颜色也会变得深黄，这些都是正常的生理现象。

（2）排尿顺畅度。在健康状态下，儿童排尿时应无任何不适感。

（3）自主控制排尿。儿童排尿的控制能力与其年龄、器官功能及社会心理发育成熟程度有关。通常，多数儿童在 3 岁左右可以在日间自主控尿，能在睡梦中因膀胱胀满的刺激而觉醒。5 岁以上的儿童不应或极少发生夜间尿床或白天尿失控的排尿行为[②]。

2. 异常小便的特征

如果保教人员发现儿童排尿时出现以下异常情况，则提示其健康可能出现了异常，应及时联系家长将儿童送医诊治。

● 在饮水、运动、体温等因素未发生变化的情况下，儿童排尿次数或排尿量出现明显减少或增加。

● 小便呈浓茶色、红色（包括淡红色、暗红色、鲜红色）、乳白色等异常颜色。

● 出现尿频、尿急、尿痛、排尿困难，甚至排尿时发生晕厥等异常表现。

● 超过 3 岁的儿童白天多次不自主漏尿，或超过 5 岁的儿童晚上睡眠中多次不自主漏尿。

---

① 说明：儿童在大量食用含铁元素丰富的食物后可排出黑色大便，因为食物中的铁元素没能完全被身体吸收，在肠道内氧化之后，就会导致大便颜色加深，从而出现黑色大便。这属于生理性的黑便，儿童并无其他异常症状或体征，在停止摄入该食物后即可消失。

② 刘小梅，王佳. 儿童遗尿症分级诊疗与管理［J］. 北京医学，2019，41（11）：973—975.

在尊重儿童发育水平的基础上，科学进行自主控制排便能力的训练是十分必要的。儿童使用一次性纸尿裤时间过长、排便方式不固定、饮水及睡眠节律紊乱等都可能导致其排便控制能力发育延迟，影响儿童的心理发育。

三、排便异常的初步评估

保教人员在发现儿童出现排便异常现象后，应及时结合儿童所进食的食物、其他伴随症状、精神和活动状态及既往病史等因素对其健康状况进行初步评估。如果排便异常的儿童有腹痛、呕吐、发热等伴随症状，或出现精神状态不佳、活动量减少、食欲下降等异常表现，通常都是疾病的征兆。此时，保教人员应及时与儿童家长沟通，建议家长尽快将儿童送医诊治。

鉴于某些导致排便异常的疾病（如急性肠套叠）起病急，甚至可危及儿童生命，因此，无论是何种因素引发的儿童排便异常，只要出现下面任何一种或多种危急情况，保教人员都应在通知家长的同时，尽快拨打 120 急救电话或将儿童送医诊治。

- 排便时有较多的鲜血，或出现呼吸急促、晕厥、视线模糊、意识不清、恶心、面色苍白等失血性休克体征。
- 排尿时出现晕厥。
- 伴有高热（腋温超过 40℃）。
- 出现严重的腹痛或腹胀、面色较差、精神萎靡等症状。
- 出现呕吐症状，呕吐物不仅包含食物或者胃液，而且含有粪渣、较多血丝或者咖啡渣样物，呈黄绿色或者闻起来有大便的臭味。
- 出现脱水症状，如皮肤弹性差、明显口渴、口唇干燥、眼窝凹陷、精神萎靡或烦躁不安、小便量很少等。

探索 6　在发现儿童排便异常时该如何处理？

请以"探索 5"中的两个案例情境为背景，结合所学知识，思考张老师该如何恰当应对，并详细说明应对流程及做法。

学习支持 6

★ 儿童排便异常的应对流程

保教人员在发现儿童出现排便异常现象时，可参考以下流程做出规范处理。

第一步　**初步评估儿童的健康状况**

结合儿童异常大小便的特征、其他伴随症状等信息，对儿童的健康状况进行初步评估。

第二步　**根据评估结果采取应对措施**

❶　儿童无危急情况

（1）无其他疾病症状。如果儿童异常排便的表现并不明显，且无其他伴随症状，则可在教室中继续观察，并与保健教师、儿童家长进行沟通。

（2）有其他疾病症状。如果儿童还出现发热、呕吐等疾病症状或体征，应将儿童送至保健室做进一步检查，然后将其安排在观察室观察。在通知儿童家长的同时为其提供初步照护，具体参考如下：

- 安抚儿童情绪，对儿童表示关切。
- 让儿童选择舒适的体位躺下休息。
- 如果儿童有呕吐、腹泻的症状，应提供盛放呕吐物或排泄物的容器，记录呕吐或腹泻的次数以及呕吐物或排泄物的性状（建议拍照保存）等内容。同时，还可鼓励儿童喝适量温水，以补充水分；程度严重时，则应暂时禁食禁水。
- 如果儿童大、小便的性状有明显异常（如血尿、血便），应做好异常便取样，一同送检。
- 密切观察儿童在体温、精神状态等方面是否有变化。

❷　儿童出现危急情况

如果发现儿童出现严重腹泻、脱水等危急症状或情况，应立即拨打 120 急救电话或将儿童紧急送医诊治，同时通知保健教师、儿童家长等相关人员。

第三步　**记录信息并关注儿童病情**

及时将儿童大小便的特点、其他伴随症状、精神状态等，以及所采取的护理措施、与家长沟通的内容等信息记录下来。同时，与家长保持联系，了解儿童就医结果及病情转归情况，必要时还应做好传染病防控工作。

探索 7　如何采集儿童异常的大小便？

当儿童出现异常的大、小便时，保教人员为何需要对异常便进行采样？如何采集异常的大、小便呢？

学习支持 7

⭐ **异常大小便的留样**

在发现儿童排便异常后，保教人员需在必要时（如粪便中带脓血、黏液等）对异常便进行采集，以帮助医生尽快确认病因，然后再对异常便进行消毒处置。

一、异常大便的留样

1. 材料准备

一次性医用手套和口罩，一次性（干净、干燥、不吸水、带盖）的大便采集专用容器。

2. 操作步骤

（1）操作者洗净双手，戴上一次性医用手套和口罩。

（2）若粪便为成形大便，则先打开大便采集专用容器，然后用固有的采样棒从粪便表面的不同部位取2—3粒（约5克）黄豆大小的样本。若粪便为稀便、不成形便、水样便等，则先用干净、干燥、无吸水性的容器（如便盆）接取粪便，然后再打开大便采集专用容器，使用采样棒取样不少于1/3杯。若粪便中有血丝、黏液、脓血等异常情况，应重点采集该异常部分。

（3）取样完成后，将大便采集专用容器直立放置于桌面上，记录样本采集时间，并尽快将采集的大便样本送医院检测。建议1小时内完成检测，最长不超过2小时，否则会影响检测结果的准确性。

二、异常小便的留样

1. 材料准备

一次性医用手套和口罩，一次性（干净、干燥）的尿杯、尿液样本试管。

2. 操作步骤

（1）操作者洗净双手，戴好一次性医用手套和口罩。采集前，需确保儿童尿道口是清洁的。

（2）引导儿童排尿，并使用一次性尿杯接取尿液[①]，然后将尿液倒入样本试管至2/3的位置（约10毫升），盖好试管盖子。将剩余的尿液倒入马桶冲去，将尿杯丢弃在垃圾桶中。

（3）取样完成后，记录尿液样本的收集时间，并尽快将采集的尿液样本送医院检测。建议1小时内完成检测，最长不超过2小时，否则会影响检测结果的准确性。

学习提示7

（1）如果没有专用容器，也可使用干净的塑料瓶、玻璃瓶盛放采集到的异常大小便。

（2）在采集大便标本时，不可从纸尿裤、卫生纸、棉签等吸水性材料上采集，不可从便池、地面上采集，也不可将尿液、消毒剂、自来水以及其他可能造成污染的物质混入其中，因为这些都可能导致大便的检测结果不准确，影响医生对患儿病情的判断。

探索8　如何预防或减少儿童排便异常的发生？

请结合儿童排便异常的常见诱因，思考保教人员可以采取哪些措施来预防或减少儿童排便异常的发生。

....

....

---

① 说明：当儿童在园所内出现排便异常时，保教人员只能随机采集儿童尿液，一般留取的是新鲜且清洁的中段尿，即排尿中段的尿液，因为前段、后段的尿液容易被污染。

学习支持 8

★ **儿童排便异常的预防**

一、确保儿童饮食的健康与安全

首先，托幼机构为儿童提供的食物要在确保新鲜、安全的前提下，做到加工规范、营养搭配合理（如荤素搭配、粗细搭配、干湿搭配）、容易消化。其次，保教人员要引导儿童养成良好的饮食习惯，如进餐时细嚼慢咽、不暴饮暴食、不挑食或偏食、不喝生水、主动饮水、少吃生冷油腻或辛辣的食物等。最后，保教人员还应掌握班级中有过敏病史的儿童情况，了解他们的主要过敏原，避免他们因接触或摄入致敏食物而出现腹泻、腹痛等过敏反应。

二、加强托幼机构师生的卫生及健康管理

由于引发儿童排便异常的疾病多与消化系统有关，因此托幼机构应做好师生的个人卫生及健康管理工作。

首先，保教人员应对儿童加强个人卫生教育，促进儿童良好卫生习惯的养成，避免因病原菌感染而引发排便异常情况。例如，引导儿童养成定期剪指甲、饭前便后洗手、不用手直接接触食物、勤换内衣裤等良好的卫生习惯。如果儿童有咬手指、啃指甲等不良习惯，应积极引导，帮助其戒除。其次，在消化道传染病流行的季节，保教人员应加强对托幼机构环境及物品的日常清洁与消毒工作，定期杀灭园所内滋生的蚊虫，防止蚊虫传播疾病；加强托幼机构疾病防控工作，一旦确认儿童的异常排便是由传染性疾病引发的，应按照相关规定将其送医隔离治疗，同时加强对该儿童呕吐物或排泄物的消毒，做到无害化处理，并做好其他防控工作。最后，托幼机构内所有的工作人员都应定期进行健康检查，养成良好的个人卫生习惯，避免将疾病传染给园内儿童。

三、帮助儿童养成良好的排便习惯

引导儿童养成及时、有规律、专心等良好的排便习惯是预防排便异常的重要措施。

首先，应引导儿童在有便意时及时告知成人，不要刻意憋大小便，并在儿童有排便需求时及时给予回应，提供必要的支持。其次，要为儿童提供适合其身高的便盆或便池，创设干净、整洁、通风、无异味的如厕环境及宽松、舒适的精神环境。大多数的儿童需要在熟悉的环境中才能顺利排便，故尽量不要随意改变儿童熟悉的排便环境。再次，应引导儿童专心排便，每次排大便的时间控制在5—10分钟为宜，避免儿童久蹲久坐；如果排便过程有困难或感到不舒服，应及时告知成人。最后，应帮助儿童掌握从前往后的便后擦拭方法，保持会阴部的清洁。

此外还需要注意的是，帮助儿童养成良好的排便习惯需要家园合作。儿童良好排便习惯的养成需要一定的时间和练习；成人不可强迫儿童过早地进行自主排便训练；如儿童偶尔将大小便排在裤子上或床上，成人不可批评、责骂儿童，避免儿童因精神压力而出现排便障碍。

四、提高家长健康意识，及时诊治相关疾病

保教人员应做好对儿童家长的日常宣教工作，提高家长的健康意识和预防能力。例如，家长要注意儿童的饮食安全，培养儿童良好的饮食习惯；管理好家庭中的危险物品，避免儿童吞食危险异物；能初步辨识儿童的异常排便情况；如果发现儿童有异常的大小便，应提高警惕，尽快将其送医诊治。此外，家长可陪同儿童多参加户外运动，促进胃肠蠕动，帮助食物的消化和吸收，从而促进排便，预防、改善便秘。

------------------------------------ ○ 课后练习 ○ ------------------------------------

1. 儿童胃肠功能发育不成熟，具有（　　　）的特点。

    A. 消化能力强、吸收能力弱　　　　　　B. 消化能力强、吸收能力强

    C. 消化能力弱、吸收能力弱　　　　　　D. 消化能力弱、吸收能力强

2. 以下关于儿童泌尿系统生理特点的描述中，正确的是（　　　）。

    A. 儿童年龄越小，肾脏重吸收和排泄功能越差

    B. 儿童膀胱容量小，3 岁以后才能开始进行自主排尿训练

    C. 男孩的尿道口容易受粪便污染而引发尿路感染

    D. 儿童每次的排尿量随年龄的增长而逐渐减少

3. 以健康儿童排便特征为参考，以下儿童可能出现排便异常的是（　　　）。

    A. 3 岁的宁宁每 2 天排一次便，无排便费力及不适感

    B. 1 个月内，5 岁的成成在夜间尿了一次床

    C. 4 岁的萍萍在吃了桑葚果后排出黑色大便

    D. 4 岁的洋洋在排大便时，肛门处流出了几滴鲜血并伴有明显的疼痛感

4. 张老师在组织儿童有序如厕时，突然听到有小朋友说："快看，豆豆的尿是红色的！"此时，张老师首先应采取的应对措施是（　　　）。

    A. 立即拨打 120 急救电话或将豆豆送医诊治

    B. 通知家长立即将豆豆接回送医诊治

    C. 询问饮食情况，并对其健康状况进行初步评估

    D. 让豆豆自行如厕，并带豆豆到保健室做进一步检查

5. 下列措施中，有利于帮助儿童养成良好排便习惯的是（　　　）。

    A. 强行要求 2 岁的儿童进行自主排便训练

    B. 在儿童排大便时给他讲故事或看电视

    C. 为儿童提供合适的便盆及舒适的排便环境

    D. 尽可能长时间地给儿童使用"尿不湿"

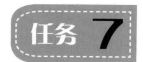

任务 7　口腔异常的识别与照护

---------------------------------- ◎ **学习目标** ◎ ----------------------------------

☑ 知晓口腔的结构、基本功能及儿童口腔发育的特点。
☑ 熟悉儿童口腔异常的常见诱因及口腔保健措施。
☑ 记住儿童口腔异常的应对流程及注意事项。
☑ 能根据症状和体征识别儿童口腔异常，并对其进行初步的健康评估。
☑ 能根据评估结果，为口腔异常的儿童提供恰当的健康照护。
☑ 能与口腔异常的儿童及其家长进行有效沟通。
☑ 提高对儿童口腔异常的识别能力和预防意识，积极参与相关知识的学习。

---------------------------------- ◎ **学习准备** ◎ ----------------------------------

☑ 预习本任务内容，完成预习测试。
☑ 学习微课"圆弧刷牙法"，熟悉操作步骤与要求。
☑ 结合预习内容，完成各探索活动中的思考题。

预习测试

微课
圆弧刷牙法

探索 1　儿童口腔的发育有什么特点？

　　开学第一天，贝贝在午餐时哭着对张老师说："老师，菜太硬了，我牙疼，咬不动。"经保健教师检查，未发现贝贝有蛀牙。张老师通过与家长沟通才了解到，家人为了让贝贝更好地吸收营养，一直都是给她吃软烂、细碎的食物，所以贝贝对幼儿园的食物不太适应。

　　1. 请结合儿童口腔的功能与发育特点，思考贝贝为何会出现咬不动食物的情况。
　　2. 长期吃软烂、细碎的食物，对儿童口腔发育会带来哪些影响？

....
....
....
....

学习支持 1

★ 儿童口腔发育的特点

一、口腔的结构与功能

口腔为消化道的起始部分，是人们日常生活中从事各项社会活动的必不可少的器官，具有摄取食物、吸吮、咀嚼、消化、感觉、吞咽、言语和辅助呼吸等功能。口腔功能是在中枢神经的支配下，依靠牙齿、唇、颊、舌、腭等器官，通过有关肌肉的收缩和下颌运动完成的，是咀嚼系统组织器官分工合作的结果。

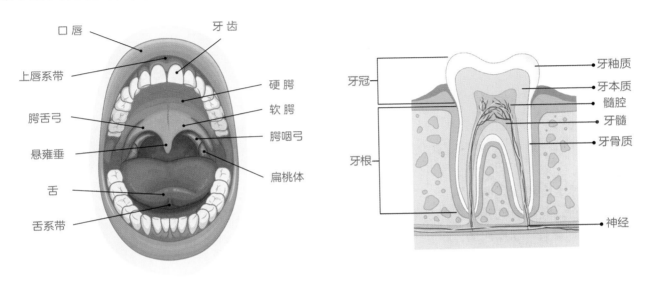

图 4-7-1　口腔结构图　　　　　　　　　　　　图 4-7-2　牙齿的基本结构

二、牙齿的结构与功能

牙齿从外向内分别由牙釉质、牙本质、牙骨质及牙髓组成。牙釉质是附着于牙冠表面的一层十分坚硬而又耐磨的钙化物质，起保护牙齿内部免受外界刺激的作用，也是咀嚼食物的主要力量。牙釉质虽然很坚硬，但质地较脆，在咬过硬的东西时易发生崩裂，且在遭到磨损或被腐蚀时无法再生。

牙釉质里面是牙本质，是牙体的主要构成部分，含有一定数量的牙神经，对冷、热、酸、甜等刺激较敏感。牙骨质是包裹在牙根表面的一层钙化物质，呈淡黄色，它与一种被称为"牙周膜"的组织一起把牙根固定在牙槽窝内，具有再生和自我修复的功能。牙髓是牙体髓腔内的重要组织，一般被称作"牙神经"。牙髓中不仅有牙神经，还包含给牙体运送养料的血液循环组织（血管与血液）、保护牙不受感染的淋巴组织（淋巴管与淋巴液）、建造牙齿的成纤维细胞和制造牙本质的细胞等。

从形态及功能上来看，牙齿又可分为切牙、尖牙、前磨牙、磨牙四种类型。其中，切牙位于口腔前部，主要功能为切割食物；尖牙位于口角处，主要功能是穿刺和撕裂食物；前磨牙位于尖牙之后、磨牙之前，主要功能是为了协助尖牙撕裂及协助磨牙捣碎食物；磨牙位于前磨牙之后，主要功能是磨碎食物。此外，牙齿除了担负切咬、咀嚼等功能外，还具有保持面部外形和辅助发音等作用。

人一生要萌出两次牙齿，第一次萌出的牙齿称为乳牙，第二次萌出的牙齿称为恒牙。乳牙从婴儿出生后 6 个月左右开始萌出，至 2.5 岁左右出齐，上下颌左右侧各 5 颗，共 20 颗。6—7 岁时，儿童的乳牙开始逐渐脱落，萌出第一颗恒牙（即第一恒磨牙，又称六龄齿）[①]；至 12 岁左右，乳牙全部被恒

---

① 说明：六龄齿是口腔内最早萌出的恒牙，它的萌出标志着儿童换牙的开始。作为最牢固、最耐用的恒牙，六龄齿在口腔内具有很重要的作用。六龄齿由于萌发早，矿化程度差（程度越高，牙齿越坚硬），窝沟深且细，极易患龋病。

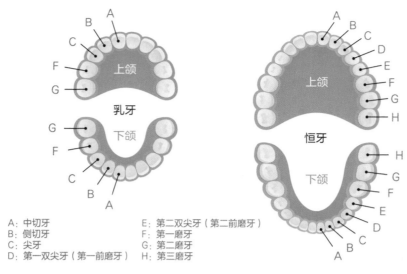

A: 中切牙　　　　　　　　　　　E: 第二双尖牙（第二前磨牙）
B: 侧切牙　　　　　　　　　　　F: 第一磨牙
C: 尖牙　　　　　　　　　　　　G: 第二磨牙
D: 第一双尖牙（第一前磨牙）　　H: 第三磨牙

图 4-7-3　乳牙与恒牙

牙所代替。恒牙上下颌左右侧各 8 颗，共 32 颗，除了第三磨牙（俗称"智齿"）萌出时间较晚外，其余的 28 颗牙齿一般在 12 岁左右就全部萌出。在换牙阶段，儿童口腔内既有乳牙，又有恒牙，称为混合牙列期。

三、儿童口腔发育的特点

3 岁以后，儿童的乳牙已全部萌出，能充分咀嚼各种食物，帮助食物更好地消化。咀嚼功能的生理性刺激可促使颌骨和咀嚼肌的发育。因此，如果这个时期缺乏咀嚼刺激，或长期存在偏侧咀嚼、口呼吸、吮指等不良习惯，都可使颌面骨发育不足，或口面肌功能不调。

学龄前期是儿童患龋病的高峰期，原因在于：一方面，儿童乳牙的结构不成熟，牙齿咬合面的窝沟又较多，且儿童的牙弓开始发生变化，出现生理性间隙，食物残渣容易嵌塞在磨牙的窝沟处及牙齿的间隙中，当口腔清洁不彻底时容易产生酸性物质；另一方面，儿童乳牙的钙化程度不足，牙釉质和牙本质的致密度不高，容易被酸性物质腐蚀而患龋病。此外，儿童乳牙的牙根浅，牙釉质也不如恒牙坚硬，随着户外运动的扩展，儿童在运动中发生牙外伤（尤其是乳前牙）的概率逐渐增加。

儿童的舌短而宽，舌下有系带与口腔底部相连，如舌系带过短，舌的活动受限，则会影响儿童发音的准确性。随着舌的发育，舌系带会逐渐向舌根部退缩，舌尖逐渐远离系带，发音也逐渐清晰。此外，儿童舌的灵活性较差，搅拌食物及协助吞咽的能力较弱。

探索 2　哪些原因会导致儿童口腔异常？

在一次家长会上，张老师对家长们进行了儿童口腔保健宣教，部分家长提出疑问：我的孩子很少吃糖，而且每天都刷牙，为什么还是会有蛀牙？我家孩子喜欢吸吮手指，这会带来什么影响？孩子的乳牙摔断了，还能修复好吗？听说疱疹性咽峡炎会传染，这种病严重吗？

请结合所学知识，尝试帮助张老师解答家长们的疑问。

![学习支持 2]

★ 儿童口腔异常的常见原因

儿童口腔异常是指儿童的口腔黏膜、牙齿及唇舌等部位出现疾病或外伤等的异常情况。引发儿童口腔异常的原因有很多种，下面介绍几种常见的诱因。

一、龋齿

龋齿俗称蛀牙，是一种由口腔中多种因素复合作用所导致的牙齿硬组织进行性病损，是引发学前儿童口腔异常的常见原因。龋齿的发病率高，各年龄段均可能出现龋齿，其中儿童为龋齿的高危人群。第四次中国口腔健康流行病学调查报告显示，我国 3 岁、4 岁、5 岁年龄组的儿童乳牙患龋率分别为 50.8%、63.6%、71.9%，乳牙龋均[①] 分别为 2.28、3.40、4.24 [②]。这表明，我国学前儿童乳牙患龋率较高，并呈现随年龄的增长而增高的趋势。

龋齿的形成需要具备四个因素，分别是细菌、食物、宿主和时间，缺少其中的任何一个因素都不会发生龋病。在这四个因素中，细菌是指造成龋齿的致病菌，主要包括在生长繁殖过程中产生酸性物质的细菌和破坏牙齿有机质的细菌。这些致龋菌在牙齿表面会形成一层膜，也就是牙菌斑。食物是指我们进食的又能被致病细菌利用的食物，主要为含碳水化合物丰富的淀粉类食物。这些食物容易黏附于牙面，被细菌生长繁殖所利用。宿主是指被细菌寄生的人的全身情况、口腔情况及牙齿情况，包括全身免疫水平、口腔唾液分泌、进食习惯、牙齿表面的缺陷等。时间是指龋病不是一蹴而就的，需要一个较长的过程，从初期龋到临床形成龋洞一般需 1.5—2 年。简单地说，就是口腔中的细菌在牙齿表面堆积形成牙菌斑生物膜，残留在口腔中的糖类物质在致病菌的作用下会产生对牙齿具有腐蚀的酸性物质，在这些物质长时间的作用下，牙体硬组织遭到破坏，进而导致龋齿的发生。

牙齿患龋病后，它在颜色、形态上会发生变化，并有特定的发展阶段。根据牙齿龋坏的程度，可以将龋齿的发展过程简单分为浅龋、中龋、深龋三个阶段。

（1）浅龋。浅龋病变局限于牙釉质，牙表面仅出现白色或黄褐色的斑点，有些粗糙感或缺损，牙齿基本没有感觉或有轻微的酸痛。此时如能及时发现并就诊治疗，能及时阻止龋病的继续发展。

（2）中龋。中龋病变已达牙本质浅层，牙齿表面有明显的龋洞，对外界刺激（如冷、热、甜、酸和食物嵌入等）可出现疼痛反应，当刺激源去除后疼痛立即消失。

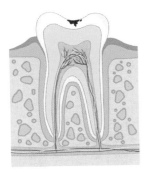 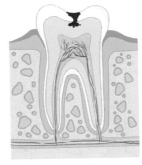 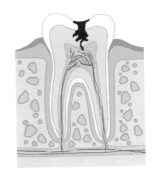 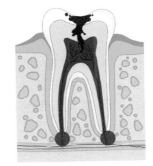

（a）浅龋　　　　　　（b）中龋　　　　　　（c）深龋　　　　　　（d）牙根尖周炎

图 4-7-4　龋齿的发展过程

---

① 说明：龋均是指被检查者平均每人口腔中存在的龋齿及因龋丧失或充填牙齿数的总和。
② 冯希平 . 中国居民口腔健康状况——第四次中国口腔健康流行病学调查报告［C］// 中华口腔医学会口腔预防医学专业委员会.
2018 年中华口腔医学会第十八次口腔预防医学学术年会论文汇编 . 中华口腔医学会，2018：13—14.

（3）深龋。深龋病变已达牙本质深层，一般表现为大而深的龋洞，或入口小而深层有较为广泛的破坏，对外界的刺激反应较中龋为重，但刺激源去除后，仍可立即止痛，无自发性疼痛。如果深龋进一步发展，牙齿损害将穿透坚硬的牙体组织而到达牙髓、牙根，此时牙齿会产生自发性剧烈疼痛，有时放射到整个脸颊部或引起头痛。

龋齿对儿童的健康影响巨大，如果治疗不及时，不仅会导致疼痛，增加牙根尖周炎、牙髓炎等口腔疾病的风险，还会影响乳牙下恒牙牙胚的发育，导致恒牙发育不良或无法发育。同时，龋齿还可影响儿童的食欲和消化吸收功能，甚至引起全身疾病。例如，患儿不愿吃含纤维多的蔬菜和需要咀嚼的肉食，进而造成营养失调，影响全身的生长发育。此外，龋齿还影响美观，对儿童心理健康可能会产生一定的不良影响。

• 学习提示 ▏

研究表明，儿童频繁摄入含糖饮料、睡前摄入甜食、刷牙时长过短和刷牙次数过少等习惯，以及儿童对口腔健康知识了解程度低均与龋齿的发生密切相关。如果儿童积极了解口腔健康知识，培养正确的口腔保健习惯，科学、正确地刷牙，能明显降低患龋风险[①]。

二、口腔外伤

学前儿童对事物的认知能力、运动的协调性和防护意识都不完善，因此容易在室内外活动中跌倒、碰撞，从而引发口腔外伤。在学前儿童口腔外伤中，最为常见的是乳牙外伤，它是继龋病之后危害儿童口腔健康的第二大诱因，其次为舌头、嘴唇等软组织外伤。

1. 乳牙外伤

乳牙外伤是指儿童乳牙在受到外力撞击后所引起的牙体硬组织、牙髓组织、牙周支持组织的损伤。乳牙外伤的类型有很多种，如牙冠折断、牙根折断、牙震荡、牙齿半脱位或全脱位等。由于中切牙处于最暴露的位置，因此上颌乳中切牙最容易受伤，侧切牙次之，而上下尖牙因有颊部皮肤黏膜的保护，受损伤的情况较少。此外，儿童乳牙外伤高发的年龄段为 3—4 岁，因为此阶段儿童的牙槽骨较疏松。乳牙外伤的类型以牙齿移位或脱出为主。

儿童乳牙在受伤时，通常会伤及嘴唇的软组织，严重的还会造成面部皮肤受伤。如果伤口较大、较深，则可能留下瘢痕，影响面容美观，对儿童今后的心理发育也可能造成影响。同时，由于儿童的乳牙根尖和相应的继承恒牙胚之间相距不远，当乳牙受到外力撞击时，这瞬间的外力会传导到恒牙胚，从而波及下面的继承恒牙，对恒牙造成不同程度的影响。通常乳牙外伤发生的年龄越小，对下面继承恒牙牙胚发育的影响就越大。此外，儿童乳牙受伤对继承恒牙的影响可能有"延迟反应"，如果没有得到及时、适当的治疗，使受到外伤的乳牙出现继发炎症，那么会对乳牙下方的继承恒牙牙胚的发育产生不良影响。因而，无论儿童乳牙的外伤是什么类型，情况是否严重（即使牙齿受伤后看起来并不严重，如轻微松动或无松动），保教人员都不能忽视，应及时通知儿童家长，并建议家长尽早将儿童送医诊治，以免错过最佳治疗时机。

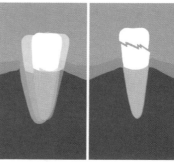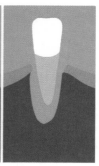

(a)牙震荡　　(b)牙折　　(c)牙挫入　　(d)牙脱位

图 4-7-5　乳牙外伤的常见类型

① 杨静，杨芳 . 青岛市学龄前儿童 528 名龋病情况调查及其社会生物学因素分析［J］. 安徽医药，2020，24（07）：1313—1316.

● 学习提示 2 ●

（1）如果儿童的乳牙完全脱位了，保教人员应先安抚儿童情绪，并找到脱落的牙齿，避免儿童哭闹时将牙齿呛入气管。乳牙脱落一般不需要进行复位治疗，以免对恒牙牙胚产生影响。

（2）如果儿童的恒牙完全脱位了，保教人员应及时找到患牙，手持患牙的牙冠部分，用流动水将患牙上的污物（如有）冲洗干净，然后将其放在冷牛奶、生理盐水中保存[①]，并立即将儿童送医处理。因为患牙在经过体外治疗后还可再移植，且患牙离开身体的时间越短（最好在 30 分钟以内），再植后成功的可能性就越大。

2. 软组织外伤

在儿童的各类口腔软组织外伤中，舌外伤及唇外伤是较常见的。它们多是因儿童意外摔倒、磕碰、坠落时被自己的牙齿咬伤，或因将异物放入口中被锐器划伤而导致的。此外，儿童若在将牙刷、铅笔、筷子、吸管等物含在口中玩耍时意外跌倒磕碰，还可导致腭部软组织受伤。儿童口腔软组织在受伤后，常伴有明显的疼痛感，且有不同程度的出血。

三、其他口腔疾病

1. 疱疹性咽峡炎

疱疹性咽峡炎是一种由肠道病毒感染引起的急性传染性疾病，以突然的发热和咽部黏膜出现疱疹、红肿、疼痛为典型症状。鉴于疱疹性咽峡炎是托幼机构儿童常见的急性传染病，保教人员应详细了解该疾病的相关特点（见表 4-7-1），以提高预防意识和应对能力。

表 4-7-1　疱疹性咽峡炎的病原体、流行病学特征和临床特征

疾病名称	病原体	流行病学特征		临床特征
疱疹性咽峡炎	肠道病毒	传染源	患儿及隐性感染者	（1）潜伏期：2—4 天 （2）主要症状：以突然发热（多为 39℃ 以下的中低热）和咽痛为主要表现。患儿初期咽部充血，并有灰白色小疱疹；2—3 天后疱疹周围红晕扩大，随后破溃形成黄色溃疡 （3）其他特征：有些患儿可能存在头痛、腹痛、肌肉疼痛及呕吐等症状
		传播途径	主要经消化道、呼吸道传播，也可通过被病毒污染的食物、衣服、手等传播	
		易感人群	多发于 5 岁以下的儿童，夏秋季为高发期	

2. 疱疹性口腔炎

疱疹性口腔炎又称疱疹性口炎，是由单纯疱疹病毒感染所引起的急性口腔黏膜感染性炎症，也可单独发生在唇及口周皮肤。该疾病具有一定的传染性，一年四季均可发病，潜伏期约一周，主要通过飞沫、唾液及疱疹液直接接触传播，也可通过食具和衣物间接传染。

患儿发病多急骤，疱疹出现前可有因唾液增多而流涎、情绪烦躁、食欲不佳、发热、颌下淋巴结肿大及咽部轻度疼痛等前驱症状。疱疹可发生于口腔黏膜的任何部位，如唇、舌、牙龈与上颌等处，且疱疹多丛集成簇出现，少数情况下也可单个散布。该疾病有一定的自限性，但可造成皮肤系统损害，引起继发感染，且易于复发，影响患儿的生活质量。

[①] 说明：也可将患牙含在唾液中保存，但不建议儿童使用该方式，以免发生误吞。同时，禁止使用纯净水、酒精、消毒液等浸泡或用纸巾等包裹患牙，且取患牙的时候不可捏住牙根，而应捏住牙冠部分，不能刷、刮患牙根部，以免损伤牙根表面的牙周膜，影响再植效果。

● 学习提示 3 ●

　　疱疹性咽峡炎、疱疹性口腔炎及手足口病所表现出的症状较为相似，且都具有不同程度的传染性。保教人员无须辨别引发口腔疱疹的疾病类型，而应重点留意儿童口腔疱疹的出现，并及时做出相应处理。

3. 口角炎

　　口角炎是发生在上唇与下唇连合处的炎症反应，是一种口腔科常见疾病。口角炎可以发生于任何年龄，多发于儿童，可发生于单侧，也可同时发生于双侧。口角炎的发生与营养缺乏（如 B 族维生素）、不良习惯（如以舌舔口角与口唇、咬手指等）、唾液分泌过多等因素相关，其主要症状是口角处出现潮红、糜烂、渗液、脱屑、干裂等，张口时可引起干痂出血、疼痛，将直接影响儿童进食和说话。如果炎症向口角周围扩散，还会影响儿童的面部美观。

4. 流行性腮腺炎

　　流行性腮腺炎是由腮腺炎病毒所引起的急性呼吸道传染病，是托幼机构中常见的传染病之一。腮腺虽不属于口腔，但流行性腮腺炎的典型症状之一就是以耳垂为中心的一侧或双侧腮腺肿大。患儿在进食过程中有时会有咀嚼疼痛表现，进而影响食欲。因而，当保教人员发现儿童在进餐时有食欲不佳、不愿咀嚼食物等表现时，除了观察其口腔是否有异常外，还应检查其腮腺是否肿大。

　　值得注意的是，腮腺炎病毒还能侵犯神经系统及其他腺体组织，可引起脑膜炎、脑膜脑炎、睾丸炎、卵巢炎和胰腺炎等并发症。作为托幼机构儿童常见的传染病，保教人员应详细掌握流行性腮腺炎的相关知识（见表 4 - 7 - 2），以做到早发现、早处理。

表 4-7-2　流行性腮腺炎的病原体、流行病学特征和临床特征

疾病名称	病原体	流行病学特征		临床特征
流行性腮腺炎	腮腺炎病毒	传染源	患儿及隐性感染者	（1）潜伏期：14—21 天 （2）主要症状：少部分患者有轻中度发热、头痛、无力、食欲缺乏等前驱症状，但大部分患者无前驱症状。随着病情的进展出现一侧或双侧以耳垂为中心的腮腺肿胀，有触痛和表面灼热，持续 4—5 天后逐渐消退 （3）其他特征：在流行期间，人体的另外两对唾液分泌腺（颌下腺和舌下腺）可同时或单独受累
		传播途径	主要经空气飞沫传播，以及接触被病毒污染的物体表面传播	
		易感人群	人群普遍易感，以儿童、青少年为主，冬春季发病较多	

四、口腔不良习惯

　　口腔不良习惯也是引发儿童口腔异常的常见原因之一。儿童常见的口腔不良习惯包括吮指习惯、唇习惯、舌习惯、偏侧咀嚼习惯、咬物习惯和用口呼吸习惯等类型，如果没有得到及时矫正，这些不良习惯对儿童的口腔健康发育将产生不利影响。

　　儿童长期吸吮手指可导致开唇露齿、上颌前牙前突、上颌牙弓狭窄等后果。唇习惯以咬嘴唇为多见，如果长期咬下唇可使儿童上前牙突出，下颌后缩，上嘴唇会变得厚而短，呈张开状态，牙齿外露，甚至可引起下牙弓塌陷；而经常咬上嘴唇则可能造成前牙反合，下颌向前突出，俗称"地包天"。舌习惯是指舌尖不停地舔牙齿，可使牙齿咬合接触关系异常，前牙呈开合状，有时可造成下颌前突畸形。

偏侧咀嚼习惯可引发儿童面部两侧大小显著不对称，废用侧的牙齿因无咀嚼功能的自洁作用，易使牙石牙垢堆积，引发牙周组织疾病。有咬物习惯的儿童因其啃咬的动作往往固定在牙弓的某一部位，从而易导致局部性开口畸形的发生。长期用口呼吸的习惯会影响儿童口腔和鼻腔的正常发育，造成腭盖高拱，两侧颊肌压迫牙弓两侧，妨碍牙弓宽度的发育，形成牙弓狭窄，上前牙前突，患儿的颜面表现为开唇露齿。

保教人员若发现儿童存在不良的口腔习惯，应及时制止并做好教育引导工作，同时与家长做好沟通，建议家长及早将儿童送医诊治，共同引导儿童戒除不良习惯。

除了以上列举的几种常见原因外，不良的喂养方式也是引发儿童口腔异常的常见原因。例如，成人在儿童乳牙萌发后仍给孩子提供过于细碎或软烂的食物，使儿童的牙齿及颌面骨骼得不到锻炼，口腔功能发育不协调，最终影响儿童的牙齿、咀嚼吞咽能力、语言等方面的正常发展。

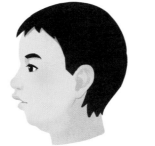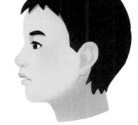

（a）口呼吸侧貌　　　（b）鼻呼吸侧貌

图 4-7-6　长期口呼吸侧貌与正常侧貌对比

探索 3　保教人员该如何识别儿童口腔异常？

一天，豆豆在骑小车时摔了一跤，一旁的张老师上前查看后发现他的嘴唇被磕破了，稍有出血，但没有其他异常。于是，张老师在用纸巾为豆豆进行了嘴唇清洁后便让他去休息了。当天晚上，豆豆妈妈告知张老师，豆豆的上颌门牙颜色变暗了，牙周有红肿的现象，还总是哭闹，她想了解豆豆当天在幼儿园的情况。张老师这才把上午孩子意外摔跤的经过告诉了家长。

经医生检查发现，豆豆上颌的一颗门牙牙根发生折断，牙龈也受到了损伤。医生建议手术拔除处理，还要定期复诊，观察后期恒牙的发育状况。豆豆现在不但吃东西困难，连发音都受到了影响，他甚至不愿意去幼儿园。没想到一次看似平常的意外摔跤竟导致了如此严重的后果，张老师为自己没能及早发现问题而感到十分内疚。

请阅读案例，结合所学知识，思考保教人员如何才能尽早发现儿童口腔异常。

学习支持 3

★ 儿童口腔异常的识别与健康评估

一、儿童口腔异常的识别

当儿童出现以下一项或多项特征时，保教人员应怀疑儿童口腔可能存在异常，需要对其口腔健康进行初步的评估。

● 自诉口腔疼痛或牙齿疼痛。

● 口腔黏膜或口周皮肤出现疱疹、溃疡，伴有疼痛。

- 牙齿颜色发黑，牙齿有明显龋洞。
- 牙齿出现牙冠残缺、裂纹，松动、折断，位移、脱位，或牙齿颜色变暗，牙龈上出现小脓包等牙齿外伤特征。
- 嘴唇、舌头或口腔黏膜出现红肿、出血等外伤特征。
- 咽部出现疱疹、红肿、疼痛。
- 不愿意咀嚼、吞咽食物或开口说话。
- 经常出现吸吮手指、吐舌、咬唇、单侧咀嚼、咬异物、用口呼吸等不良习惯。

通常情况下，保教人员在晨间检查中较容易发现儿童口腔存在的问题，尤其是一些较明显的异常特征，如口腔疱疹或溃疡、口腔外伤、牙齿龋病等，但有时儿童口腔的异常表现并不明显，可能需要在儿童进餐、口腔健康检查等环节中才能被发现。

二、儿童口腔异常的健康评估

保教人员需在全日健康观察中细心观察每一位儿童，在发现儿童出现口腔异常体征后，综合其口腔具体情况、其他伴随症状、流行病学特征等因素对儿童的健康状况进行初步评估，以尽早排查可能的传染性疾病或其他危险情况。

1. 口腔具体情况

通过观察儿童口腔异常的具体特征可以大致判断其诱因。例如：当儿童口腔出现疱疹、溃疡或疼痛等特征时，多因疱疹性咽峡炎、疱疹性口腔炎、手足口病等疾病引发；当牙齿、唇舌等出现破损或流血时，多因儿童意外摔倒、碰撞等外力损伤导致；当牙齿牙体出现黑点、坑洞或伴有疼痛刺激时，多由牙齿龋病引发。

2. 其他伴随症状

除以上情况外，保教人员还应检查儿童有无发热、头痛、腹痛等伴随症状。如果出现这些伴随症状，通常表明儿童口腔异常体征是由疾病因素导致的，保教人员应提高警惕。

3. 流行病学特征

保教人员还应重点结合园所内有无传染病的发生、儿童有无传染病接触史，以及当前季节的主要流行病类型等信息来初步排查儿童是否患有相关传染性疾病，尤其是疱疹性咽峡炎、手足口病等。

以上三个因素的评估可帮助保教人员简单掌握儿童口腔异常的可能诱因及儿童目前基本的健康状况，具体的诊断还需专业的医务人员来进行。但是，如果儿童出现以下一项或多项危急情况，保教人员需在通知家长的同时立即联系120急救中心或将儿童送医诊治。

- 伴有高热（腋温超过40℃）。
- 恒牙折断或完全脱位。
- 脱落的牙齿被不慎吸入气道。
- 口腔受外伤后伤口较大、流血较多。
- 其他保教人员无法处理或者认为严重的情况。

探索 4 当儿童口腔有异常时该如何处理？

情境1：豆豆在楼梯上摔了一跤，嘴里吐出了好多血，地上还有一颗染着鲜血的"门牙"。

情境2：贝贝有喜欢咬各种东西的习惯，有时咬衣领、纽扣，有时还咬被子。

情境3：在定期体检中，医生发现可可的左下侧磨牙出现了一颗龋齿，正处于浅龋阶段。

针对以上儿童口腔异常的情境，保教人员该如何处理？请小组合作，分别讨论不同情境的处理方法。

学习支持 4

★ 儿童口腔异常的应对流程

在发现儿童口腔有异常后，保教人员可参考以下应对流程进行处理。

第一步　初步评估儿童的健康状况

结合儿童口腔的具体情况、其他伴随症状、流行病学特征等信息，对儿童的健康状况进行初步评估。

第二步　根据评估结果采取应对措施

根据儿童口腔不适的具体诱因及初步的健康评估情况，及时向保健教师反馈，协助保健教师做好进一步的健康检查，并在通知家长的同时，采取相应的处理措施。

❶　儿童有龋齿、口腔不良习惯

儿童的龋齿、口腔不良习惯都有一个逐渐形成的过程，因此它们对儿童健康的影响也是慢慢才显现出来的。保教人员应督促家长及早将儿童送医诊治，同时与家长一起帮助儿童矫正不良习惯。

当儿童因龋病出现急性疼痛发作时，可尝试用冰袋（外面包裹毛巾）在儿童龋齿一侧的腮部进行冷敷。

❷　儿童有口腔外伤

（1）安抚儿童的情绪，避免其过度紧张和焦虑。

（2）引导儿童不要将血液、污物等吞下。

（3）让儿童用水漱口，冲洗口腔，然后检查儿童口腔黏膜及牙齿的损伤情况，确保无残缺牙齿和其他异物遗留在口腔内。

（4）如果出血较多，可用灭菌棉球进行压迫止血。

（5）如果儿童发生牙齿折断或完全脱位的情况，应做好断牙或脱位牙齿的保护，并及时送医处理。

❸　儿童口腔出现疱疹或溃疡

（1）将儿童安置在观察室隔离，通知家长将儿童接回家观察或送医诊治。

（2）密切观察儿童的体征变化，如有发热还应进行降温护理。

第三步　记录信息并关注儿童病情

及时将儿童口腔异常的表现、其他伴随症状、精神状态等，以及所采取的护理措施、与家长沟通的内容等信息记录下来。同时与家长保持联系，了解儿童就医结果及病情转归情况，必要时还应做好传染病防控工作。

学习提示 4

（1）由于儿童颌面部的血管较丰富，在发生损伤时出血量可能较多，看起来较严重，因而容易引发儿童的恐慌。保教人员应多关注儿童心理状态的安抚和引导。

（2）在为发生口腔损伤的儿童进行口腔检查时，保教人员应洗净双手，戴好一次性医用手套，避免用手直接接触儿童口腔黏膜或伤口。

（3）为龋齿疼痛儿童冷敷时，止痛效果因人而异，因此尽快送医治疗才是最佳的方法。

探索 5 如何给儿童进行口腔清洁？

请结合微课"圆弧刷牙法"与"学习支持 5"中的内容，尝试进行"圆弧刷牙法"自主操作练习，熟悉操作步骤与规范，然后将学习收获记录下来。

....

....

学习支持 5

★ 圆弧刷牙法

每天坚持饭后漱口、早晚刷牙是预防儿童龋齿发生的重要措施。由于 2—6 岁的儿童还难以掌握和完成精细复杂的刷牙动作，为了确保刷牙的效果，建议 3 岁以下儿童由家长帮助刷牙，3—6 岁儿童可以自己先刷一遍，然后家长再帮助刷一遍，大于 6 岁的儿童可以自己独立刷牙。学龄前期的儿童适合使用"圆弧刷牙法"进行口腔清洁，具体方法如下：

一、刷牙前的准备

在刷牙前，成人要为儿童准备好适合其年龄的水杯、牙刷及牙膏。儿童所使用的牙刷应选择刷头小、中等硬度刷毛，且刷柄便于抓握，不易滑脱的儿童牙刷，每 3 个月更换一次。牙膏应选择儿童含氟牙膏。在牙膏的用量上，3 岁以下儿童每次使用米粒大小的用量，3—6 岁儿童每次使用豌豆大小的用量。

二、刷牙的方法

在使用"圆弧刷牙法"为儿童刷牙时，要用牙刷依次清洁牙齿的各个面。

1. 牙齿外侧面清洁

将嘴唇张开，上下牙齿轻轻咬合，将牙刷的刷头伸入口腔左侧，刷毛轻轻接触上颌最后一颗牙齿的牙龈区（即牙齿与牙龈交界的区域），然后用较快、较大的圆弧动作，从上颌牙龈刷至下颌牙龈，再从下颌牙龈刷到上颌牙龈，依次前行至前牙区。口腔右侧的牙齿也按相同的动作刷至前牙区。

2. 牙齿内侧面清洁

将嘴张开，从左侧上颌后牙内侧开始刷。牙刷柄平放于牙齿边缘，刷毛放置于后牙内侧面，然后前后往复震颤，慢慢前行至尖牙。以同样的方法清洁右侧上颌后牙内侧面、左侧下颌后牙内侧面及右侧下颌后牙内侧面。刷上颌前牙时，可将刷柄竖起，从左侧尖牙开始，上下往复震颤数次，从左至右依次前

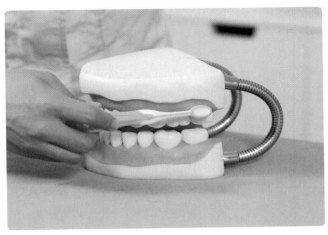
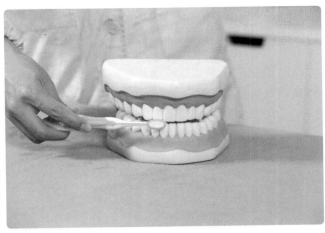

图 4-7-7　牙齿外侧面的清洁方法

行至右侧尖牙。

3. 牙齿咬合面清洁

将嘴张开，将牙刷刷毛垂直于牙齿咬合面，稍用力地前后短距离来回刷，左上后牙、右上后牙、左下后牙及左上后牙都是同样的刷法。

4. 重复清洁

使用以上方法重复清洁牙齿至少 2 分钟。在检查确认儿童口腔已清洁干净后方可停止。

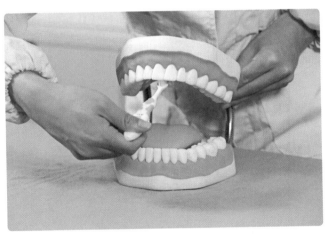

图 4-7-8　牙齿内侧面的清洁方法

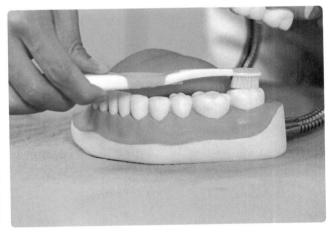

图 4-7-9　牙齿咬合面的清洁方法

• 学习提示 5 •

（1）为儿童刷牙时要"面面俱到"，不要遗漏，尤其是上颌后牙外侧面、下颌后牙内侧面及最里面的后牙较难以清洁，容易被忽略。

（2）在为儿童刷牙时，动作要轻柔，用力过大、横着刷牙或选择硬毛牙刷等都会伤害儿童的牙齿。

（3）为了保证口腔的清洁效果，还可同时使用牙线与刷牙两种方式为儿童清洁牙齿。

探索 6 如何预防或减少儿童口腔异常的发生?

请结合儿童口腔发育的特点和儿童口腔异常的常见原因,思考保教人员可以通过哪些措施来预防或减少儿童口腔异常的发生。

....

....

学习支持 6

★ 儿童口腔异常的预防

加强儿童口腔保健工作是预防儿童发生口腔异常的重要措施。保教人员应与家长合作共同开展口腔检查、口腔卫生保健教育等工作,以提高儿童的口腔健康水平。具体措施可参考以下几个方面:

一、定期组织儿童进行口腔检查

托幼机构应联合当地社区卫生中心或儿童保健机构,每半年组织儿童进行一次口腔检查,以筛查儿童口腔疾病。口腔检查的主要内容包括:儿童牙齿是否有褐色、黑褐色改变或者出现明显的龋洞,牙齿的数目、形态、颜色、排列、替换及咬合情况,乳牙有无过早缺失、滞留,是否有多生牙及牙颌畸形等异常,以及儿童口腔是否有炎症和舌系带过短等异常。保教人员应及时记录儿童口腔的检查结果,并由班主任将检查结果反馈给家长。如果发现儿童有口腔健康问题,应及时与家长沟通,并提醒家长尽早将儿童送医诊治。

此外,保教人员还可建议家长定期带儿童去看牙医,通过牙齿涂氟和窝沟封闭等方式来预防龋齿的发生。牙齿涂氟是指在儿童牙齿表面涂上高浓度氟化物,使牙齿重新矿化,从而变得坚硬,不容易被酸腐蚀。而窝沟封闭则是指使用高分子材料将儿童窝沟较深的乳磨牙及第一恒磨牙的窝沟填平,使牙面光滑易清洁,食物残渣和细菌不易存留,以达到预防窝沟龋的目的。窝沟封闭是预防磨牙窝沟龋较有效的方式,但只适合完好的牙齿及初期龋坏的牙齿。

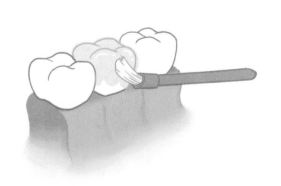

图 4-7-10 牙齿涂氟   图 4-7-11 窝沟封闭

学习提示6

（1）是否实施牙齿涂氟和窝沟封闭都应根据儿童牙齿的具体情况来决定，并由口腔专业人员操作。

（2）无论是牙齿涂氟还是窝沟封闭，都需要定期复诊，且不能保证可完全防止牙齿龋病。如果儿童每天坚持正确、有效地刷牙，保持口腔健康，可以很好地预防龋病。

二、重视儿童口腔健康教育

托幼机构儿童口腔健康教育应从成人和儿童两个层面展开。

在成人层面，保教人员和家长要树立口腔健康教育意识，认识口腔健康对儿童身心健康的价值，并掌握基本的口腔保健知识与技能，再根据儿童的年龄特征对其开展积极的教育和引导。具体来说，托幼机构可以请保健教师或专业的口腔科医生为班级保教人员和家长开展专题讲座，以提升成人的参与意识和教育能力。同时，各班的保教人员还应通过家长会、日常沟通、书籍或科普知识推荐等方式向家长普及儿童口腔健康的相关知识，让家长进一步明确自身的责任，共同参与并支持相关工作（如帮助或监督儿童早晚刷牙、饭后漱口等）的实施。

在儿童方面，除了由保健教师对全园儿童进行口腔保健授课外，各班级的保教人员也应将口腔健康教育纳入每学期的教学工作计划中去，通过日常引导、故事讲解、游戏体验、科普视频观看等多种形式，引导儿童关注自己的口腔健康，掌握基本的口腔保健常识（如口腔的结构与功能、龋齿的预防方法等）和技能（如正确刷牙、漱口等），逐渐养成良好的口腔卫生习惯。此外，儿童口腔健康教育还应包括口腔安全的引导。例如，教育儿童不用牙齿咬坚硬的食物（如大块骨头、坚果壳等）；在开展轮滑等剧烈运动时应避免危险动作并佩戴头盔和牙托，以免造成牙齿外伤；不要将尖锐物体（如牙签、木棍）放入口中玩耍，避免口腔黏膜或舌头损伤；不要食用烫嘴的食物或茶水，避免烫伤等。

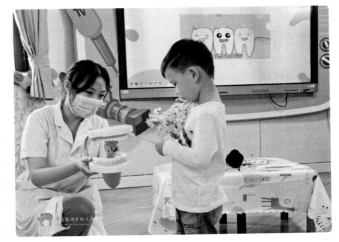

图4-7-12 儿童口腔安全与卫生教育

三、为儿童提供营养丰富、均衡的膳食

健康的饮食结构和良好的饮食习惯是口腔健康和全身健康的基础。保教人员和家长应引导儿童养成不挑食、不偏食的好习惯，确保儿童膳食营养丰富且均衡。蛋白质、维生素（如维生素A、B_2、C、D）及矿物质（如钙、磷、镁、氟）等营养素对儿童牙齿及口腔的健康有重要作用。其中，维生素C有利于牙龈及牙周组织保持平滑且有光泽，减少溃疡和出血；维生素D有利于钙、磷的沉积，还可以确保儿童乳牙和恒牙萌发的时间和顺序正常。钙是构成人体骨骼和牙齿的主要成分，充足的钙质能预防及修复龋齿，还能使溶解脱矿的牙釉质再矿化。氟是促进人体正常代谢以及牙齿与骨正常生长发育的必需微量元素，补充适量的氟可以预防龋齿，但不可摄入过量，以免牙齿出现棕褐色斑纹，变得脆弱、易折断。儿童在使用含氟牙膏刷牙时应控制量，同时避免吞服。

此外，含纤维丰富的食物（如蔬菜和水果）不仅有利于牙齿的自洁，减少龋齿的发病率，而且还有利于口腔颌面的生长发育，使牙齿排列整齐，增强咀嚼功能。

-------------------------------------- ○ 课后练习 ○ --------------------------------------

1. 下列关于牙齿的表述中，正确的是（　　）。

    A. 儿童乳牙共有 20 颗

    B. 儿童乳牙患龋病后没有必要治疗

    C. 牙齿最外层的物质称为牙本质

    D. 2 岁儿童应该自己独立刷牙

2. 龋齿的形成需要具备四个因素，不包括（　　）。

    A. 细菌　　　　　　　　B. 食物　　　　　　　　C. 牙齿情况　　　　　　　　D. 时间

3. 大班的宁宁在户外运动时摔了一跤，一颗恒牙发生了完全脱位，掉在了地上。受伤的宁宁满嘴是血，疼得大哭起来。一旁的张老师刚好目睹了全过程。此时，张老师恰当的处理方式是（　　）。

    A. 先扔掉脱落的牙齿，再将孩子送至医院做进一步检查

    B. 将脱位的牙齿冲洗干净并泡在生理盐水中，然后带上牙齿立即将孩子送医

    C. 先用纸巾包好牙齿，然后带上牙齿立即将孩子送医

    D. 将脱位的牙齿放入酒精中消毒，然后通知家长来园将孩子送医

4. 窝沟封闭是预防龋齿的较有效的方式之一，通常适用于（　　）。

    A. 尖牙　　　　　　　　B. 磨牙　　　　　　　　C. 切牙　　　　　　　　D. 门牙

5. 能预防及修复龋齿，还能使溶解脱矿的牙釉质再矿化的营养素是（　　）。

    A. 维生素 C　　　　　　B. 蛋白质　　　　　　　C. 钙　　　　　　　　D. 纤维素

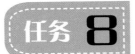

任务 8 眼部不适的识别与照护

---○ **学习目标** ○---

- ☑ 知晓眼的结构、主要功能及儿童眼发育的特点。
- ☑ 熟悉儿童眼部不适的常见诱因及眼睛（视力）保健要点。
- ☑ 记住托幼机构儿童眼部不适的应对流程及注意事项。
- ☑ 能根据症状和体征识别儿童眼部不适，并对其进行初步的健康评估。
- ☑ 能根据评估结果，为发生眼部不适的儿童提供恰当的健康照护。
- ☑ 能与眼部不适的儿童及其家长进行有效沟通。
- ☑ 提高对儿童眼部不适的识别能力和预防意识，积极参与相关知识的学习。

---○ **学习准备** ○---

- ☑ 预习本任务内容，完成预习测试。
- ☑ 学习微课"眼部给药法"，熟悉操作步骤与要求。
- ☑ 结合预习内容，完成各探索活动中的思考题。

预习测试

微课
眼部给药法

探索 1 儿童的眼发育有什么特点?

为了保护儿童眼睛的健康，世界卫生组织建议 2—5 岁儿童每天的视屏时间应限制在 1 小时或更短时间内；我国卫生保健部门也建议幼儿园适当减少与阅读相关的教育活动，增加户外活动时间。你知道这是为什么吗？请结合所学知识，说说你的想法。

_____

_____

学习支持 1

★ **儿童眼发育的特点**

一、眼的结构与功能

眼又称眼睛，由眼球和附属器组成，是人体最重要的感觉器官之一。眼球作为视觉系统的重要组成部分，对视觉的形成发挥着重要作用，包括眼球壁、眼内腔和内容物、神经、血管等组织。眼的附属器包括眼眶、眼睑、结膜、泪器和眼外肌。

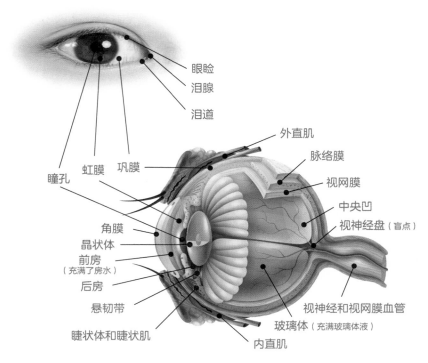

图 4-8-1 人眼的结构

眼睛的成像原理与照相机的成像原理相似，即外界的光线或物体反射的光经过眼球的屈光系统折射后聚焦在视网膜上，视网膜的视觉细胞再将光信号转换为神经冲动电信号，沿着视觉通路传递到大脑视觉中枢，从而产生了影像。

二、儿童眼发育的特点

1. 生理性远视

儿童眼球前后距离较短，物体成像于视网膜的后面，因此在视觉上形成一种生理性远视，这就是所谓的"远视储备"，可理解为"对抗"发展为近视的"缓冲区"。随着儿童年龄的增长与眼球的发育，其眼球的前后距离逐渐变长，眼屈光度数逐渐趋向于正视，即"正视化"。比较理想的情况是，儿童到 12 岁才由远视眼发育成正视眼。如果不注意科学、卫生用眼，儿童的远视储备将被很快消耗完，从而出现近视。

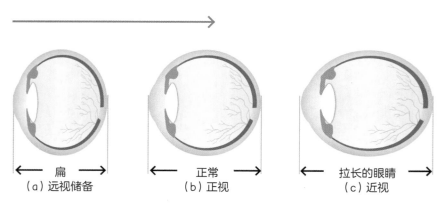

图 4-8-2 儿童眼睛"正视化"的过程

2. 调节能力强

尽管儿童的眼睛有生理性远视的特点，但并不影响他们看近处的物体。因为儿童的睫状肌和晶状体的调节能力强，当儿童在看近物时，其眼睛会通过晶状体凸度的变化来增加折光力，使近处的物体能在视网膜上形成清晰的物像。但要注意的是，如果儿童长时间看近处的物体，会使睫状肌疲劳，易引起近视。

眼是机体的一个重要组成部分，是人感受外界信息的重要器官，其功能对人的生活和劳动至关重要。由于眼暴露于体表，这增加了它受外伤和外界病原体侵袭的风险，再加上儿童自我保护意识薄弱，免疫系统发育也不够完善，使得儿童的眼部容易感染疾病或受到伤害。因而，保教人员应了解儿童眼部不适的常见原因及应对措施，以避免儿童眼部受到的伤害。

探索 2 哪些原因可引发儿童眼部不适？

请结合所学知识，根据引起儿童眼部不适的常见诱因，将其所对应的典型症状或表现进行概括、整理，并填写在表 4-8-1 中。

表 4-8-1 儿童眼部不适的诱因及典型症状或表现

眼部不适的诱因	儿童典型症状或表现
眼内异物	
眼部感染	
弱视	
斜视	
屈光不正	

学习支持 2

★ 儿童眼部不适的常见原因

一、眼内异物

眼内异物是引起儿童眼部不适的常见原因之一。由于眼睛十分敏感，即便是非常细小的异物也会使儿童出现强烈的刺激反应。当异物进入眼睛后，儿童可能会自诉眼睛有异物感、疼痛感，或感到视力模糊，或不断揉眼睛、无法睁开眼睛，同时患眼可能有较多泪水分泌、红肿甚至流血等症状。

一般细小的、无害的异物（如灰尘、睫毛、小飞虫等）在进入儿童眼内后，可立即引起不同程度的眼内异物感、疼痛感及反射性流泪，如果及时清除异物则症状消失。如果异物进入

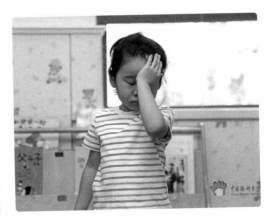

图 4-8-3 眼内异物会引发不适

较深或体积较大（如石子、金属片、碎玻璃等），可能会对眼球组织造成损伤，甚至引发眼部感染，将严重影响儿童视功能的发育，导致视力下降，甚至完全丧失视力。

二、眼部感染

因细菌、病毒等病原体导致的眼部感染也是引发儿童出现眼部不适的常见原因。常见的眼部感染疾病包括急性结膜炎、睑腺炎和沙眼等。

1. 急性结膜炎

结膜是人体眼球表面的一层黏膜组织，具有保护眼球的作用。细菌感染、病毒感染、过敏反应或外伤等都可导致急性结膜炎。其中，感染性结膜炎具有很强的传染性，主要由被污染的手指、毛巾、纸巾等媒介物将细菌或病毒直接带入眼内。急性结膜炎患儿往往还伴随有其他疾病，如耳部感染或上呼吸道感染等。在托幼机构中，由腺病毒引起的病毒性结膜炎最为常见，通常被称为急性流行性结膜炎（红眼病）。保教人员应重点掌握该疾病的相关特征（见表 4-8-2），做好日常防护工作。

表 4-8-2　急性流行性结膜炎的病因、流行病学特征和临床特征

疾病名称	病因	流行病学特征		临床特征
急性流行性结膜炎	大多由腺病毒引起	传染源	患儿	（1）潜伏期：1—2 天 （2）主要症状：发病急，多为双侧性，有眼结膜充血水肿、眼睑肿胀、分泌物增多等症状。患儿有时会在刚起床时因分泌物粘连而难以睁开眼睛
		传播途径	主要通过被患眼污染的水、手、物品传播	
		易感人群	人群普遍易感，夏秋季多发	

此外，由外界过敏原，如飘浮在空气中的尘螨、动物毛屑、某些食物（如鸡蛋、牛奶）等引发的结膜变态反应性疾病称为过敏性结膜炎。这是一种儿童常见的非感染性眼部疾病，患儿多有过敏病史或过敏原接触史。该病的临床表现为频繁揉眼或眨眼、眼痒、结膜充血、眼痛、流泪、分泌物增多等，其中眼痒是学前儿童过敏性结膜炎最常见的临床症状和体征，患儿常因频繁揉眼而就诊[1]。

2. 睑腺炎

睑腺炎又称麦粒肿，是一种常见的眼睑腺体及睫毛毛囊的急性化脓性炎症，主要由葡萄球菌感染引起，为儿童常见的眼部疾病。根据肿胀部位，可分为内睑腺炎和外睑腺炎。临床表现主要为患眼的眼睑有充血、水肿、胀痛或眨眼时疼痛等症状，可伴同侧耳前有淋巴结肿大及压痛。轻者经治疗或不经治疗可自行消退，不遗留瘢痕；严重者需手术治疗。

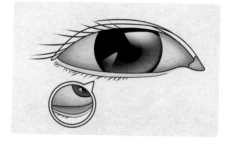

图 4-8-4　儿童急性结膜炎

3. 沙眼

沙眼是由沙眼衣原体所引起的慢性感染性结膜炎，有传染性，是致盲的主要疾病之一。儿童沙眼常为急性发病，主要通过接触患儿的眼睛分泌物传播。轻者眼睛可出现干燥感、瘙痒感、异物感，以及结膜充血、视力疲劳等表现；严重者可出现流泪、畏光、灼痛及视力减退等症状。

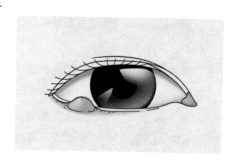

图 4-8-5　儿童睑腺炎

---

① 余继锋，李莉，崔燕辉，等 . 学龄前儿童过敏性结膜炎临床症状分析［J］. 解放军医学院学报，2016，37（03）：212—214，291.

三、弱视

弱视属于视力发育不良或障碍，是引起儿童单眼视力减退的主要原因，主要由屈光不正、斜视及视觉剥夺等因素所致。儿童弱视的主要表现为视力低下，双眼单视功能障碍，经常眯眼或歪头看东西，部分患儿还有阅读困难、手眼协调能力差等表现。

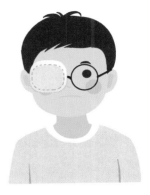

图 4-8-6　儿童弱视矫治

由斜视引起的弱视通常很容易被发现，一般是单眼发病，另外一只眼睛视力正常。而由其他原因引起的弱视则很难被发现，很多儿童直到 3 岁入园健康检查时才被发现有弱视。弱视在 5 岁前治疗的效果较佳，如果儿童弱视没有被及时发现或未接受治疗，会导致儿童视功能发育障碍，影响终身。目前，戴合适的矫正眼镜或采用"健眼遮盖法"① 是常用的儿童弱视矫治方法。

学习提示 I

保教人员应关注身边正在进行弱视矫治的儿童，并为其提供必要的支持。例如，为儿童提供一个被接纳、尊重、关怀的心理环境，避免受到嘲笑、排斥；提供安全的环境，避免儿童在运动、上下楼梯时发生摔倒等意外事故；给儿童多安排一些精细的操作活动，以促进患眼的发育。

四、斜视

儿童斜视是指儿童双眼注视方向不一致，即当一只眼向前方注视时，另一只眼则恒定或间歇性地向内、向外、向下或向上看。斜视是一种常见的儿童眼病，是弱视的危险因素。斜视主要表现为内斜视、外斜视及上下斜视。患儿表现出的典型症状包括：看某样东西太久时会感觉头痛、眼酸痛、畏光；阅读时会间歇性地出现字迹模糊不清、重叠或串行等情况；立体感觉差，不能精确地判定空间物体的位置和距离等。

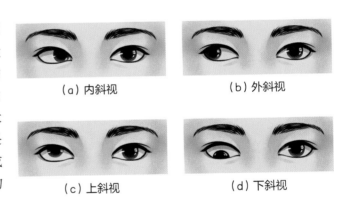

图 4-8-7　儿童斜视的主要类型

儿童斜视有属于先天性的，也有在儿童时期继发于其他视觉受损（如一侧眼睛出现损伤、肿瘤、其他严重的神经系统疾病等）的情况。斜视不仅会造成儿童视觉功能障碍，而且眼位偏斜的外观还会严重影响儿童的身心健康。无论什么原因导致的斜视，都需要及早诊断和治疗，否则儿童就有可能无法同时运用双眼，进而使其中一只眼睛发展为弱视。

五、屈光不正

屈光不正是指当眼处于非调节状态（静息状态）时，外界的平行光线经眼的屈光系统屈折后，不能准确聚焦于眼底视网膜上，无法形成清晰的图像的眼部疾病。该病与遗传、不合理的用眼等因素有关，主要分为远视、近视、散光三种类型（见表 4-8-3）。屈光不正可引起儿童视力下降、视物模糊等眼部不适，易造成视力疲劳，严重影响儿童的日常生活和学习。

学前儿童是视力发育成熟的关键时期，也是视力异常发生的活跃时期。研究表明，屈光不正已成为学前儿童视力发育不良的主要原因，是引起儿童弱视和斜视的最常见原因，也是儿童时期防盲治盲

---

① 说明："健眼遮盖法"是弱视的传统疗法，即在医生的指导下，用以塑料布或黑布制成的遮眼罩将健眼彻底遮住，迫使弱视眼看物，使弱视眼得到锻炼而提升视力。

的重点[①]。近些年来，随着电子产品的迅速普及和应用，儿童使用电子设备的年龄大幅提前，使用的时长也远超于建议范围，这导致儿童屈光不正的发病率明显升高。由此，为保护学前儿童的视力，定期对儿童进行视力筛查和检测尤为必要。

表 4-8-3 屈光不正的分类及典型症状

分类	说 明	典 型 症 状
远视	在眼球调节处于松弛的状态下，平行光线经眼的屈折后在视网膜后聚成焦点	（1）轻度远视：通过调节功能可以获得清晰的远或近距离视力，一般无症状 （2）中度远视：因过度使用调节导致集合[②]过强而产生内斜视 （3）高度远视：因无法通过调节功能来补偿，导致远或近视力均下降 （4）由于长期处于调节紧张状态，因此很容易发生视力疲劳症状
近视	在眼球调节处于松弛的状态下，平行光线经眼的屈折后在视网膜前聚成焦点	（1）远距离视物模糊 （2）部分未矫正者可出现视力疲劳症状 （3）近视度数较高者，除远视力差外，常伴有夜间视力差、飞蚊症、飘浮物感和闪光感等症状
散光	平行光线经眼的屈折后不能在视网膜上形成一个焦点	屈光度数低者可无症状，稍高的散光可有视力减退，看远、近都不清楚，似有重影等表现，且常有视力疲劳症状

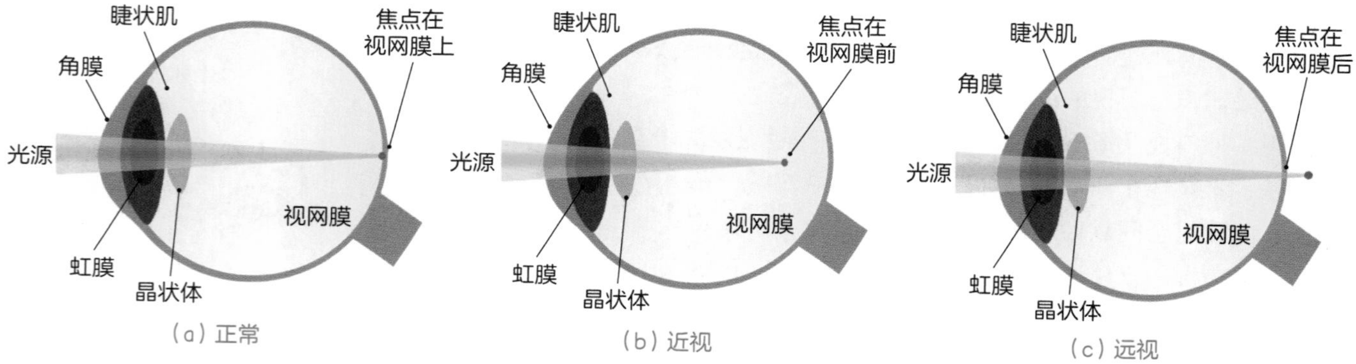

图 4-8-8 正视、远视、近视的成因

引起儿童眼部不适的因素有很多，除了以上几类常见原因外，倒睫、儿童抽动症及不良习惯等也可引起儿童眼部异常。其中，倒睫是指儿童睫毛向后生长，以致触及眼球的不正常状况，也是一种常见的眼科疾病，以患眼疼痛、眼红、流泪、持续性异物感、畏光等为典型症状。儿童抽动症又称为儿童抽动-秽语综合征，是一种在儿童期和青少年期均常见的、复杂的慢性神经精神障碍，其特征是患儿频繁挤眉、弄眼、皱鼻子、噘嘴、摇头、耸肩、扭颈、喉中不由自主地发出异常声音（似清嗓子或干咳声），少数患儿有控制不住地说脏话的症状。此外，儿童眼部异常也可能是由不良习惯（如儿童有模仿他人眨眼睛或斜眼看人的行为）导致的，如果不及时纠正也会使其形成眨眼的不良习惯，从而引起眼部疾病，因此成人要及时予以纠正。

① 周明月，莫宝庆．学龄前儿童屈光不正相关因素研究进展［J］．中国妇幼保健，2019，34（03）：719—722.
② 说明：眼睛在注视近处物体时，除了晶状体调焦外，双眼必须同时向内转，眼的这种功能称为集合。如果集合功能出现异常则可能引发斜视。

学习提示 2

儿童近视的形成有一个过程，早期可能属于调节性近视（俗称"假性近视"），通过用眼行为改变或治疗可以使视力恢复，否则将发展为不可逆的"真性近视"。

探索 3 保教人员如何识别儿童眼部不适？

国庆长假结束了，张老师发现豆豆在上课和玩积木时总是频繁眨眼睛或揉眼睛。经过初步的检查，张老师发现豆豆的眼睛并没有异物进入，但眼睛红红的。豆豆说他觉得眼睛不舒服，所以总会忍不住眨眼睛或揉眼睛。张老师将此事反馈给豆豆的家长后得知，由于家长工作忙，豆豆在放假期间很少出门，每天都拿着平板电脑不放，一看就是好几个小时。张老师建议家长带豆豆去医院做一次视力检查。

请结合所学知识，思考保教人员如何才能及早发现儿童眼睛可能存在的异常问题。

....
....

学习支持 3

★ 儿童眼部不适的识别与健康评估

一、儿童眼部不适的识别

导致儿童眼部不适的原因有很多种，具体表现出的症状也各不相同。学前儿童因受发展限制，他们常无法准确阐述自己的症状，因此保教人员需要在一日活动中细心观察每一个儿童，以尽早发现儿童眼睛可能存在的异常问题。当儿童存在以下一项或多项特征时，保教人员应怀疑儿童眼睛或视力可能有异常。

● 自诉眼睛不舒服或疼痛、视物模糊或有重影。
● 频繁地眨眼睛或揉眼睛。
● 看东西时总是眯着眼、皱眉、偏着头，或头部一直保持异常姿势。
● 眼睛畏光（对光敏感）、发痒、不断流泪。
● 眼睛有黄色或黄绿色脓性分泌物，有时甚至无法睁开（尤其在午睡后）。
● 眼睛受到外力伤害，并伴有肿胀、淤青或流血。
● 眼睑肿胀、有皮疹或肿块、下垂。
● 眼球歪斜或不对称，或双眼不能协调运动。
● 巩膜异常，如颜色呈红色（充血）、蓝色、黄色，有异常斑块、斑点等。
● 辨别颜色有障碍。
● 手眼协调能力差，或明显弱于同龄儿童。
● 在黑暗处行走困难。
● 出现其他的眼部异常情况。

二、儿童眼部不适的健康评估

当发现儿童眼部不适后，保教人员应详细检查其眼睛，并综合发生的情境、其他伴随症状、流行病学特征、儿童相关病史等因素对其健康状况进行初步评估，以尽早排查可能的传染性疾病或存在的危险情况。

1. 眼部不适发生的情境

结合儿童眼部不适发生的情境和眼部的具体表现可帮助保教人员初步判断其可能的诱因，具体如下：

（1）如果儿童是在刮风、植物种子（如柳絮、梧桐絮等）或尘土飞扬、用手揉搓眼睛的情境下发生眼部不适的，那么可能是因絮状物、尘土或污物进入眼睛所引发的刺激反应，也可能是由过敏原所引发的过敏反应。在这种情况下，儿童通常表现为眼睛发痒、流泪、频繁眨眼、忍不住用手揉眼睛等。

（2）如果儿童是在追逐打闹中突然发生眼睛不适的，则有可能是由眼部被意外碰撞、挤压、抓挠等外力伤害引发的，通常表现为眼眶肿胀、眼睛伴有外伤或流血等。

（3）如果儿童眼部不适与具体的情境无关，即为突发的、急性的眼部不适（如眼睛充血、有脓性分泌物、畏光等），那么多是由病菌感染引发的；而长期的、慢性的眼部不适（如看人看物眯眼、皱眉、歪头等），则可能是由屈光不正或其他眼部疾病（如斜视、弱视等）导致的。

2. 其他伴随症状

除了检查儿童的眼部异常症状外，保教人员还应检查儿童有无发热、上呼吸道感染、耳部不适等伴随症状。这些伴随症状通常意味着儿童的眼部不适可能是由病菌感染引发的。

3. 流行病学特征

保教人员还应重点结合园所内有无传染病的发生、儿童有无传染病接触史及当前季节的主要流行病类型等信息来初步排查儿童是否存在眼部传染性疾病，尤其是急性流行性结膜炎。

4. 儿童相关病史

如果儿童曾经患有某些可引发眼部不适的疾病，那么保教人员应怀疑其症状与该疾病可能存在关联。例如，有过敏病史的儿童在接触过敏原后，除了眼睛出现发痒、红肿、见光流泪、分泌物多等症状外，还可出现连续打喷嚏、咳嗽等过敏反应。

大多数情况下，引起儿童眼部不适的因素并不会立即危及其生命安全，但某些危险情况可能导致儿童视功能出现严重损害。如果儿童属于以下一项或多项危急情况，保教人员应在通知家长的同时立即联系 120 急救中心或将儿童送医诊治。

● 儿童眼部在受到外力伤害后出现肿胀、流血或视力下降等情况。

● 有尖锐异物进入或刺入眼睛。

● 有毒、有害物质进入眼睛。

● 其他保教人员无法处理或者认为严重的情况。

探索 4　儿童眼部不适该如何处理？

情境 1：户外运动时突然起风了，豆豆的眼睛进了灰尘，她开始不断地揉搓眼睛。

情境 2：张老师发现贝贝在听课时总喜欢眯着眼、皱着眉，而且还频繁地眨眼睛，看书时眼睛离书本很近。

情境 3：午睡起床时，丽丽哭着喊道："老师，我睁不开眼睛了！"张老师发现丽丽的上下眼睑竟然被黄色分泌物给粘住了。

情境 4：张老师发现君君总是频繁地用手揉眼睛，而且他的双眼结膜红红的，并伴有分泌物。

针对以上儿童眼部不适的情境，保教人员该如何处理？请小组合作，分别讨论不同情境的处理方法。

学习支持 4

★ 儿童眼部不适的应对流程

当发现儿童眼部不适时，保教人员可参考以下应对流程进行处理。

第一步　初步评估儿童的健康状况

结合儿童眼部不适发生的情境、其他伴随症状、流行病学特征和相关病史等信息，对儿童的健康状况进行初步评估。

第二步　根据评估结果采取应对措施

根据儿童眼部不适的具体诱因及初步的健康评估情况，及时向保健教师反馈，协助保健教师做好进一步的健康检查，并在通知家长的同时，采取相应的处理措施。

❶　儿童视力可能异常

如果怀疑儿童的眼部不适属于弱视或屈光不正，应及时告知保健教师，做好相关记录，并通知家长尽早将儿童送医诊治。

❷　儿童眼部有异物

（1）安抚儿童的情绪，要求儿童不要用手揉搓眼睛。

（2）通过询问儿童或根据儿童当时所处的具体情境（如身边有沙尘吹起）来初步判断异物的性质及位置。

（3）如果儿童眼部只是轻微不适，无其他异常症状，且怀疑异物为眼睫毛、沙尘等，可先用手指拨开儿童的上下眼睑，仔细检查眼睛的每个部位，初步判断异物的位置。若异物在眼睑上，可向眼内异物轻轻吹气，通过刺激眼泪分泌的方式将异物冲出，也可以使用干净的湿棉签或纸巾的湿角将异物轻轻粘出来。若异物在眼球上，建议用干净的清水从内眼角向外眼角冲洗眼睛。

（4）如果儿童眼部因有剧烈疼痛或伴有流血症状而无法睁眼，应让儿童闭上眼睛，尽量不要转动眼球，也不要盲目去检查或清除异物，应及时用敷料覆盖患眼并将儿童送医处理。

（5）如果儿童眼内进入了消毒剂、清洁剂等液体化学物，应用大量的流动水冲洗患眼 15 分钟以上，且要确保冲洗时患眼在下方，避免污染物进入健康眼睛，然后及时送医。

❸　儿童眼部可能感染

（1）安抚儿童情绪，避免其过度紧张、焦虑。

（2）要求儿童不要用手去揉眼睛，避免眼睛的进一步感染或损伤。

（3）建议儿童选择舒适的体位休息，减少用眼，避免强光刺激患眼。

（4）为儿童清洁眼部分泌物（如有）。若分泌物较少，可用被温水沾湿的一次性棉签或棉球从内眼角向外眼角轻轻擦拭；若分泌物较多，甚至粘住了上下眼睑，可用被温水湿润的干净毛巾在眼睛上热敷几分钟后再擦拭。如果儿童眼部有肿胀的情况，可以使用被冷水浸湿的干净毛巾冷敷患眼，以缓解症状。

（5）密切观察儿童的体征变化，如有发热、咳嗽等症状，还应进行相应护理。

4 儿童出现危急情况

如果发现儿童的眼部出现严重外伤等危急症状或情况，应立即拨打 120 急救电话或将儿童紧急送医诊治。

第三步　记录信息并关注儿童病情

及时将儿童眼部不适出现的时间、诱因、具体表现，以及处理的方法与结果、与家长沟通的内容等信息记录下来。同时与家长保持联系，了解儿童就医结果及病情转归情况，必要时还应做好传染病防控工作。

· 学习提示 3 ·

若儿童有过敏病史或过敏原接触史，且儿童感觉眼睛发痒，不断揉搓患眼，保教人员应怀疑其眼睛的不适症状是由过敏引发的。此时，应及时清除可能的过敏原或让儿童离开特定环境。

探索 5　如何为儿童进行眼部给药？

请结合微课"眼部给药法"与"学习支持 5"中的内容，尝试进行"眼部给药法"自主操作练习，熟悉操作步骤与规范，然后将学习收获记录下来。

....

....

....

学习支持 5

★ 眼部给药法

家长在儿童患眼部疾病或感到眼部不适时，可委托保健教师为其进行眼部给药。保健教师在对儿童进行眼部给药前，需检查儿童眼部有无特殊情况，如出血、红肿等。

在为儿童眼部给药前，应准备好当日的儿童在园用药委托单、儿童带药用药记录表、药箱、儿童需使用的眼药水或药膏、无菌棉签或干净的纸巾、生理盐水、快速手消毒液等。

实训练习 4-8-1

眼部给药法

1. 实训准备

儿童在园用药委托单、儿童带药用药记录表、药箱、眼药水或药膏（模拟）、无菌棉签、消毒棉球、生理盐水等。

2. 实训步骤与评价

在教师的指导下，分组进行"眼部给药法"练习，然后使用表 4-8-4 对小组成员的操作过程进行组内评价，并对自己的操作进行小结与反思。

表 4-8-4　眼部给药法的操作步骤、要求及评价

评价项目	操作步骤与要求		分值（分）	得分（分）
1. 操作前的准备	① 物品准备齐全		5	
	② 与班主任核对儿童的姓名、年龄以及用药名称、剂量、时间等信息		5	
	③ 初步检查儿童全身一般情况及眼部情况		5	
2. 操作时的要求	① 将儿童带至安静、光线充足的场所，要求其取坐位或仰卧位。取坐位时，儿童头向后微仰，操作者坐（站）在儿童的前方；取卧位时，操作者蹲或坐于儿童的右前方		5	
	② 清洁双手，并戴好口罩		5	
	③ 从药箱中取出儿童所需使用的眼药，再次核对相关信息，并向儿童说明给药目的、配合要点		5	
	④ 用无菌棉签蘸取生理盐水，由睫毛根部向外清理儿童的眼部周围，注意勤换棉签		5	
	滴眼药	⑤ 一手用消毒棉球轻轻拨开儿童患眼的下眼睑，要求儿童向上看，暴露下结膜囊	5	
		⑥ 另一手持药瓶，从距离眼睛 2—3 厘米处将适量药液（遵医嘱，通常为 1—2 滴）滴入下穹隆结膜囊内	5	
		⑦ 让儿童闭眼 1—2 分钟，轻轻转动眼球，同时不要眨眼睛，使药液在结膜囊内充分弥散	5	
		⑧ 用消毒棉球或纸巾擦去眼周流出的药液，并用手指压迫儿童的眼内角下方 1—2 分钟，以免药液流向鼻腔	5	

续　表

评价项目	操作步骤与要求		分值（分）	得分（分）
2. 操作时的要求	涂眼膏	⑨ 一手用消毒棉球轻轻拨开儿童患眼的下眼睑，要求儿童向上看，暴露下结膜囊	5	
		⑩ 另一手持眼膏，将适量眼药（遵医嘱）挤入下穹隆结膜囊内	5	
		⑪ 要求儿童闭眼 1—2 分钟，轻轻转动眼球，使眼药均匀地分布在结膜囊内	5	
		⑫ 用消毒棉球或纸巾擦去眼周溢出的眼药	5	
3. 操作后的记录与整理	① 再次核对并记录给药信息		5	
	② 要求班主任及时向家长反馈，并观察儿童眼部用药后的反应		5	
	③ 将剩余药品放回药箱，清洁双手		5	
4. 综合素养	① 积极与儿童友好互动		5	
	② 操作后保持物品的干净、整齐		5	
总　　分			100	

操作小结与反思：

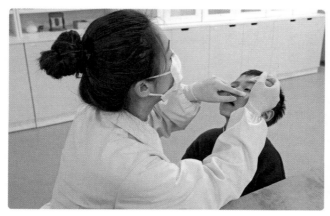

图 4-8-9　将眼药水滴入结膜囊内

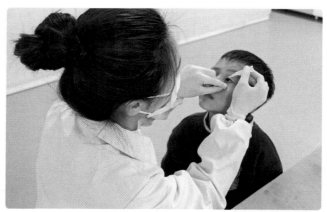

图 4-8-10　将眼药膏挤入结膜囊内

★ 学习提示 4

（1）在为儿童滴眼药时，药液应滴在结膜囊内，不可直接滴在球结膜上，以免儿童因受到刺激而用力挤眼，将眼药挤出眼外。同时，应注意动作轻柔，手指不可直接接触儿童眼球或角膜，也不可压迫儿童眼球。

（2）在为儿童滴眼药和涂眼膏时，不可将药瓶直接接触儿童的眼睛或睫毛，避免药物污染。

（3）如儿童的眼部在用药后出现过敏性反应，如瘙痒、红肿、发热等，应及时送医处理。

（4）若滴眼剂为悬浊液，用药前则需将药液摇匀。

探索 6　如何预防或减少儿童眼部不适的发生？

请根据儿童眼睛的发育特点及眼部不适的常见诱因，思考保教人员可以采取哪些措施来预防或减少儿童眼部不适的发生。

学习支持 6

★ 儿童眼部不适的预防

学龄前期是儿童视觉发育的关键时期，不良刺激或某些疾病均可能影响儿童视力的正常发育，保教人员应与家庭相互协作，从小培养儿童爱护眼睛、保护视力的意识，并从以下几个方面做好儿童眼及视力的保健工作。

一、为儿童创设良好的用眼环境

无论是在托幼机构还是在家中，都应为儿童提供适合其身高的桌椅，椅子的高度应以儿童坐时两脚能平放于地面，小腿与大腿呈 90 度为标准。在儿童活动的环境中，窗户大小要适中，以确保自然采光充足；当光线不佳时，应采用白炽灯照明。为儿童提供的书籍要颜色鲜明、画面清晰、文字大小适中。当组织儿童开展画画、写字等活动时，光线应来自儿童的左上方，以免引起重影。此外，还要注意限制电子屏幕在教学中的使用时间，一日活动应遵循"动静结合"的原则，避免儿童用眼过度，让他们的眼睛得到充分休息。

二、引导儿童养成良好的用眼习惯

引导儿童从小养成良好的用眼习惯将使其受益终身。具体做法有：引导儿童学习正确的坐姿，保持"一尺、一拳、一寸"，即眼睛与读物距离约一尺，胸前与桌子距离约一拳，握笔的手指与笔尖距离约一寸；引导儿童养成良好的阅读习惯，如不要躺着、趴着或蹲着看书，不要在走路或乘车时看书，不要在光线过强或过暗的地方看书、画画，每

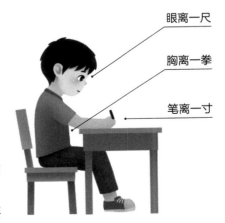

眼离一尺
胸离一拳
笔离一寸

图 4-8-11　养成正确的坐姿习惯

次连续看书的时间不要超过 30 分钟等，避免造成视觉疲劳；教育儿童勤洗手，不要用手揉搓眼睛，避免感染眼部疾病。良好的用眼习惯需要长时间培养，保教人员和家长在发现儿童有不正确的用眼行为时，应及时提醒他们纠正。

三、加强用眼安全教育

儿童大多数的眼部损伤是可以预防的，且损伤大多发生在家中。安全教育是提高儿童视力保健意识和降低眼部受伤的重要措施。保教人员和家长一方面要避免低龄儿童玩弄尖锐物（如牙签、筷子、剪刀、小刀）、有害化学物（如清洁剂、消毒剂、强力胶）、爆炸物（如烟花、爆竹）等危险物品；另一方面要让儿童认识到眼睛对健康的重要意义，引导儿童熟悉可能导致眼睛受伤的危险因素。在日常生活中，保教人员和家长如果发现儿童有可能导致眼睛受伤的危险动作或行为（如用激光笔照射他人或自己的眼睛），应及时制止并对其进行安全教育。

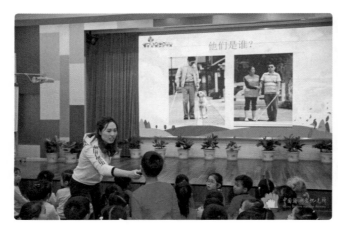
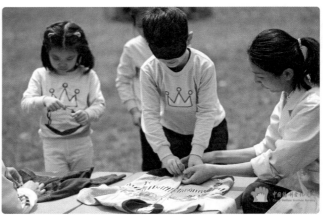

图 4-8-12　儿童用眼保健与安全教育

四、定期组织儿童检查视力

根据相关规定，托幼机构应建立定期视力检查制度，做到早监测、早发现、早预警、早干预。托幼机构要对新入园的儿童进行裸眼视力及矫正视力检查，记录近视家族史，并为所有儿童建立视力发育档案。在园儿童需定期进行视力和屈光度检查，以动态了解儿童眼部的发育情况。保教人员需掌握班级儿童眼部的发育情况，并将每次的视力检查结果及时反馈给家长。对于视觉高危儿童[①]和有视觉异常情况的儿童，保教人员应建议家长及早带儿童到医院进行诊断和矫治，同时为其视力矫治创造有利条件，如给近视儿童调整座位、给弱视儿童设计精

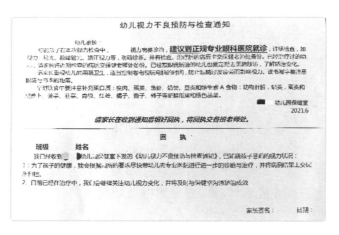

图 4-8-13　儿童视力不良预防与检查通知

细操作活动等。此外，保教人员在日常活动中还要注意观察儿童眼部的异常表现，如经常眨眼、皱眉和眯眼，以及眼睛发红、看东西歪着头、手眼协调能力差等，在发现异常时及时通知家长带儿童就医矫治。

五、提高家长的重视程度

儿童多数时间是在家中度过的，家长承担着儿童视力保健的重要职责，因此保教人员应鼓励家长以身作则，积极引导儿童参加户外运动，控制手机、电视等电子产品的使用时间，引导和帮助儿童养成良

---

① 说明：视觉高危儿童是指家族成员有屈光不正、斜视、弱视等视力低常者和有视力异常迹象（如看东西眯眼、皱眉、歪头、斜颈、动作迟钝等）的儿童。

好的用眼习惯，提供适宜的居家视觉环境。此外，保教人员还可以通过家长会、书籍推荐和知识分享等形式引导家长学习护眼知识，提高家长对儿童视力保健的重视程度；鼓励家长主动与自己加强沟通，以掌握儿童的视力发育和健康状况，随时关注儿童的视力异常迹象。

六、确保儿童营养均衡和睡眠充足

均衡的营养摄入是确保儿童视力发育的重要前提，托幼机构和家长应为儿童提供营养均衡的膳食。有益于儿童眼睛发育的营养素主要有蛋白质、钙、叶黄素及各类维生素等。其中，蛋白质是眼部组织修补和更新的重要营养素；丰富的钙质具有消除眼肌紧张的作用；叶黄素是很好的抗氧化剂，能避免视网膜在吸收光线的时候受到氧化伤害，同时还具有保护眼睛的微血管、维持良好的血液循环等作用；维生素 A 有利于缓解眼睛疲劳，提高眼睛的感光能力和对黑暗环境的适应能力，避免夜盲症、眼干燥症等疾病的发生；维生素 C 是组成眼球水晶体的成分之一，丰富的维生素 C 摄入有利于避免水晶体浑浊、白内障等疾病的发生。

此外，由于人的大脑与眼睛有着十分密切的关系，儿童白天的学习或活动会使大脑产生疲劳，由大脑支配的视神经和整个眼球也会疲劳，因此，为了保护好眼睛，应保证儿童每日获得充足的睡眠。

在线自测

---------- ○ 课后练习 ○ ----------

1. 在下列有关儿童眼发育特点的表述中，正确的是（　　　）。

A. 儿童眼球前后距离较短，在视觉上形成一种生理性近视

B. 儿童眼调节能力强，远处、近处的物体都能看得清晰

C. 儿童眼调节能力强，长时间看近处的物体不容易疲劳

D. 儿童生理性远视的特征随年龄增长而更加明显

2. "患儿一侧眼无器质性病变，矫正视力低于相应年龄的视力，经常歪着头看人、看物，手眼协调能力较差。"这句话描述的是（　　　）的典型症状。

A. 近视　　　　　　B. 远视　　　　　　C. 散光　　　　　　D. 弱视

3. 近视是指眼球调节处于松弛的状态下，平行光线经眼的屈折后在视网膜的（　　　）方聚成焦点。

A. 前　　　　　　　B. 后　　　　　　　C. 上　　　　　　　D. 下

4. 毛毛在玩塑料玩具时，因用力过大，使玩具的一个边角小碎片飞入了左眼。毛毛立即大哭起来，并用手捂着左眼。张老师见状赶紧来到毛毛身边，只见毛毛的右眼正常，左眼无法睁开，并有少量出血。下面关于张老师采取的应对措施中，恰当的是（　　　）。

A. 立即用水冲洗毛毛受伤的左眼

B. 告诉毛毛不要睁开眼睛，不要转动眼球，也不要用手揉眼睛，然后立即将毛毛送保健室检查，并及时联系 120 急救中心或将毛毛送医

C. 让毛毛尝试睁开眼睛，并通过镊子将玩具碎片取出

D. 让毛毛自己用手轻轻揉眼睛，并观察异物是否排出

5. 儿童在阅读时，建议眼睛与读物的距离大约保持（　　　）较为合适。

A. 一寸　　　　　　B. 一尺　　　　　　C. 一拳　　　　　　D. 一米

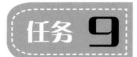

任务 9 耳部不适的识别与照护

○ **学习目标** ○

☑ 知晓耳的结构、主要功能及儿童耳发育的特点。

☑ 熟悉儿童耳部不适的常见诱因及耳朵（听力）的保健要点。

☑ 记住托幼机构儿童耳部不适的应对流程及注意事项。

☑ 能根据症状和体征识别儿童耳部不适，并对其进行初步的健康评估。

☑ 能根据评估结果，为耳部不适的儿童提供恰当的健康照护。

☑ 能与耳部不适的儿童及其家长进行有效沟通。

☑ 提高对儿童耳部不适的识别能力和预防意识，积极参与相关知识的学习。

○ **学习准备** ○

☑ 预习本任务内容，完成预习测试。

☑ 学习微课"耳部给药法"，熟悉操作步骤与要求。

☑ 结合预习内容，完成各探索活动中的思考题。

预习测试

微课
耳部给药法

探索 1 人是怎么听见声音的？

请结合耳的功能与儿童耳发育的特点，思考以下问题：

1. 人是如何听到声音的？请用自己的话概括说明。

2. 为什么儿童在患有上呼吸道感染时容易引发中耳炎？

学习支持 1

★ **儿童耳发育的特点**

一、耳的结构与功能

耳是听觉和位觉（平衡觉）的外周感觉器官，它具有辨别声波振动的功能，能将振动发出的声音转换成神经信号，然后传给大脑。耳由外耳、中耳和内耳三部分组成。

外耳包括耳廓和外耳道两部分。耳廓的主要功能是收集声波，声波经其放大后汇入外耳道。外耳道是一条自外耳门至鼓膜的弯曲管道，外耳道的皮肤上生有耳毛和一些腺体，腺体的分泌物（主要是耵聍）和耳毛对外界灰尘等异物的进入有一定的阻挡作用。

中耳包括鼓膜、鼓室、听小骨（包括锤骨、砧骨、镫骨）和咽鼓管（为中耳与鼻咽部的通道），主要功能是传导声音。经过外耳道传来的声波，能引起鼓膜的机械波动，然后再通过听骨链传到内耳的卵圆窗，引起内耳里淋巴的共振。咽鼓管的主要作用是使鼓室内的空气与外界空气相通，使鼓膜内、外的气压维持平衡。

内耳由前庭、半规管、耳蜗组成。前庭可以感受头部位置的变化和直线运动时速度的变化，半规管可以感受头部的旋转变速运动，当这些被它们感受到的刺激反映到中枢以后，就会引起一系列反射来维持身体的平衡。耳蜗是感受声音刺激的器官，有传音和感音的作用。

人的听觉是由耳、听神经和听觉中枢的共同活动来完成的。声波由耳廓收集以后，通过外耳道、鼓膜和听小骨传到内耳，使内耳的感音器官（柯蒂氏器官）发生兴奋，将声能转变为神经冲动，再经过听神经传入大脑皮层的听觉中枢，从而产生听觉。

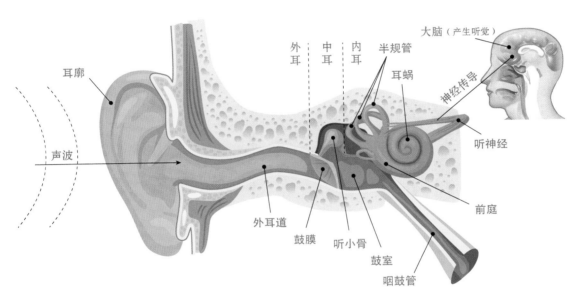

图 4-9-1 耳的结构

二、儿童耳发育的特点

1. 外耳道壁骨化未完成

儿童的耳正处于生长发育的过程中，儿童在 5 岁前，外耳道壁未完全骨化，耳道也较狭窄，因此容易受到感染。此外，儿童的耳廓皮下组织很少，血液循环差，冬天时易生冻疮。

2. 咽鼓管发育不完善

与成人相比，儿童的咽鼓管较短、粗，倾斜度较小，鼻咽部的分泌物及细菌容易沿着咽鼓管侵入中耳，引起中耳炎。此外，咽鼓管和中耳的黏膜都属于呼吸性黏膜，表面有富含溶菌酶的黏液层覆盖，并且黏膜表面纤毛的单向运动可以将分泌物排向鼻咽部，从而形成抗感染的防御机制。但儿童的这种清洁和防御机制尚未形成，病菌容易侵入中耳。

3. 耳蜗的感受性较强

儿童基底膜纤维的感受能力较成人强，所以儿童的听觉比成人敏锐，对噪声也更为敏感。儿童若长期处于噪声环境中，将造成听力损伤。

探索 **2**　哪些原因会引发儿童耳部不适?

　　请结合所学知识，根据引起儿童耳部不适的常见诱因，将其所对应的典型症状或表现进行概括、整理，并填写在表 4-9-1 中，然后与大家一起分享。

表 4-9-1　儿童耳部不适的诱因及典型症状或表现

耳部不适的诱因	儿童典型症状或表现
外耳道异物	
急性中耳炎	
急性外耳道炎	
外耳湿疹	
听力损失	

学习支持 **2**

★ 儿童耳部不适的常见原因

　　造成儿童耳部不适的原因有很多，常见的有外耳道异物、耳部感染性疾病（如急性中耳炎、急性外耳道炎）、外耳湿疹及听力损失等。

1. 外耳道异物

　　外耳道异物是儿童耳部不适的常见诱因之一。进入儿童外耳道的异物通常包括动物类（如蚊子、飞蛾、蜘蛛等）、植物类（如豆类、谷类等）及非生物类（如小石子、玻璃球、纸团等）三种类型。

　　儿童外耳道有异物时所表现出的症状及所产生的危害取决于异物的大小、性质、停留时间等多种因素。一般情况下，细小且无刺激性的非生物类异物在进入儿童外耳道后可长期存留于外耳道而不引起症状，具有很大的隐蔽性，当症状明显时可出现耳部发痒、耳痛、耳鸣等表现。较大的非生物类异物则可阻塞外耳道，使儿童出现听力下降、耳闷、耳痛等症状。如果是活昆虫等动物类异物进入外耳道，则可能引发剧烈的耳痛、眩晕等症状，使儿童惊恐不安，甚至损伤外耳道黏膜或鼓膜。如果是种子等植物类异物进入外耳道，则可遇水膨

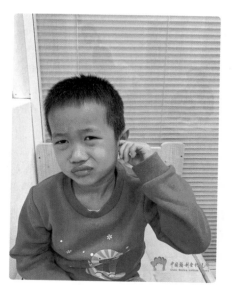

图 4-9-2　外耳道异物引发不适

胀，刺激外耳道，引发炎症和耳痛。通常，进入儿童外耳道的异物若能被及时取出，则可使耳部不适症状消失。

2. 急性中耳炎

　　急性中耳炎是指由各种因素所导致的中耳黏膜的急性化脓性炎症，多发于婴幼儿，以冬春季发病率最高。由于儿童的咽鼓管短、宽且平直，位置较低，因此当儿童上呼吸道受到感染或患猩红热、麻疹等

传染性疾病时，鼻咽部的分泌物及细菌容易沿着咽鼓管进入中耳腔内，诱发急性中耳炎。

急性中耳炎往往起病较急，患儿的临床表现包括突发耳痛、耳鸣、耳闷，轻度的听力下降，烦躁哭闹等，通常还伴有咳嗽、鼻塞、流涕等上呼吸道感染症状，以及发热、倦怠、呕吐、食欲减退等全身症状。低龄儿童常表现为反复哭闹、用手拍打脑袋、用手抓耳朵、摇头、入睡困难等。如果没有得到及时的治疗，急性中耳炎可导致儿童鼓膜穿孔，引起患耳流脓及听力下降，严重者甚至会出现脑膜炎等并发症。

> **学习提示 I**
>
> 错误的擤鼻涕方式（同时捏住两侧鼻孔擤鼻涕）、喂食方法（如躺着喝奶或饮水），以及鼓膜损伤、急性传染病等都可能引发儿童急性中耳炎。

3. 急性外耳道炎

急性外耳道炎是指发生于外耳道皮肤或皮下组织的急性感染性炎症。当外耳道皮肤有外伤或局部抵抗力降低时易受感染。例如，因挖耳或异物而造成外耳道损伤，因游泳或洗浴而使外耳道被水液浸渍等都容易造成急性感染，引发急性外耳道炎。

患儿主要的症状包括外耳道灼热、发痒、疼痛、弥漫性充血、肿胀、表皮糜烂等，严重者还伴有发热、耳周淋巴结肿大、听力下降等症状，可见脓性分泌物从外耳道流出。低龄儿童不善表达，可能会有哭闹，或为减轻疼痛而用手捂着耳朵、把手指伸入耳朵等表现。

4. 外耳湿疹

外耳湿疹是湿疹的一种，指发生于耳廓、外耳道及其周围皮肤的反应性炎症，是一种常见的变态反应，多见于过敏性体质的儿童。引起外耳湿疹的原因是多方面的，如外耳道有脓性分泌物，或耳内的汗液、肥皂水等对局部皮肤的浸渍均可引发外耳湿疹。

患儿的临床表现为耳廓前后的皮肤、耳廓后沟或耳周皮肤上有很小的斑点状红疹，或分散或密集在一起，有时会表现为丘疹、水疱等。儿童会因患处瘙痒而不停地搔抓耳部或哭闹，可严重影响睡眠和食欲。一旦外耳表皮被抓破，则易导致继发感染，出现糜烂、溃疡、浆液性渗出、黄色结痂等症状。

5. 听力损失

听力损失是指因听觉系统某一部位发生病变或损伤而导致的听觉功能异常或减退，也称为听觉障碍或听力残疾。根据听力损伤的部位，听力损失可分成三种类型：① 传导性听力损失，主要发生在外耳或中耳部分；② 感音性听力损失，是指由耳蜗及耳蜗后听神经通路病变导致的听力损失；③ 混合性听力损失，既有传导性听力损失，又有感音性听力损失[1]。

听力损失是引发儿童耳部不适的常见原因之一，主要表现为儿童单耳或双耳听力下降。随着我国新生儿听力筛查的普遍实施，早期的重度听力障碍患儿较容易被发现。但因新生儿期的听力筛查手段有一定的局限性，可能遗漏极少数有轻中度听力损失的儿童，所以即便通过了该听力筛查，也不能表明儿童不存在听力异常。此外，有些听力损失是迟发性的，因此儿童在成长发育的各个阶段都有发生听力损失的可能。

研究表明，学前儿童的听力损失发生率较高，以传导性听力损失为主，而感音性听力损失则以单侧、轻度为主，均具有隐匿性，需通过系统的听力检查才能发现[2]。在未通过听力复筛的儿童中，以暂时性听力下降为主，主要诱因包括分泌性中耳炎或咽鼓管功能异常、耵聍栓塞、鼓膜炎和外耳道炎等；少部分

---

① 方俊明.特殊教育学［M］.北京：人民教育出版社，2005：155.
② 刘云亮、李燕芳、张沁铭，等.5602 例 3—6 岁学龄前儿童听力筛查结果分析［J］.听力学及言语疾病杂志，2018，26（05）：472—474.

儿童属于迟发性听力损失，其诱因包括内耳畸形、耳毒性药物使用等[①]。

学前儿童正处于听觉、语言、智力等诸方面发展及发育的关键期，如果能做到听力损失的早发现、早干预（如戴助听器或人工耳蜗等）、早治疗或训练，就能最大限度地降低听力损失对患儿听觉语言功能的损害。由此可见，托幼机构对各年龄段儿童进行定期听力检测十分必要。

·● 学习提示 2 ●·

（1）儿童的听觉发育从出生后即开始，有意义的听觉行为在 3 个月以后逐渐得到发展，如果能在这个时期对患儿进行早期干预，其听力损失的康复就能获得最好的效果。

（2）家长要重视儿童的每一次健康检查，在日常养育中留心儿童的听力发育情况，以及时发现异常。一旦怀疑有异常，应及时将儿童送医检查。

探索 3 保教人员如何识别儿童耳部不适？

一天，张老师发现贝贝总是在用手指挖左边的耳朵。经过初步检查，张老师并没有发现贝贝的耳朵有异样。第二天午睡时，贝贝突然哭了起来，说自己耳朵痛，而且外耳道还流出了黄色的脓液，并有发热的迹象。张老师赶紧通知家长将孩子送医检查。医生发现，贝贝左耳患有分泌性中耳炎，左耳听力损失为 35 dB，属于轻度听力损失。由于发现及时，贝贝的左耳在经过治疗后，听力有了明显的改善，恢复至正常听力范围。

请先阅读案例，然后思考保教人员如何才能在一日活动中及早发现儿童耳部或听力有异常。

....

....

....

....

学习支持 3

★ 儿童耳部不适的识别与健康评估

一、儿童耳部不适的识别

引起儿童耳部不适的原因有多种，具体表现出的症状也各不相同。保教人员应在一日活动中加强对儿童的观察，当儿童存在以下一项或多项特征时，应怀疑其耳部或听力可能有异常。

---

① 刘敏.迟发性听力损失在 15448 例学龄前儿童中的发病情况分析［D］.南京：南京医科大学，2018.

- 自诉有耳痛、发痒、耳鸣、听不清声音等不适。
- 频繁摇头、抓耳朵或拍头、不明原因的哭闹或情绪烦躁、难以入睡等。
- 外耳道皮肤有皮疹、红肿，或呈鳞屑样，或有脓性分泌物流出。
- 有听觉异常表现，例如：对周围的声音反应迟钝，说话音量大；上课时经常听不懂或听不到教师的指令（除非在音量很大时才听得到）；在听别人讲话的时候，喜欢侧耳听音；无法定位声源（如不能正确地将头朝向声音发出的方向）；等等。
- 说话和发音的方式与年龄层次不符[①]。
- 怀疑或看到儿童外耳道中有异物。
- 出现其他的耳部异常情况。

学习提示 3

部分自闭症儿童也可能有对他人指令反应迟钝或没有反应、说话或发音奇怪等类似听力异常的表现，易被误认为是听力损失。然而，这类儿童的听力往往是正常的，他们需要到专业医疗机构做进一步的评估和诊断。

二、儿童耳部不适的健康评估

在发现儿童耳部不适后，保教人员应先检查儿童的外耳，并综合发生的情境、其他伴随症状、外耳的特征等因素对其健康状况进行初步的评估，以排查可能的传染性疾病或存在的危险情况。

1. 耳部不适发生的情境

如果儿童的耳部是在患上呼吸道感染之后才出现疼痛、发痒或听力下降等异常，则意味着儿童可能感染了中耳炎。如果儿童的耳部是在受到突然的刺激（如掌掴、巨大噪声、硬物抠挖）之后出现了听力异常，则应怀疑儿童可能存在听力损失。

2. 其他伴随症状

在儿童有耳部不适的同时，如伴有发热、咳嗽、鼻塞、流涕、咽痛等上呼吸道感染症状，通常由中耳炎引发；如伴有一侧或双侧腮腺肿大，则可能是由腮腺炎引发的耳部反射性疼痛。如果儿童无其他伴随症状，仅有听力异常的表现，则应怀疑儿童可能存在听力损失。

3. 外耳的特征

保教人员还可通过观察儿童耳廓及部分外耳道的情况来初步评估儿童的健康状况。如果儿童耳道有脓性分泌物流出，通常意味着其耳部有感染性疾病。如果儿童外耳皮肤有瘙痒性皮疹，则应考虑儿童患有外耳湿疹。如果在儿童外耳道内看到了异物，则其耳部不适可能由异物引发。

此外，儿童在耳部不适的同时，若出现以下一项或多项危急情况，保教人员应在通知家长的同时，立即联系 120 急救中心或将儿童送医诊治。

- 伴有高热（腋温超过 40℃）。
- 有尖锐异物刺入儿童外耳道内部，可能伤及鼓膜及内耳。
- 有毒、有害物质进入儿童外耳道。
- 其他保教人员无法处理或者认为严重的情况。

[①] 说明：有听力损失的儿童在语言发展上存在不同程度的障碍。例如，与同龄儿童相比，有听力损失的儿童可能会出现发音不清、发音不好（最常见的是尖声尖气的"假嗓音"和语调不准）、音节受限制（发音不灵活，不能连续发出几个音节）、词汇量少于正常同龄儿童等表现。

探索 4　当儿童耳部不适时，保教人员该如何处理？

情境 1：豆豆跑来告诉张老师，自己不小心将揉成小团的橡皮泥塞入了外耳道中。

情境 2：张老师发现贝贝平时上课时常侧耳倾听，而且经常听错老师的指令。

情境 3：午睡时，晨晨哭着说自己耳朵痛，睡不着。张老师检查后发现，晨晨体温为 39℃。

情境 4：张老师发现丽丽一直在用手指挖耳朵，她的外耳道和耳廓皮肤上有点状红疹。

针对以上儿童耳部不适的情境，保教人员该如何处理？请小组合作，分别讨论不同情境的处理方法。

....

....

学习支持 4

★ 儿童耳部不适的应对流程

当发现儿童有耳部不适时，保教人员可参考以下应对流程进行处理。

第一步　初步评估儿童的健康状况

结合儿童耳部不适发生的情境、其他伴随症状、外耳的特征等信息，对儿童的健康状况进行初步评估。

第二步　根据评估结果采取应对措施

保教人员应根据儿童耳部不适的具体诱因及初步的健康评估情况，及时向保健教师反馈，协助做好进一步的健康检查，并在通知家长的同时，采取相应的应对措施。

❶ 儿童听力可能异常

如果保教人员怀疑儿童存在听力损失，应督促家长尽早将孩子送医诊断。

❷ 儿童外耳道有异物

（1）安抚儿童的情绪，要求儿童不要用手指抠挖耳朵。

（2）通过询问儿童或用手电筒观察其外耳道内侧的方式，弄清异物的类型和位置。

（3）如果异物可见，且为活昆虫类，则可将儿童带入黑暗的室内，用灯光照射外耳道口，诱导昆虫爬出。

（4）如果异物可见，且为植物种子类或非生物类的细小物体，则可让儿童耳朝下，轻拍其外耳廓，将异物震出。

（5）如果异物不可见，或无法自行取出，应尽快将儿童送医诊治。

❸ 儿童耳部可能感染

（1）安抚儿童情绪，避免其过度紧张、焦虑。

（2）建议儿童选择舒适的体位休息，如呈坐位、半躺位。

（3）如果儿童耳部发痒，应禁止其用手指抠挖耳朵（可帮儿童剪去过长的指甲），避免外耳道皮肤损伤。

（4）如果儿童耳道有分泌物流出，应及时使用消毒棉签清理分泌物。

（5）如果儿童外耳有皮疹，应保持局部皮肤干燥、清洁。

（6）密切观察儿童的体征变化，如有发热、咳嗽等症状，应进行降温护理。

❹ • 儿童出现危急情况

如果发现儿童耳部有尖锐或有毒的异物进入、伤及鼓膜等危急症状或情况，应立即拨打120急救电话或将儿童紧急送医诊治。

第三步 ｜ 记录信息并关注儿童病情

及时将儿童耳部不适出现的时间、诱因、具体表现等，以及处理的方法与结果、与家长沟通的内容等信息记录下来。同时与家长保持联系，了解儿童就医结果及病情转归情况。

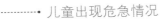

探索 5 如何为儿童进行耳部给药？

请结合微课"耳部给药法"与"学习支持5"中的内容，尝试进行"耳部给药法"自主操作练习，熟悉操作步骤与规范，然后将学习收获记录下来。

_____

_____

学习支持 5

★ **耳部给药法**

耳部给药是将滴耳药液滴入耳道，使之充分、均匀地分布于外耳道及中耳皮肤黏膜，以达到消毒杀菌，预防或控制感染病灶，局部消炎止痛的作用。同时，耳部给药还可以稀释软化分泌物，使之易于排出，也可以起收敛作用，促进皮肤黏膜的修复愈合，还可以镇痛、抗病毒等。

在为儿童进行耳部给药前，应准备好当日的儿童在园用药委托单、儿童带药用药记录表、药箱、儿童需使用的滴耳药液、生理盐水、3% 过氧化氢、无菌棉签、小棉球、快速手消毒液等。

实训练习 4-9-1

耳部给药法

1. 实训准备

儿童在园用药委托单、儿童带药用药记录表、药箱、儿童需使用的滴耳药液（模拟）、生理盐水、3%过氧化氢（模拟）、无菌棉签、小棉球、快速手消毒液等。

2. 实训步骤与评价

在教师的指导下，分组进行"耳部给药法"练习，然后使用表4-9-2对小组成员的操作过程进行组内评价，并对自己的操作进行小结与反思。

表 4-9-2　耳部给药法的操作步骤、要求及评价

评价项目	操作步骤与要求	分值（分）	得分（分）
1. 操作前的准备	① 物品准备齐全	5	
	② 与班主任核对儿童的姓名、年龄、用药名称、剂量、时间等	5	
	③ 检查儿童全身的一般情况及耳部情况	5	
2. 操作时的要求	① 将儿童带至安静、光线充足的场所，取坐位或侧卧位，要求儿童患耳朝上	5	
	② 操作者坐（站）在儿童患耳一侧，并向儿童说明给药目的、配合要点	5	
	③ 使用快速手消毒液彻底消毒手部，戴好口罩	5	
	④ 从药箱中取出儿童所需使用的耳药液，再次核对相关信息	5	
	⑤ 使用无菌棉签蘸取生理盐水清洁外耳道；如为化脓性中耳炎，则先用 3% 过氧化氢清洁外耳道脓液，再用干棉签将外耳道擦干	5	
	⑥ 用一手将儿童的耳廓向下向后牵拉，将外耳道拉直，注意避免牵拉力度过大	5	
	⑦ 另一手持耳药液，将药液充分摇匀	5	
	⑧ 将适量药液（遵医嘱）顺着耳道后壁滴入，药液温度以接近体温为宜	5	
	⑨ 用手指反复轻按耳屏[①]，使药液流入耳道四壁及中耳腔内	5	
	⑩ 要求儿童保持原体位 5—10 分钟，可在外耳道口放置干棉球，以免药液流出	5	
3. 操作后的记录与整理	① 再次核对并记录儿童给药信息	5	
	② 要求班主任及时向家长反馈，并观察儿童耳部用药后的反应	5	
	③ 将剩余药品整理好并放回药箱，清洁双手	5	
4. 综合素养	① 积极与儿童友好互动	10	
	② 操作后保持物品的干净、整齐	10	
总　分		100	

操作小结与反思：

---

① 说明：耳屏是指外耳道口前方的突起部位，由软骨和皮肤构成，能遮住外耳门。

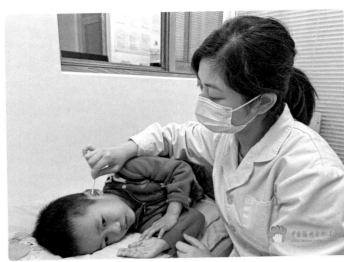

图 4-9-3　清洁外耳道

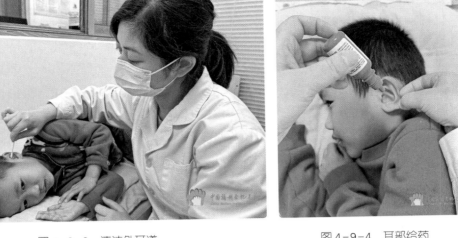

图 4-9-4　耳部给药

学习提示 5

（1）在滴耳药液时，应避免药瓶口触及外耳道。

（2）如果儿童耳部有因疾病而导致鼓膜穿孔的情况，则禁止进行耳内滴药。

（3）如果儿童在耳部用药后出现眩晕、恶心、呕吐、耳部出血、耳胀、耳痛、听力下降、发热等异常情况，应及时将其送医处理。

探索 6　如何预防或减少儿童耳部不适的发生？

请根据儿童的耳发育特点和儿童耳部不适的常见诱因，思考保教人员可采取哪些措施来预防或减少儿童耳部不适的发生。

学习支持 6

★ 儿童耳部不适的预防

耳是重要的听觉器官，听力是儿童习得语言和正常交流的重要基础。做好儿童耳及听力的保健工作对于保护儿童听力，减少后天性听力损失的发生有着重要意义。保教人员应与社区卫生服务机构、家庭相互协作，从以下几个方面做好儿童耳及听力的保健工作。

一、为儿童创设良好的用耳环境

学前儿童听觉器官尚处在发育阶段，长时间暴露在噪声环境下对儿童的听觉是极为不利的。因此，为儿童创设良好的用耳环境，避免噪声污染，是保障儿童听力正常发育的重要措施。托幼机构的选址应靠近居民区、公园等环境较安静的场所，远离机场、高速公路、营业性场所等噪声较大的区域，还可通过设置植物隔离带或安装隔音玻璃等措施来减少周围噪声的影响。同时，保教人员在一日活动中也应注意让儿童远离噪声污染。例如，在早操和教学中播放的音乐应控制音量、节奏及时间，引导儿童在日常生活中使用适宜的音量进行沟通，避免对儿童大声吼叫等。

二、引导儿童养成良好的用耳习惯

近年来，伴随手机、平板电脑等电子产品的普及，儿童不良的用耳习惯也逐渐增加，继而引发的听力损失风险也在逐渐提升。保教人员与家长应教育儿童从小养成良好的用耳习惯。例如，看电视时要保持一定距离，并设置适当的音量；不在公交车、地铁及其他嘈杂环境中佩戴耳机或长时间佩戴耳机；在进入噪声大的环境（如放鞭炮）时，应用手捂住耳朵，并张开嘴巴；不去建筑工地等噪声较大的场所。

三、积极预防和治疗相关疾病

上呼吸道感染、中耳炎、鼻腔炎症等疾病都可能导致儿童出现耳部不适，严重时甚至会损害儿童的听力。因而，积极预防和治疗相关疾病是学前儿童耳与听力保健的重要措施。保教人员应在天气变化明显的时候注意儿童的防寒保暖，及时提醒儿童增减衣物，以降低儿童患上呼吸道感染的风险。如果儿童患有上呼吸道感染或其他鼻咽部相关疾病，应建议家长及时带孩子去治疗疾病，并注意保持口腔、鼻腔和咽部的清洁，防止因细菌蔓延而感染中耳。此外，儿童按时接种疫苗对预防脑膜炎、腮腺炎等可能引发听力损失的传染性疾病也十分重要。

四、注意对儿童进行耳部卫生与安全教育

从小对儿童进行耳部卫生与安全教育是减少耳部疾病、保护听力的重要措施。保教人员应协同家长引导儿童保持外耳道清洁，避免泪水、汗液等进入外耳道，并掌握正确的擤鼻涕的方法，防止鼻腔分泌物和病菌经咽鼓管进入中耳。同时，还应教育儿童不要躺着喝水，避免呛咳时液体从鼻咽部进入中耳，也不要将各类异物塞入耳道（若外耳道有异物进入时要及时告诉教师或家长），更不能用硬物或尖锐物掏耳朵，避免造成外耳道甚至鼓膜的损伤。儿童游泳后，也应及时做好清洁，保持耳道干燥。

另外，儿童并不需要经常掏耳朵，因为少量的耵聍对耳道有保护作用，可防止细菌感染及昆虫进入外耳道。频繁地挖耳会损伤外耳道皮肤，引起外耳道出血、感染，诱发外耳道炎和外耳湿疹。如果儿童因耳道内耵聍太多而影响听力，应到医院请医生帮助清理，尽量不要自行清理，以免损伤耳道。

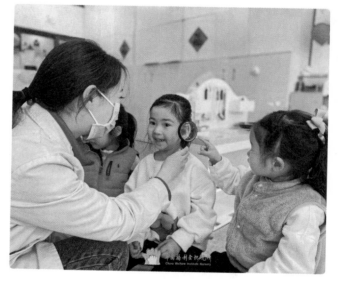

图 4-9-5　儿童耳部保健教育

五、定期组织儿童进行听力筛查

学龄前期是儿童语言学习和认知能力发育的重要时期，听力损失将严重影响儿童语言、情绪、社会性等方面的发展。因此，儿童听力损失的早发现、早诊断、早干预和早治疗非常重要。托幼机构可与当地社区卫生服务中心一起，每年组织儿童进行一次听力筛查，及时发现听力异常的儿童，并向家长反馈检查结果。此外，保教人员也应在日常活动中加强观察，留意有听力异常表现的儿童。

在线自测

------------------------- ◯ **课后练习** ◯ -------------------------

1. 下列有关耳的结构与功能的表述中，正确的是（　　　　）。

    A. 外耳道分泌的耵聍、油脂等物质没有任何用处

    B. 前庭、半规管可以感知运动的状态及变化，维持身体的平衡

    C. 耳蜗是外耳与中耳的分界点

    D. 耳廓的主要功能在于感知声音

2. 下面关于儿童急性中耳炎的表述中，正确的是（　　　　）。

    A. 急性中耳炎不会造成儿童听力损失

    B. 急性中耳炎多继发于上呼吸道感染

    C. 患儿通常无明显异常症状

    D. 急性中耳炎在儿童中并不常见

3. 如果儿童的外耳道内进入了一只小昆虫，以下处理措施恰当的是（　　　　）。

    A. 向外耳道滴入杀虫剂，将昆虫杀灭

    B. 用镊子深入儿童外耳道内部，将昆虫夹取出来

    C. 用滴管将凉水滴入儿童外耳道内，待昆虫溺死后倾倒出来，再用棉签清洁外耳道

    D. 在黑暗环境中用灯光诱导昆虫爬出，或直接送医处理

4. 在下列有关儿童耳部不适的初步评估结果中，需拨打 120 急救电话或立即送医的是（　　　　）。

    A. 儿童反馈耳部有刺痛感　　　　　　　　B. 儿童不慎将铅笔刺入了耳道内部

    C. 儿童外耳道周围皮肤有皮疹　　　　　　D. 儿童频繁揪自己的耳朵

5. 下列关于儿童耳与听力保健的措施中，不正确的是（　　　　）。

    A. 避免儿童长时间暴露于噪声环境中

    B. 经常为儿童掏耳朵，确保外耳道清洁

    C. 积极治疗并预防儿童上呼吸道感染

    D. 避免儿童长时间使用耳机

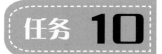 **鼻部不适的识别与照护**

◎ **学习目标** ◎

☑ 知晓鼻的主要功能及儿童鼻发育的特点。

☑ 熟悉儿童鼻部不适的常见诱因及鼻部保健要点。

☑ 记住托幼机构儿童鼻部不适的应对流程及注意事项。

☑ 能根据症状和体征识别儿童鼻部不适，并对其进行初步的健康评估。

☑ 能根据评估结果，为发生鼻部不适的儿童提供恰当的健康照护。

☑ 能与鼻部不适的儿童及其家长进行有效沟通。

☑ 提高对儿童鼻部不适的识别能力和预防意识，积极参与相关知识的学习。

◎ **学习准备** ◎

☑ 预习本任务内容，完成预习测试。

☑ 学习微课"鼻部给药法"，熟悉操作步骤与要求。

☑ 结合预习内容，完成各学习探索中的思考题。

预习测试

微课
鼻部给药法

探索 1 儿童的鼻发育有什么特点？

　　冬春季节，气温变化较大，托幼机构的小朋友们经常有流鼻涕、鼻塞、鼻痒、鼻出血等鼻部不适症状。请结合儿童鼻部发育的生理特点，说明儿童为何在冬春季易出现鼻部不适症状。

学习支持 1

⭐ **儿童鼻发育的特点**

一、鼻的结构与功能

　　鼻是呼吸道的起始部位，是气体进出的门户。鼻分为外鼻、鼻腔和鼻旁窦三个部分，由鼻骨、鼻软骨、鼻肌及被覆皮肤组成。鼻属于呼吸器官兼嗅觉器官，是高度分化的感受化学刺激的器官。

外鼻是指鼻部突出于面部的部分，由骨和软骨构成支架，外面覆以软组织和皮肤，包括鼻根、鼻翼、鼻梁、鼻尖、鼻小柱、鼻前孔等部分。鼻腔被鼻中隔分为左右两腔，前有鼻孔与外界相通，后连通于鼻咽部。鼻腔前部为鼻前庭，内衬以皮肤，生有鼻毛，起过滤作用。鼻腔后部为固有鼻腔，衬以黏膜，有嗅觉及温暖、湿润、净化被吸入空气的作用。鼻腔表面的黏膜能分泌黏液，鼻腔在发生炎症时，分泌的黏液增多，鼻涕就是由黏液和它所粘连的灰尘、细菌组成的。鼻旁窦位于鼻腔周围的颅骨内，为含气的空腔，与鼻腔相通，其黏膜与鼻腔黏膜相连，一般左右成对，共四对，分别为上颌窦、筛窦、额窦和蝶窦。鼻旁窦可湿润和加温吸入的空气，并对发音起共鸣作用。

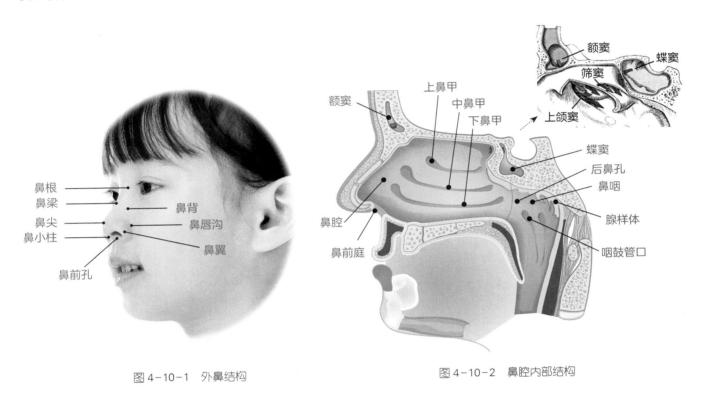

图 4-10-1　外鼻结构　　　　　　　　图 4-10-2　鼻腔内部结构

二、儿童鼻发育的特点

学前儿童的面部器官尚未发育成熟，鼻腔黏膜柔嫩，鼻和鼻腔相对短小狭窄，鼻毛较少，对空气的过滤作用较弱，容易受病菌感染，易引发鼻黏膜肿胀、分泌物增多，造成鼻腔堵塞。

儿童的鼻窦也尚未发育完全，窦口开口比较大，且各个窦口彼此距离较近。儿童在患上呼吸道感染时，各个鼻窦易相互受累，进而引发鼻窦内的炎症。

此外，儿童鼻中隔前下方的黎氏区血管丰富，管壁较薄，容易受外伤、空气干燥等因素的影响而出血。儿童的鼻泪管也较短，开口部的瓣膜发育尚不完全。因此，儿童在患上呼吸道感染时，病菌往往侵及结膜，进而引起眼睑红肿、分泌物增多等症状。

探索 2　儿童鼻腔不适的常见诱因有哪些? 各有什么典型表现?

请结合所学知识，根据引起儿童鼻部不适的常见诱因，将其所对应的典型症状或表现进行概括、整理，并填写在表 4-10-1 中，然后与大家一起分享。

表 4-10-1　儿童鼻部不适的诱因及典型症状或表现

鼻部不适的诱因	儿童典型症状或表现
鼻出血	
鼻腔异物	
鼻外伤	
鼻炎与鼻窦炎	
鼻前庭湿疹	
鼻疖	

学习支持 2

⭐ 儿童鼻部不适的常见原因

一、鼻出血

鼻出血是指鼻腔单侧或双侧出血的一种异常状态，是引发儿童鼻部不适的常见原因。通常，鼻出血的出血部位多在鼻中隔前下部分区域，因为这部分区域血管丰富、黏膜薄嫩，容易受外力损伤、空气刺激等因素的影响而出血。鼻出血的诱因较复杂，由全身疾病引发的鼻出血较少见，大部分是由局部的鼻腔疾病、外伤及鼻腔异物造成的。

儿童鼻出血症状轻微时，表现为鼻涕中带血丝或血点；症状较严重时，则表现为血液从单侧或双侧前鼻孔流出或喷出，或血液经后鼻孔流至咽部，从嘴中吐出。鼻出血的出血量可多可少，可为间歇性反复出血，也可为持续性出血。此外，患儿可能伴有情绪紧张或焦虑、恶心、呕吐、头晕、面色苍白等症状。通常，偶发性的、少量的鼻出血大多可自行停止，不治而愈，也不会对儿童的健康造成不良影响。但如果是长期、反复性的鼻出血，则可造成慢性失血性贫血；出血量过大时还可能引发营养流失，影响儿童生长发育。

· 学习提示 1 ·

在秋冬季节，空气较干燥，某些儿童在午睡时或午睡起床后容易出现鼻出血的现象。保教人员应加强午睡中的巡视和观察，增加卧室中的空气湿度，避免儿童鼻出血时血液进入气道，进而诱发呼吸困难。

二、鼻腔异物

鼻腔异物是指由于各种原因使异物滞留于鼻腔内的情况，多发生于 5 岁以下的儿童。根据异物的来源，鼻腔异物可分为内源性和外源性两大类。内源性异物包括血凝块、鼻石、痂皮等，外源性异物包括植物类异物（如花生、豆类等植物种子）、动物类异物（如小昆虫）和非生物类异物（如塑料小球、纸团等）三种。

由鼻腔异物引发的症状及危害受异物的性质（有无毒害）、形状、大小、存留部位及时间等因素的影响而各有不同。通常，较小的、无毒害的异物（如小块的纸团）在进入儿童鼻腔后，若能被及时取出，一般不会造成严重损伤，也不会有明显的症状表现。但是，若异物长期停留在鼻腔内部，不仅会影响儿童正常呼吸，还可引起鼻腔黏膜肿胀发炎、溃疡及坏死等损害，一些有毒害的异物（如纽扣电池）还可破坏嗅觉神经，患儿可出现反复流脓涕、鼻腔呼出的气体有明显异味、头痛，甚至嗅觉敏感度降低等症状。由鼻腔异物所引发的症状及体征与鼻窦炎的症状及体征有相似之处，容易被误诊。

学习提示 2

儿童单侧鼻腔在进入异物后，其早期症状并不明显，加之儿童忘记或不敢主动说出鼻腔内有异物，故易导致异物停留时间过长，从而引发鼻腔炎性反应。保教人员应做好安全教育，避免儿童将异物塞入鼻腔。

三、鼻外伤

鼻外伤是指鼻遭受外力碰撞、挤压，或受锐器划割、穿刺等造成的损伤。儿童常因运动中的碰撞、跌倒及抠挖鼻孔等而引发鼻外伤。鼻外伤可导致鼻软组织损伤、鼻骨骨折、鼻窦骨折等，主要的症状表现为鼻部疼痛、鼻出血、鼻塞、鼻部及其周围软组织肿胀、嗅觉减退、鼻部畸形、呼吸困难等。因所受外力的方向、强度等不同，鼻外伤可能会有不同的表现。通常，抠挖鼻孔或鼻部被锐器划割等容易造成鼻部开放性外伤，主要表现为鼻出血、鼻软组织肿胀；而外力碰撞则还可引发鼻骨骨折。

由于鼻部位于人体颜面部较突出的部位，鼻骨下部薄而宽，下方为鼻中隔和鼻腔，支撑薄弱，故鼻部在遭受外力损伤后导致骨折的概率较大。鼻骨骨折可影响面部的外形，如鼻部畸形、鼻梁下陷或歪斜。此外，骨折部位还有明显的压痛，或伴有鼻出血及鼻腔不通气等症状。需要注意的是，由于儿童的鼻骨细小，鼻部在受伤后，鼻软组织会肿胀、有淤血，因此，即使鼻骨发生骨折，早期也不易看出鼻部外形的明显改变。

儿童鼻部受到外伤后，若处理不当可能会导致鼻腔狭窄，鼻中隔脓肿、感染等多种并发症。因此，在儿童鼻部受到损伤后，保教人员需注意观察其有无鼻部肿胀、出血、外观改变、鼻塞等症状，必要时应尽快送医检查。

四、鼻炎

鼻炎是由病毒、细菌、过敏原（如花粉）、各种理化因子（如刺激性气体）及某些全身性疾病而引起的鼻腔黏膜炎症。鼻炎的主要症状为鼻塞、鼻痒、流鼻涕、嗅觉下降、头痛、打喷嚏等，还可伴有嗜睡、疲倦乏力、睡眠障碍等表现。

鼻炎可分为急性鼻炎和慢性鼻炎。其中，急性鼻炎多由病毒感染引起，是上呼吸道感染的一部分，在季节变换时易感，尤其在冬季较多见。如未及时治疗，鼻炎还可引发急性鼻窦炎、急性中耳炎、急性咽炎、急性喉炎等并发症。而慢性鼻炎中的过敏性鼻炎是儿童鼻炎的常见类型，多由尘螨、动物毛发或皮屑、花粉等过敏原引发。此外，有家族过敏性鼻炎史、过敏史、长期暴露在二手烟环境、饲养宠物、支气管哮喘等都是过敏性鼻炎的危险因素。过敏性鼻炎的典型症状为阵发性喷嚏、流清水样鼻涕、鼻痒和鼻塞，还可伴有眼睛痒、流泪、眼红等眼部症状。

五、鼻窦炎

鼻窦炎是一种发生于鼻窦黏膜的化脓性炎症，由于鼻炎和鼻窦炎常相伴相生，故又称为鼻-鼻窦炎。鼻窦炎是儿童常见的疾病，多发于秋冬季节。由于学前儿童鼻腔狭窄，而鼻窦空间相对较大，因此鼻腔一旦发生感染，病原体就容易经过窦口入侵鼻窦，导致黏膜发炎。同时，儿童鼻腔和鼻窦的黏膜组织柔嫩敏感，血管和淋巴组织丰富，所以感染后黏膜肿胀明显，症状往往较重。此外，如果儿童存在过敏性鼻炎、哮喘、鼻腔异物等疾病，也会影响鼻窦分泌物的通畅引流，继而并发鼻窦炎。

儿童鼻窦炎的病程较长且复发率较高，根据病程的长短不同，鼻窦炎可分为急性鼻窦炎和慢性鼻窦炎。其中，症状持续 10 天以上，在 12 周内完全缓解的属于急性鼻窦炎，通常与上呼吸道感染同时或稍后出现，主要表现为鼻塞、流黄绿脓鼻涕，可伴有发热、畏寒、精神萎靡、头痛、咳嗽、咽痛、口臭等症状。而症状持续 12 周以上还未缓解甚至加重的属于慢性鼻窦炎，其症状主要表现为经常性或间歇性的鼻塞、流黄绿脓鼻涕及鼻出血等，可伴有食欲下降、睡眠障碍、腺样体肥大、中耳炎、记忆减退、注意力不集中等表现。部分儿童还可出现咽喉不适，如有习惯性清嗓、频繁干咳等表现。此外，儿童长期鼻塞和张嘴呼吸还可导致颌面骨发育障碍，影响面容。

六、鼻前庭湿疹

鼻前庭湿疹是发生于鼻前庭的一种皮肤损害，多见于儿童，尤其是有过敏史的儿童。该疾病的皮肤损害表现为皮肤表面有渗出液，并伴有剧烈的瘙痒，可蔓延至鼻翼、鼻尖及上唇等处。鼻前庭湿疹可分为急性湿疹和慢性湿疹，皮疹形态多样。急性湿疹以鼻前庭局部渗液、瘙痒及烧灼感为主要症状，其皮疹多为密集粟粒大的小丘疹、丘疱疹和小水疱，常因患儿瘙痒抓挠而破损，出现点状渗出及糜烂。鼻前庭湿疹如未得到及时治疗，则易引发亚急性湿疹，即皮损以小丘疹、鳞屑和结痂为主，仅有少数丘疱疹或小水疱及糜烂，但瘙痒加剧。而慢性湿疹则主要表现为鼻前庭部皮肤增厚、浸润或皲裂，且皮损表面粗糙，或因瘙痒抓破而结痂，一般边界清晰。

七、鼻疖

鼻疖是发生于鼻前庭毛囊、皮脂腺或汗腺的局限性急性化脓性炎症（即疖肿），有时也可发生在鼻尖或鼻翼。鼻疖的主要危险因素包括长期的挖鼻习惯、免疫力低下、鼻分泌物刺激等，其主要症状表现为鼻尖部或鼻前庭皮肤出现丘状隆起，周围组织有红、肿、热、痛等化脓性炎症，患处有明显触痛感。1 周左右，疖肿成熟，丘状隆起顶端出现黄色脓点，继而破溃，脓液流出，疼痛随之减轻，严重时还可出现全身肌肉酸痛、畏寒、高热、头痛等症状，并出现并发症。

探索 3　保教人员如何识别儿童鼻部不适？

在幼儿园的定期体检中，医生告诉张老师，豆豆的鼻腔里可能有异物，建议做进一步检查。张老师向家长反馈了医生的建议。家长说豆豆从一个月前开始便经常有鼻痒、鼻塞、流鼻涕的症状，还以为是患了慢性鼻炎。家长将豆豆送医检查，医生竟从她的鼻腔里取出了一个塑料玩具零件。经过治疗后，豆豆鼻炎的症状也消失了。

结合所学知识，思考保教人员如何才能及早发现儿童鼻部不适。

学习支持 3

★ 儿童鼻腔不适的识别与健康评估

一、儿童鼻部不适的识别

引起儿童鼻部不适的原因有多种，具体症状也有差异。保教人员如果发现儿童存在以下一项或多项特征时，应怀疑儿童的鼻部可能出现异常。

- 自诉有鼻塞、鼻痒、鼻部疼痛、鼻腔内有异物等不适症状。
- 频繁揉搓鼻子（鼻痒）、流鼻涕、打喷嚏等。
- 鼻腔内有血液流出，或外鼻有开放性伤口。
- 鼻腔堵塞、不通气（尤其是午睡时），睡觉时常伴有鼾声，或张口呼吸。
- 鼻腔中有可见异物，或在无上呼吸道感染时，经常流黄绿色脓鼻涕，并伴有口臭。
- 鼻子的嗅觉敏感度下降或消失。
- 外鼻出现塌陷、歪斜等变形。
- 鼻部及周围皮肤出现湿疹，有瘙痒感，甚至糜烂。
- 鼻部及周围软组织出现肿胀，按压时有疼痛。
- 出现其他的鼻部异常情况。

二、儿童鼻部不适的健康评估

当发现儿童有鼻部不适表现后，保教人员应综合当时鼻部不适发生的情境、其他伴随症状、外鼻的特征、儿童相关病史等因素对其健康状况进行初步评估，以尽早排查可能的疾病或存在的危险情况。

1. 鼻部不适发生的情境

（1）如果儿童在季节交替或气温骤变时出现急性的鼻塞、流鼻涕等鼻部不适症状，通常是由上呼吸道感染所引发的鼻腔黏膜炎症。

（2）如果儿童是在接触尘螨、花粉、动物毛发等后出现鼻痒、流涕、打喷嚏等鼻部不适症状，应考虑属于过敏性鼻炎发作，尤其是对于有过敏病史的儿童。

（3）如果儿童是在鼻部受到外力碰撞、挤压、抠挖后出现肿胀、出血、外鼻变形等鼻部不适症状，应怀疑是由鼻外伤所引发的水肿、骨折。

（4）如果儿童在无上呼吸道感染时出现频繁流脓鼻涕、嗅觉下降、口臭等不适症状，应怀疑是由鼻腔异物引发的感染。

2. 其他伴随症状

除了鼻部不适症状外，如果儿童还伴有咳嗽、咽痛、发热等症状，多是由上呼吸道感染引发的。但需注意的是，许多传染性疾病都可伴有上呼吸道感染症状，因而保教人员还需观察儿童是否有其他传染病的典型症状，以做到传染病的早发现、早处理。

3. 外鼻的特征

通常，由单纯的鼻出血、鼻炎、鼻窦炎等因素所引发的鼻部不适并不会导致外鼻出现明显的异常，而鼻外伤则容易导致鼻软组织肿胀、鼻骨骨折等异常。因而，保教人员如果发现儿童外鼻及周围组织出现肿胀，或外鼻出现塌陷、歪斜、变形等，表明情况较严重，应及时将儿童送医诊治。

4. 儿童相关病史

保教人员还应掌握班级中患有慢性鼻炎、慢性鼻窦炎、过敏性鼻炎等疾病的儿童情况，这些儿童的鼻部不适症状通常是长期且反复出现的。

在初步评估的过程中，若儿童属于以下一项或多项情况，则表明情况较危急，保教人员应在通知家长的同时，立即联系 120 急救中心或将儿童送医诊治。

- 伴有高热（腋温超过 40℃）。
- 鼻部有较大的开放性伤口，或在有鼻外伤的同时还伤及颌面部分。
- 鼻出血量较大，且压迫止血超过 15 分钟也无法止住，或鼻出血的同时伴有面色苍白、四肢发凉、脉搏加快、呼吸急促等紧急情况。
- 鼻部在受到碰撞后出现畸形、鼻梁塌陷或歪斜，并伴有明显压痛等骨折特征。
- 有异物进入儿童鼻腔内部，且无法取出。
- 其他保教人员无法处理或者认为严重的情况。

探索 4　当儿童鼻部出现不适时，保教人员该如何处理？

情境 1：豆豆在户外活动时摔了一跤，外鼻的皮肤有擦伤，并流了少量血。

情境 2：悠悠最近总是不断流脓鼻涕，而且她口鼻呼出的还是臭臭的奇怪气味。

情境 3：贝贝告诉张老师，自己不小心将纸团塞进了鼻子，拿不出来了。

情境 4：户外活动时，快速奔跑中的晨晨与宁宁碰撞在了一起，晨晨的头撞到了宁宁的鼻子。很快，宁宁的鼻子肿了起来，而且看起来有点变形。

针对以上儿童鼻部不适的情境，保教人员该如何处理？请小组合作，分别讨论不同情境的处理方法。

学习支持 4

★ 儿童鼻部不适的应对流程

保教人员在发现儿童出现鼻部不适症状后，可参考以下应对流程做出规范处理。

第一步　初步评估儿童的健康状况

结合儿童鼻部不适发生的情境、其他伴随症状、外鼻的特征及相关病史等信息，对儿童的健康状况进行初步评估。

第二步　根据评估结果采取应对措施

保教人员应根据儿童鼻部不适的具体诱因及初步的健康评估情况，及时向保健教师反馈，协助做好进一步的健康检查，并在通知家长的同时，采取相应的处理措施。

① 儿童有单纯的鼻塞、流涕等不适症状

如果儿童仅表现为鼻塞、鼻痒、流鼻涕等不适，而无其他疾病症状，保教人员应教育儿童不要用手指抠挖鼻孔，同时指导或帮助儿童清洁鼻腔分泌物，如通过用湿热毛巾热敷的方式来缓解儿童鼻腔不通气的状况，然后加强观察即可。

❷ 儿童鼻腔有异物

（1）安抚儿童情绪，要求儿童用口呼吸，尽量不用鼻呼吸，避免异物被吸入更深处。

（2）询问儿童，以了解鼻腔异物的性质、进入鼻腔的时间等信息。

（3）用手指将儿童的鼻尖向上抬起，然后观察鼻腔内部，再根据评估结果尝试排出异物。

（4）如果异物位置可见，且为较小、无尖锐边角的物体，可用纸捻刺激鼻腔，使儿童打喷嚏，从而将异物喷出，或引导儿童做擤鼻动作，将异物喷出鼻腔；若异物无法从鼻腔排出或儿童年龄过小不易配合，或异物位置不可见，以及异物为尖锐、较大、圆滑的物体，则不要盲目处理，应立即联系家长，将儿童送医处理。

❸ 儿童鼻出血

（1）安抚儿童情绪，要求儿童坐下休息，并保持头部前倾。

（2）引导儿童吐出口中血液（如有），再将嘴张开，用口呼吸。

（3）引导儿童（托、小班儿童需由保教人员协助）用大拇指和食指捏住双侧鼻翼，向面部方向轻轻按压。在保持压迫止血姿势 5—10 分钟后，检查鼻出血是否停止，如果没有停止则继续按压鼻翼。

（4）止血后，用温水帮助儿童擦净鼻腔周围的皮肤，并叮嘱儿童不要擤鼻涕、挖鼻孔，保持安静 30 分钟以上。如果儿童出血量较大，或无法止血，应及时将其送医处理。

❹ 儿童鼻外伤

（1）安抚儿童情绪，要求儿童不要用手触碰受伤部位。

（2）如仅为单纯性的鼻部软组织挫伤，没有开放性伤口，则可使用由毛巾包裹的冰袋或冰块对受伤处进行暂时的冷敷消肿，然后再通知家长将儿童送医处理。

（3）如鼻部软组织出现局部开放性伤口并伴有少量出血，可先用生理盐水或流动水清洁伤口，再用医用敷料轻轻压迫伤口止血，然后通知家长将儿童送医处理。

（4）如鼻部既有外伤出血，又有明显的鼻骨骨折体征，则不可按压鼻部，而应立即将儿童送医处理。

❺ 儿童出现危急情况

如果发现儿童鼻部有较大的开放性伤口、鼻部骨折等危急症状或情况，应立即拨打 120 急救电话或将儿童紧急送医。

第三步　记录信息并关注儿童病情

及时将儿童鼻部不适出现的时间、诱因、具体表现等，以及处理的方法与结果、与家长沟通的内容等信息记录下来。同时与家长保持联系，了解儿童就医结果及病情转归情况，必要时还应做好传染病防控工作。

▶ 学习提示 3 ◀

（1）在与家长沟通时，应详细告知儿童的健康情况及已采取的处理措施，并安抚家长情绪。

（2）当儿童鼻部受到外力碰撞后，有时即使发生了鼻骨骨折，其外在体征也不明显，因而有必要将儿童送医做进一步检查。

（3）如果怀疑儿童患有鼻前庭湿疹，应引导儿童不要搔抓患处，防止皮肤损伤加重或继发感染。

（4）如果怀疑儿童患有鼻疖，应引导儿童不挤压患处，防止感染。

探索 5 如何为儿童进行鼻部给药？

请结合微课"鼻部给药法"与"学习支持 5"中的内容，尝试进行"鼻部给药法"自主操作练习，熟悉操作步骤与规范，然后将学习收获记录下来。

....

....

学习支持 5

★ 儿童鼻腔清洁与给药方法

一、鼻腔清洁的方法

鼻腔在发生感染时分泌物会增多，保教人员应指导儿童及时清洁鼻涕，并掌握正确的鼻涕清洁方法。在指导儿童学习鼻涕的清洁方法时，保教人员应根据儿童的年龄特征采取直观易懂的方式。例如，先示范一遍正确的做法，然后一边分步示范，一边指导儿童学习，待儿童熟悉步骤后，再要求他们独立练习。由于年龄发展的限制，通常情况下，托班、小班的儿童可以掌握用纸巾擦鼻涕的方法，中班、大班的儿童还可以学习用纸巾擤鼻涕的方法。具体可参考以下操作方法进行指导：

1. 擦鼻涕的方法

（1）用肥皂洗净双手。

（2）抽取一张纸巾，将它对折后覆盖在两侧鼻翼上。

（3）用一手的食指和拇指轻轻挤压两侧鼻翼，再用纸巾将流出的鼻涕擦拭掉。如果鼻涕较多，可将纸巾再对折一次，用同样的方法擦拭一遍。

（4）擦去鼻涕后，将用过的纸巾扔进垃圾桶内。

（5）再次洗净双手。

2. 擤鼻涕的方法

（1）用肥皂洗净双手。

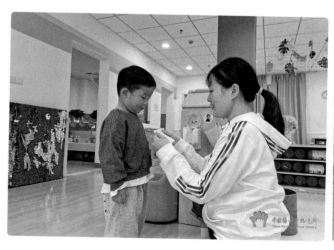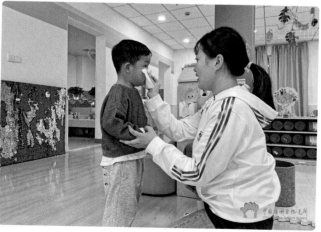

图 4-10-3 指导儿童擦鼻涕

（2）抽取一张纸巾，将它对折后覆盖在两侧鼻翼上。

（3）正常吸一口气，闭上嘴巴，用左手食指轻轻按压左侧鼻翼，通过右侧鼻孔轻轻地向外呼气，用纸巾将右侧鼻孔流出的鼻涕擦净。

（4）将纸巾再对折一次，以同样的方法清洁左侧鼻孔的鼻涕。

（5）擤完鼻涕后，将用过的纸巾扔进垃圾桶内。

（6）再次洗净双手。

● 学习提示 4 ◆

（1）保教人员应在活动室内为儿童准备好柔软、洁净的纸巾，并放在儿童方便取用的位置。

（2）在指导儿童学习鼻涕清洁方法的同时，还应教育儿童不要对着他人擤鼻涕，也不要用手接触鼻涕，避免造成病菌的扩散，引发交叉感染。

（3）由于鼻腔是通过咽鼓管和中耳相通的，如果捏紧双侧鼻翼并过分用力擤鼻涕，鼻腔内较大的压力可使鼻涕从鼻腔涌向各个鼻窦，以及通过咽鼓管涌向中耳腔，进而引发短暂的耳闷胀感、耳鸣等不适，甚至导致鼻窦炎、中耳炎等疾病。

二、鼻部给药法

儿童在患鼻炎、鼻窦炎等疾病时，家长可能会委托保健教师为儿童进行鼻部给药。保健教师需采用正确的用药方法才能保证药效，发挥药物应有的治疗作用。

在为儿童进行鼻部给药前，应先准备好儿童在园用药委托单、儿童带药用药记录表、药箱、儿童需使用的鼻药、医用棉签或棉球、干净的纸巾、快速手消毒液等。

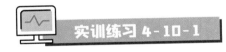
实训练习 4-10-1

鼻部给药法

1. 实训准备

儿童在园用药委托单、儿童带药用药记录表、药箱、医用棉签或棉球、干净的纸巾、儿童需使用的鼻药（模拟）、快速手消毒液等。

2. 实训要求

在教师的指导下，分组进行"鼻部给药法"练习，然后使用表 4-10-2 对小组成员的操作过程进行组内评价，并对自己的操作进行小结与反思。

表 4-10-2　鼻部给药法的操作步骤、要求及评价

评价项目	操作步骤及要求	分值（分）	得分（分）
1. 操作前的准备	① 物品准备齐全	5	
	② 与班主任核对儿童的姓名、年龄、用药名称、剂量、时间等信息	5	
	③ 检查儿童全身的一般情况及鼻部情况	5	

续　表

评价项目	操作步骤及要求		分值（分）	得分（分）
2. 操作时的要求		① 将儿童带至安静、光线充足的场所，根据药物剂型选择恰当的体位	5	
		② 向儿童说明给药目的、配合要点	5	
		③ 洗净双手，戴好口罩，从药箱中取出鼻药，并再次核对相关信息	5	
		④ 用医用棉签清洁儿童鼻腔，或指导儿童擤净鼻涕，确保药液能直接与鼻黏膜接触	5	
	滴剂	⑤ 让儿童仰卧于床上，头向后伸，悬于床沿下（也可在儿童仰卧后将其肩垫高），使鼻部低于口和咽喉部；操作者坐于儿童头部后方	5	
		⑥ 充分摇匀药液，将滴管置于儿童一侧鼻孔的上方，挤入适量药液（遵医嘱）于鼻腔内	5	
		⑦ 让儿童静卧 3—5 分钟，使药液与鼻黏膜充分接触	5	
		⑧ 让儿童坐起，用纸巾擦净流出的药液	5	
	喷剂	⑨ 让儿童取坐位或立位，头部处于水平位置；操作者坐或站在儿童前方	5	
		⑩ 将鼻喷剂的喷头放进需用药的一侧鼻孔，喷头方向朝向鼻腔的外侧，瓶子基本保持竖直，不要过度倾斜	5	
		⑪ 让儿童轻轻地用鼻吸气，同时喷入适量药液（遵医嘱），再用口呼气	5	
		⑫ 用纸巾擦净流出的药液	5	
3. 操作后的记录与整理		① 再次核对并记录儿童的给药信息	5	
		② 要求班主任及时向家长反馈，并观察儿童鼻部用药后的反应	5	
		③ 将剩余药品整理好并放回药箱，清洁双手	5	
4. 综合素养		① 积极与儿童友好互动	5	
		② 操作后保持物品的干净、整齐	5	
总　　分			100	

操作小结与反思：

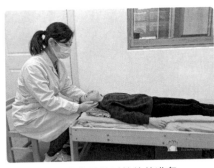
（a）儿童用药时的体位准备

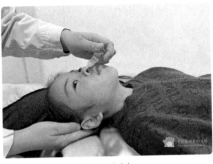
（b）滴剂

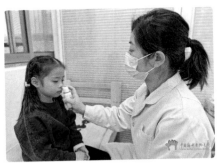
（c）喷剂

图 4-10-4 给儿童鼻部用药

学习提示 5

（1）无论使用哪种剂型的鼻药，给药时都应在不接触鼻黏膜的前提下，尽量将药剂出口伸入鼻孔内 1 厘米处，这样既可防止剩余药品受污染，又能使用药量达到标准。

（2）喷鼻药时，不要将喷头朝向鼻腔的内侧，以避免将药物喷在鼻中隔上；鼻腔外侧方向是上、中、下鼻甲附着区，黏膜丰富，对药物的吸收良好，且刺激性小。

探索 6　如何预防或减少儿童鼻部不适的发生？

请根据儿童鼻腔的生理特点和儿童鼻腔不适的常见诱因，思考保教人员可采取哪些措施来预防或减少儿童鼻部不适的发生。

学习支持 6

★ 儿童鼻部不适的预防

鼻是人体重要的呼吸和嗅觉器官，不良的生活习惯、卫生习惯及有害刺激、疾病等都会影响儿童鼻功能的正常发育。托幼机构的保教人员可参考以下几项措施来预防或减少儿童鼻部不适的发生。

一、为儿童提供健康的生活环境

为儿童提供健康的生活环境可以有效减少空气中有害物质对呼吸道的损害。具体而言，托幼机构在选址时应远离排放有毒、有害气体及粉尘的工厂和车流量较大的马路区域，周围还应有一定的绿色植被覆盖；活动室、卧室等室内空间应有良好的采光和通风条件，以确保空气新鲜。如果室内为新装修或有新采购的家具，应自然通风一段时间，等环境中的有害物质含量符合相关检测标准后才可投入使用。

此外，保教人员应每天勤开窗通风，保持室内空气流通。即便是在气温较低的冬季也应保持固定的通风时间，以减少病原体的聚集。在发生呼吸道传染病后，还应按照相关规定使用紫外线、消毒喷雾等对空气进行消毒处理。托幼机构内的所有场所都应禁止吸烟，避免二手烟污染环境。

二、积极预防并治疗相关疾病

通过多种途径来积极预防并治疗相关疾病是儿童鼻部保健的重要内容。从预防角度而言，保教人员应做好以下工作：第一，积极引导儿童接触自然环境，保证儿童每日户外活动时间不少于 2 小时。保教人员可通过运动锻炼来促进儿童面部的血液循环，以提高他们鼻腔适应不同环境的能力和机体的免疫功能。第二，在呼吸道感染高发时期，应注意儿童的防寒保暖，尤其是在季节交替或气温变化较大时，应建议家长尽量不带儿童去人群密集、空气不流通的场所。第三，在空气干燥的季节，可使用空气加湿器来提高空气湿度，使儿童鼻腔黏膜保持湿润，以减少鼻出血或鼻痒等鼻部不适情况。第四，掌握班级中有过敏病史的儿童情况，尤其是有过敏性鼻炎病史的儿童，避免他们在日常生活中接触到尘螨、花粉等过敏原。从治疗角度而言，保教人员如果发现儿童可能患有鼻部相关疾病，应建议家长及时带儿童就医诊治，以防病情进一步发展。

三、开展儿童鼻腔卫生与安全教育

保教人员应引导儿童从小养成良好的鼻腔卫生习惯，减少因鼻腔黏膜破损而诱发鼻出血、鼻腔感染等鼻部不适病症。例如，引导儿童勤剪指甲、勤洗手，不要用手指抠鼻，并告知儿童此类行为的危害；指导儿童学会用纸巾擦鼻涕和擤鼻涕的方法，告知儿童在流鼻涕时应及时用纸巾擦拭，不要回吸鼻涕，也不要用衣袖或衣服擦拭，避免病菌进入鼻腔引发感染。此外，保教人员还应对儿童进行安全教育，重点预防鼻腔异物和鼻外伤的发生。例如，引导儿童正确使用叉子、筷子等餐具，不要将此类餐具拿在手中玩耍或跑动，以免伤及鼻部或眼睛；如果鼻部不舒服，不要用手指或其他物体（如

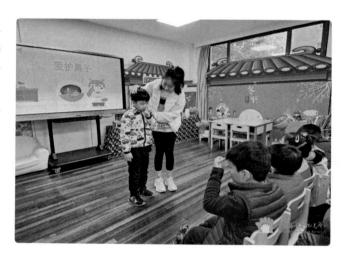

图 4-10-5　儿童鼻部健康与安全教育

木棍、铅笔）抠挖鼻孔，也不要将纸团、玩具零件等细小异物塞入鼻腔中；如果不小心将异物塞入鼻腔，应及时告知成人，以寻求帮助。

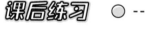 课后练习

在线自测

1. 下列选项中，不属于儿童鼻发育特点的是（　　　）。

　　A. 鼻窦发育不完全　　　　　　　　　　B. 鼻腔相对狭窄，未长出鼻毛

　　C. 鼻中隔前下方容易出血　　　　　　　D. 鼻腔黏膜容易受到感染，分泌物较多

2. 豆豆有过敏病史。某天，豆豆的鼻前下方及上唇等处的皮肤上出现了密集的皮疹，还有剧烈的瘙痒感。豆豆感觉很难受，不断地抓挠患处的皮肤。根据豆豆的症状，引起他鼻部不适的原因可能是（　　　）。

　　A. 鼻炎　　　　　　　B. 鼻窦炎　　　　　　　C. 鼻疖　　　　　　　D. 鼻前庭湿疹

3. 张老师发现班上的菲菲总是揉鼻子，而且还经常流黄绿色的脓鼻涕，凑近和她说话时能感觉到菲菲的嘴巴臭臭的。但是菲菲妈妈说，菲菲并没有出现咳嗽、咽痛、发热等呼吸道感染症状，而且以前也没有鼻窦炎的病史。根据菲菲的症状，引起她鼻部不适的原因可能是（　　　）。

　　A. 鼻腔异物　　　　　　B. 鼻窦炎　　　　　　　C. 鼻疖　　　　　　　D. 鼻前庭湿疹

4. 下列关于儿童擤鼻涕方法的表述中，正确的是（　　　）。

　　A. 用手指同时捏住鼻翼两侧，轻轻呼气，擤出鼻涕

　　B. 在擤好鼻涕后，应将纸巾丢入垃圾桶内

　　C. 擤鼻涕时，应用力呼气，将鼻涕喷出

　　D. 擤鼻涕时，应张嘴呼吸

5. 下列措施中，有利于促进儿童鼻腔健康发育的是（　　　）。

　　A. 尽量减少儿童户外运动的时间，避免鼻腔受到冷热空气的刺激

　　B. 引导儿童从小不挖鼻孔、不吸鼻涕、不放异物到鼻腔内

　　C. 幼儿园在新装修后未通风彻底便投入使用

　　D. 无论天气好坏，都应确保儿童有 2 小时的户外运动时间

主要参考文献

1. 陶芳标.儿童少年卫生学（第8版）［M］.北京：人民卫生出版社，2017.

2. 琼·利特菲尔德·库克，格雷格·库克.儿童发展心理学［M］.和静，张益菲，译.北京：中信出版社，2020.

3. 约翰·瑞迪，埃里克·哈格曼.运动改造大脑［M］.浦溶，译.杭州：浙江人民出版社，2013.

4. 李林，武丽杰.人体发育学（第3版）［M］.北京：人民卫生出版社，2018.

5. 马冠生.中国儿童肥胖报告［M］.北京：人民卫生出版社，2017.

6. 王卫平，孙锟，常立文.儿科学（第9版）［M］.北京：人民卫生出版社，2018.

7. 方峰，俞蕙.小儿传染病学（第五版）［M］.北京：人民卫生出版社，2020.

8. 冯继红.传染病学（第3版）［M］.北京：人民卫生出版社，2019.

9. 塔尼娅·奥尔特曼.美国儿科学会育儿百科（第七版）［M］.唐亚，等，译.北京：北京科学技术出版社，2020.

10. 杨明.学前儿童急症救助与突发事件应对［M］.上海：华东师范大学出版社，2020.

11. 巴顿·施密特.美国儿科学会：宝宝生病了怎么办［M］.欧茜，译.北京：北京科学技术出版社，2017.

12. 方俊明.特殊教育学［M］.北京：人民教育出版社，2005.

13. 首都儿科研究所，九市儿童体格发育调查协作组.2015年中国九市七岁以下儿童体格发育调查［J］.中华儿科杂志，2018，56（03）：192—199.

14. 杜本峰，王翾，耿蕊.困境家庭环境与儿童健康状况的影响因素［J］.人口研究，2020，44（01）：70—84.

15.《中华儿科杂志》编辑委员会，中华医学会儿科学分会儿童保健学组.中国儿童体格生长评价建议［J］.中华儿科杂志，2015，53（12）：887—892.

16. 张亚钦，李辉，武华红，等.父母身高对7岁以下儿童身高影响效应的研究［J］.中国儿童保健杂志，2021，29（06）：584—588，599.

17. 首都儿科研究所，九市儿童体格发育调查协作组.2016年中国九城市七岁以下儿童单纯性肥胖流行病学调查［J］.中华儿科杂志，2018，56（10）：745—752.

18. 孙欣鑫，陈荣，杭琳，等.学龄前儿童家长体重认知现状及影响因素分析［J］.现代预防医学，2021，48（13）：2379—2382.

19. 蔡正杰，鲜金利，李婷婷，等.祖辈带养对学龄前儿童饮食行为、身体活动和超重肥胖的影响［J］.现代预防医学，2020，47（18）：3326—3329.

20. 赵艳，秦锐.江苏省多中心横断面研究从出生至5岁儿童维生素D状况与生活方式的关系［J］.中华临床营养杂志，2021，29（05）：281—288.

21. 李长秀，庞金梅，黄妙巧.湛江市7209例学龄前儿童性早熟发生率及危险因素分析［J］.广州医科大学学报，2020，48（01）：6—9.

22. 张霞.鄞城区学龄前儿童性早熟的发生率及危险因素分析［J］.罕少疾病杂志，2020，27（03）：88—90.

23. 关宏岩，赵星，屈莎，等.学龄前儿童（3—6岁）运动指南［J］.中国儿童保健杂志，2020，28（06）：714—720.

24. 王斐，安洲.芜湖市2012—2016年幼托儿童法定传染病流行特征分析［J］.安徽预防医学杂志，2018，24（01）：21—24.

25. 翁熹君，王锐，王霄晔，等.2014—2016 年全国学校（托幼机构）传染性突发公共卫生事件流行特征分析［J］.疾病监测，2019，34（05）：446—450.

26. 文通，李会，王旻.2017—2019 年成都市新都区中小学校及托幼机构传染病聚集性疫情流行特征分析［J］.职业卫生与病伤，2021，36（02）：94—97.

27. 刘修正，史静琤，罗美玲，等.中小学校及托幼机构传染病监测和报告工作评价指标体系构建［J］.实用预防医学，2018，25（12）：1520—1523.

28. 舒敏，罗双红，万朝敏，等.中国 0 至 5 岁儿童病因不明急性发热诊断和处理若干问题循证指南：相关词语定义和体温测量部分解读［J］.中国循证儿科杂志，2016，11（03）：232—234.

29. 罗双红，舒敏，温杨，等.中国 0 至 5 岁儿童病因不明急性发热诊断和处理若干问题循证指南（标准版）［J］.中国循证儿科杂志，2016，11（02）：81—96.

30. 张卉，姚志荣.儿童荨麻疹的发病机制和诊治进展［J］.皮肤科学通报，2019，36（06）：659—665.

31. 臧炜，陈颖丹，朱慧慧，等.《蛔虫病诊断》（WS/565—2017）解读［J］.中国血吸虫病防治杂志，2019，31（02）：207—209.

32. 黄艳红，刘潇潇，杨雄，等.2015—2018 年北京市西城区诺如病毒胃肠炎聚集性疫情流行特征分析［J］.现代预防医学，2019，46（24）：4424—4426，4430.

33. 黄锐，马容.以误诊病例入手探讨儿童呕吐的鉴别诊断［J］.中国医师进修杂志，2015，38（09）：694—696.

34. 中华医学会儿科学分会呼吸学组慢性咳嗽协作组，《中华儿科杂志》编辑委员会.中国儿童慢性咳嗽诊断与治疗指南（2013 年修订）［J］.中华儿科杂志，2014，52（03）：184—188.

35. 洪建国.重视儿童咳嗽病因识别与用药选择［J］.中国实用儿科杂志，2016，31（03）：161—164.

36. 中华医学会呼吸病学分会哮喘学组.咳嗽的诊断与治疗指南（2021）［J］.中华结核和呼吸杂志，2022，45（01）：13—46.

37. 王爱华，张纪水，范祎慕，等.33 例儿童心理性咳嗽临床诊治分析［J］.北京医学，2016，38（08）：808—810.

38. 卢可士，肖伟伟，李守林，等.1980 株儿童尿路感染病原菌分布及耐药性分析［J］.国际泌尿系统杂志，2019，39（04）：672—675.

39. 邹丹，胡陶，谢坚.儿童青少年 1 型糖尿病研究进展［J］.中国糖尿病杂志，2019，27（09）：715—717.

40. 沈茜，刘小梅，姚勇，等.中国儿童单症状性夜遗尿疾病管理专家共识［J］.临床儿科杂志，2014（10）：970—975.

41. 刘小梅，王佳.儿童遗尿症分级诊疗与管理［J］.北京医学，2019，41（11）：973—975.

42. 冯希平.中国居民口腔健康状况——第四次中国口腔健康流行病学调查报告［C］//中华口腔医学会口腔预防医学专业委员会.2018 年中华口腔医学会第十八次口腔预防医学学术年会论文汇编.中华口腔医学会，2018：13—14.

43. 杨静，杨芳.青岛市学龄前儿童 528 名龋病情况调查及其社会生物学因素分析［J］.安徽医药，2020，24（07）：1313—1316.

44. 余继锋，李莉，崔燕辉，等.学龄前儿童过敏性结膜炎临床症状分析［J］.解放军医学院学报，2016，37（03）：212—214，291.

45. 周明月，莫宝庆.学龄前儿童屈光不正相关因素研究进展［J］.中国妇幼保健，2019，34（03）：719—722.

46. 刘云亮，李燕芳，张沁铭，等.5602 例 3—6 岁学龄前儿童听力筛查结果分析［J］.听力学及言语疾病杂志，2018，26（05）：472—474.

47. 刘敏.迟发性听力损失在 15448 例学龄前儿童中的发病情况分析［D］.南京：南京医科大学，2018.